CB132001

Microbiologia dos Alimentos

BIBLIOTECA BIOMÉDICA

"Uma nova maneira de estudar as ciências básicas, na qual o autor brasileiro e a nossa Universidade estão em primeiro lugar"

ANATOMIA HUMANA
Ary Pires – Anatomia da Cabeça e do Pescoço
Dangelo e Fattini – Anatomia Básica dos Sistemas Orgânicos, 2ª ed.
Dangelo e Fattini – Anatomia Humana Básica, 2ª ed.
Dangelo e Fattini – Anatomia Humana Sistêmica e Segmentar, 3ª ed.
Di Dio – Tratado de Anatomia Aplicada (coleção 2 vols.)
Vol. 1. Princípios Básicos e Sistemas: Esqueléticos, Articular e Muscular
Vol. 2. Esplancnologia
Platzer – Atlas de Anatomia Humana – Indicado para os Cursos Básicos de Reabilitação, Fisioterapia, Educação Física e Medicina
Vol. 1. Aparelho de Movimento
Vol. 2. Esplancnologia
Severino – Sinopses Anatômicas, 2ª ed.

ANATOMIA ODONTOLÓGICA
Ary Pires – Anatomia da Cabeça e do Pescoço
Cesar Costa – Fundamentos de Anatomia para o Estudante de Odontologia

BIOESTATÍSTICA
Sounis – Bioestatística

BIOFÍSICA
Ibrahim – Biofísica Básica, 2ª ed.

BIOLOGIA
Sayago – Manual de Citologia e Histologia para o Estudante da Área da Saúde

BIOQUÍMICA
Varga e Monte – Fundamentos de Bioquímica Experimental
Vieira – Bioquímica Celular e Biologia Molecular
Vieira – Química Fisiológica, 2ª ed.

BOTÂNICA E FARMACOBOTÂNICA
Oliveira e Akisue – Farmacognosia
Oliveira e Akisue – Fundamentos de Farmacobotânica
Oliveira e Akisue – Práticas de Morfologia Vegetal

EMBRIOLOGIA
Doyle Maia – Embriologia Humana
Romário – Embriologia Humana
Romário – Embriologia Comparada e Humana, 2ª ed.

ENTOMOLOGIA MÉDICA E VETERINÁRIA
Marcondes – Entomologia Médica e Veterinária

FISIOLOGIA • PSICOFISIOLOGIA
Glenan – Fisiologia Dinâmica
Lira Brandão – As Bases Psicofisiológicas do Comportamento, 2ª ed.

GENÉTICA E EVOLUÇÃO
Carvalho Coelho – Fundamentos de Genética e Evolução

HISTOLOGIA HUMANA
Glerean – Manual de Histologia – Texto e Atlas
Lycia – Histologia – Conceitos Básicos dos Tecidos
Motta – Atlas de Histologia

IMUNOLOGIA
Lucyr Antunes – Imunologia Básica
Lucyr Antunes – Imunologia Geral
Roitt – Imunologia

MICROBIOLOGIA
Ramos e Torres – Microbiologia Básica
Soares e Ribeiro – Microbiologia Prática: Roteiro e Manual – Bactérias e Fungos
Trabulsi – Microbiologia, 4ª ed.

MICROBIOLOGIA DOS ALIMENTOS
Gombossy e Landgraf – Microbiologia dos Alimentos

MICROBIOLOGIA ODONTOLÓGICA
De Lorenzo – Microbiologia para o Estudante de Odontologia

NEUROANATOMIA
Machado – Neuroanatomia Funcional, 3ª ed.

NEUROCIÊNCIA
Lent – Cem Bilhões de Neurônios – Conceitos Fundamentais de Neurociência

PARASITOLOGIA
Cimerman – Atlas de Parasitologia Humana
Cimerman – Parasitologia Humana e Seus Fundamentos Gerais
Neves – Atlas Didático de Parasitologia
Neves – Parasitologia Dinâmica
Neves – Parasitologia Humana, 10ª ed.

PATOLOGIA
Gresham – Atlas de Patologia em Cores – a Lesão, a Célula e os Tecidos Normais, Dano Celular: Tipos, Causas, Resposta-Padrão de Doença
Montenegro – Patologia – Processos Gerais, 5ª ed.

Microbiologia dos Alimentos

BERNADETTE DORA GOMBOSSY DE MELO FRANCO
MARIZA LANDGRAF

Maristela / 2007

Texto básico para os cursos de Ciências Farmacêuticas, Nutrição e Engenharia de Alimentos

Atheneu

São Paulo • Rio de Janeiro • Ribeirão Preto • Belo Horizonte

EDITORA ATHENEU

São Paulo — Rua Jesuíno Pascoal, 30
Tels.: (11) 6858-8750
Fax: (11) 6858-8766
E-mail: edathe@atheneu.com.br

Rio de Janeiro — Rua Bambina, 74
Tel.: (21) 3094-1295
Fax: (21) 3094-1284
E-mail: atheneu@atheneu.com.br

Ribeirão Preto — Rua Barão do Amazonas, 1.435
Tel.: (16) 3636-8950 • 3636-5422
Fax: (16) 3636-3889
E-mail: editoratheneu@netsite.com.br

Belo Horizonte — Rua Domingos Vieira, 319 — Conj. 1.104

PLANEJAMENTO GRÁFICO/CAPA: Equipe Atheneu

Dados Internacionais de Catalogação na Publicação (CIP)
(Câmara Brasileira do Livro, SP, Brasil)

Franco, Bernadette Dora Gombossy de Melo
Microbiologia dos Alimentos/ Bernadette Dora Gombossy de Melo Franco, Mariza Landgraf/colaboradora Maria Teresa Destro/ – São Paulo: Editora Atheneu, 2005.

1. Alimentos – Microbiologia I. Landgraf, Mariza. II. Destro, Maria Teresa. II. Título.

96-1398 CDD-576.163

Índice para catálogo sistemático

1. Alimentos: Microbiologia 576.163
2. Microbiologia: Alimentos 576.163

FRANCO BDGM, LANDGRAF M.
Microbiologia dos Alimentos

Autoras

Bernadette Dora Gombossy de Melo Franco

Farmacêutica-bioquímica, formada pela Faculdade de Ciências Farmacêuticas da Universidade de São Paulo. Tem mestrado em Microbiologia e Imunologia pela Escola Paulista de Medicina e doutorado em Ciência dos Alimentos pela Faculdade de Ciências Farmacêuticas da Universidade de São Paulo. Exerce atividade docente e de pesquisa no setor de Microbiologia de Alimentos do Departamento de Alimentos e Nutrição Experimental da Faculdade de Ciências Farmacêuticas da Universidade de São Paulo. Tem orientado diversas teses de mestrado e doutorado, com trabalhos publicados em revistas especializadas nacionais e internacionais. É responsável por diversas disciplinas de graduação e pós-graduação na área de microbiologia de alimentos. Pertence a diversas sociedades científicas nacionais e internacionais. É coordenadora da área de alimentos da Sociedade Brasileira de Microbiologia. É editora-associada da Revista de Microbiologia, editada pela Sociedade Brasileira de Microbiologia.

Mariza Landgraf

Farmacêutica-bioquímica, formada pela Faculdade de Farmácia e Odontologia de Araraquara, São Paulo. Tem mestrado em Ciência dos Alimentos pela Faculdade de Ciências Farmacêuticas da Universidade de São Paulo e doutorado em Microbiologia pelo Instituto de Ciências Biomédicas da Universidade de São Paulo. Exerce atividade docente e de pesquisa no setor de Microbiologia de Alimentos do Departamento de Alimentos e Nutrição Experimental da Faculdade de Ciências Farmacêuticas da Universidade de São Paulo. Tem orientado diversas teses de mestrado, com trabalhos publicados em revistas especializadas nacionais e internacionais. É responsável por diversas disciplinas de graduação e pós-graduação na área de microbiologia de alimentos. Pertence a diversas sociedades científicas nacionais e internacionais. Foi membro da diretoria da Sociedade Brasileira de Microbiologia.

Colaboradora

Maria Teresa Destro

Biologista formada pela Universidade Federal de São Carlos, São Paulo, com mestrado em Tecnologia dos Alimentos pela Faculdade de Engenharia de Alimentos da Universidade Estadual de Campinas, e doutorado em Ciência dos Alimentos pela Faculdade de Ciências Farmacêuticas da Universidade de São Paulo. Exerce atividade docente e de pesquisa no Setor de Microbiologia dos Alimentos do Departamento de Alimentos e Nutrição Experimental da Faculdade de Ciências Farmacêuticas da Universidade de São Paulo. É orientadora de alunos de mestrado, com diversos trabalhos publicados em revistas especializadas nacionais e internacionais. É responsável por disciplinas de graduação e de pós-graduação na área de microbiologia de alimentos. Pertence a diversas sociedades científicas nacionais e internacionais.

Prefácio

Este livro foi preparado com o objetivo de fornecer a estudantes e profissionais da área de alimentos um texto básico sobre Microbiologia dos Alimentos, redigido em língua portuguesa. Apesar de ser uma área importante da microbiologia aplicada, a disponibilidade de textos em linguagem acessível é bastante limitada. A maioria dos livros nessa área, disponíveis no momento, corresponde a traduções de textos publicados em outros países, nem sempre adequados à realidade do nosso país. Para o preparo deste livro, fez-se grande esforço para que a bibliografia utilizada fosse a mais atualizada possível. As referências bibliográficas são citadas ao final de cada capítulo, devendo o leitor recorrer a elas caso necessite de informações suplementares.

Várias pessoas contribuíram, direta ou indiretamente, para a concretização deste livro, a quem gostaríamos de deixar nossos agradecimentos. Algumas pessoas, no entanto, merecem agradecimentos muito especiais, como o Professor Luiz R. Trabulsi, por seu constante estímulo e por sua confiança em nosso trabalho, a Professora Maria Apparecida Pourchet Campos, o Professor Sebastião Timo Iaria, a Professora Deise Pasetto Falcão, o Professor Flavio Alterthum e o Doutor Mauro Faber Freitas Leitão por terem despertado e estimulado nosso interesse pela Ciência dos Alimentos e pela Microbiologia. Agradecemos também àquelas que nos auxiliaram na elaboração de alguns dos capítulos deste livro, a saber: Professor Antônio de Mello Serrano, Professora Marina Baquerizo Martinez, Doutora Myrna Sabino, Professor Flavio Finardi Filho e Professor Heriberto Fernandez J.

Gostaríamos ainda de agradecer a especial colaboração de nossa colega, Professora Maria Teresa Destro, pela redação do capítulo sobre Análise de Perigos e Pontos Críticos de Controle.

As Autoras

Sumário

1 Importância dos Microrganismos nos Alimentos

Bernadette D.G.M. Franco

ASPECTOS HISTÓRICOS

É impossível determinar exatamente quando, na história da humanidade, o homem tomou conhecimento da existência de microrganismos e da sua importância para os alimentos. Após um período no qual o ser humano tinha a sua alimentação baseada apenas nos abundantes recursos da natureza, o homem passou a plantar, criar animais e produzir o seu próprio alimento. Com o surgimento de alimentos preparados, começaram a ocorrer os problemas relacionados com doenças transmitidas pelos alimentos e com a rápida deterioração devido, principalmente, à conservação inadequada dos alimentos.

Arqueólogos encontraram evidências de ordenha de vacas para obtenção de leite, datadas de 9000 a.C. Relatos históricos indicam que na Babilônia antiga (7000 a.C.), o homem já conhecia a fabricação de cerveja. Os sumérios (3000 a.C.) foram os primeiros criadores de gado de corte e de leite e os primeiros a fabricar manteiga. Já conheciam também as técnicas de salga de carnes e peixes. Leite, manteiga e queijos já eram conhecidos pelos egípcios em 3000 a.C. Nessa época, judeus, chineses e gregos também utilizavam sal para a conservação dos alimentos. Os assírios, em 3500 a.C., já conheciam a arte de fabricação de vinhos. Os romanos, em 1000 a.C., empregavam neve para a conservação de carnes e frutos do mar. Técnicas de defumação de carnes e de produção de queijos e vinhos foram aprimoradas nessa época.

Os progressos realizados no sentido de se compreender a natureza das doenças causadas pelos alimentos foram sempre bastante lentos. Na Idade Média, milhares de pessoas morriam de ergotismo sem que se soubesse que se tratava de uma intoxicação aguda causada pela ingestão de cereais contaminados com um fungo (*Claviceps purpurea*). A importância da limpeza e da higiene na produção de alimentos demorou muito para ser reconhecida. Foi somente por volta do século XIII, na Europa, que surgiram as primeiras normas de inspeção de carnes e de abatedouros de animais. Acredita-se que A. Kircher, em 1658, foi o primeiro a sugerir a existência de relação entre a decomposição de carnes e leite e a presença de "vermes" invisíveis a olho nu. L. Spallanzani, em 1765, derrubou a famosa teoria da geração espontânea ao provar que o cozimento e o posterior armazenamento do caldo de carne cozida em recipiente fechado garantiam que o produto não se deteriorasse por bastante tempo. Em 1809, o confeiteiro francês N. Appert comprovou os achados de Spallanzani, ao descrever um processo de conservação de carnes em recipientes de vidro mantidos em água fervente por diferentes períodos. Esta técnica foi, em seguida (1810), patenteada e recebeu o nome de apertização, que corresponde ao processo de enlatamento de alimentos utilizado atualmente.

Apesar da importância das contribuições dos indivíduos mencionados e de outros também, foi o médico francês L. Pasteur o primeiro cientista a compreender o papel dos microrganismos nos alimentos. Em 1837, ele demonstrou que o azedamento do leite era provocado por microrganismos, e, em 1860, empregou o calor para destruir microrganismos indesejáveis em alimentos. Este processo, muito utilizado atualmente, denomina-se pasteurização.

Nos anos seguintes, até os dias atuais, a microbiologia como ciência teve um desenvolvimento extremamente rápido.

IMPORTÂNCIA DOS MICRORGANISMOS

Hoje sabemos que os microrganismos podem desempenhar papéis muito importantes nos alimentos, sendo possível classificá-los em três grupos distintos, dependendo do tipo de interação existente entre microrganismo e alimento:

1 — Os microrganismos nos alimentos são causadores de alterações químicas prejudiciais, resultando no que chamamos "deterioração microbiana". A deterioração resulta em alterações de cor, odor, sabor, textura e aspecto do alimento. Essas alterações são conseqüência da atividade metabólica natural dos microrganismos, que estão apenas tentando perpetuar a espécie, utilizando o alimento como fonte de energia. A deterioração provocada é somente uma conseqüência desse processo.

2 — Os microrganismos presentes nos alimentos podem representar um risco à saúde. Estes microrganismos são genericamente denominados "patogênicos", podendo afetar tanto o homem como animais. As características das doenças que esses microrganismos causam dependem de uma série de fatores inerentes ao alimento, ao microrganismo patogênico em questão e ao indivíduo a ser afetado. Os microrganismos patogênicos podem chegar até o alimento por inúmeras vias, sempre refletindo condições precárias de higiene durante a produção, armazenamento, distribuição ou manuseio em nível doméstico.

3 — Os microrganismos presentes nos alimentos causam alterações benéficas em um alimento, modificando suas características originais de forma a transformá-lo em um novo alimento. Esta forma de interação microrganismo-alimento é conhecida do homem há muito tempo. A este grupo pertencem aqueles microrganismos que são intencionalmente adicionados aos alimentos para que determinadas reações químicas sejam realizadas. Muitos destes microrganismos já estão naturalmente presentes, não sendo necessário adicioná-los ao alimento, mas sim estimular seletivamente sua atividade biológica. Neste grupo estão todos os microrganismos utilizados na fabricação de alimentos fermentados: queijos, vinhos, cervejas, pães, vegetais e muitos outros.

Apesar de ser fácil estabelecer categorias para classificar os microrganismos, é bastante difícil definir a qual categoria pertence um determinado microrganismo, uma vez que um mesmo microrganismo pode ter atividades diferentes em alimentos diferentes. Assim, um microrganismo pode causar deterioração em determinado alimento, mas as reações químicas que ocasionam esta deterioração podem ser desejáveis em um outro alimento.

Os microrganismos são, tradicionalmente, caracterizados, classificados e identificados através de suas propriedades morfológicas e fisiológicas. Mais recentemente, novos critérios têm sido introduzidos relativos às suas características bioquímicas e genéticas. Dados relativos à composição química de algumas estruturas (parede celular e cápsula, por exemplo), à caracterização de determinantes antigênicos e ao perfil enzimático têm revolucionado a taxonomia dos microrganismos. No entanto, a grande revolução na classificação dos microrganismos ocorreu devido a genética molecular, pois, através da determinação da composição e da homologia de bases do DNA e do seqüenciamento do RNA ribossômico, foi possível descobrir novas associações entre os microrganismos e como conseqüência, novas formas de agrupá-los. As recentes reclassificações das bactérias láticas e das leveduras, com o surgimento de novos gêneros, são um bom exemplo deste fenômeno.

FONTES DE CONTAMINAÇÃO

De onde vêm os microrganismos que contaminam os alimentos? As respostas para esta questão são várias. As principais fontes de contaminação são:

a — Solo e água: estes dois ambientes são considerados em conjunto, pois muitos dos microrganismos neles presentes têm várias características em comum. Microrganismos do solo podem, através do vento, contaminar o ar e posteriormente chegar até os corpos hídricos através da chuva. Água da chuva pode também remover microrganismos do solo e transferi-los para os corpos hídricos. Microrganismos aquáticos podem ser transferidos para o solo através das nuvens e posterior chuva. Este ciclo faz com que os microrganismos do solo e os da água sejam quase os mesmos. Entretanto, alguns microrganismos aquáticos são incapazes de sobreviver no solo, especialmente aqueles de águas marinhas. *Alteromonas* spp., por exemplo, são microrganismos aquáticos que necessitam da salinidade da água do mar para sua sobrevivência e multiplicação e, portanto, não persistem no solo. A flora bacteriana da água do mar é formada essencialmente por microrganismos Gram-negativos, sendo Gram-positivos apenas contaminantes transientes.

b — Plantas: poucos microrganismos presentes no solo e na água têm capacidade de sobreviver e multiplicar na superfície de plantas. Para que isso seja possível, é necessário que os microrganismos apresentem um mecanismo de adesão à superfície das plantas e que possam obter os nutrientes necessários. Alguns microrganismos são fitopatogênicos, isto é, são causadores de doenças para as plantas. Entre esses destacam-se *Corynebacterium, Pseudomonas, Xanthomonas* e alguns fungos.

c — Utensílios: utensílios como recipientes, bandejas, facas, tábuas, moedores etc., têm papel importante como fonte de contaminação. Sua higienização inadequada resulta em transmissão de microrganismos de um alimento para outro (contaminação cruzada).

d — Trato intestinal do homem e de animais: esse material é rico em microrganismos, não apenas em quantidade mas também em variedade. Esta é a principal fonte de contaminação dos alimentos com microrganismos enteropatogênicos, como *Salmonella, Shigella, Campylobacter* e muitos outros.

e — Manipuladores de alimentos: a microbiota das mãos e roupas dos manipuladores pode ser oriunda do solo, água, poeira e outros ambientes. Outra fonte importante são as fossas nasais, a boca e a pele. Em condições muito precárias de higiene também os microrganismos do trato gastrintestinal podem contaminar as mãos dos manipuladores e, conseqüentemente, os alimentos por eles preparados.

f — Ração animal: representa importante fonte de *Salmonella* para aves e outros animais. No caso de silagem, *Listeria monocytogenes* merece destaque como fonte de contaminação de animais e de alimentos produzidos a partir deles.

g — Pele dos animais: constitui fonte importante de contaminação, principalmente de leite. Os microrganismos encontrados neste alimento podem ser os mesmos da biota do úbere e da pele dos animais, quando a ordenha é realizada sem a higiene necessária. A partir destas fontes, os microrganismos podem contaminar todo o ambiente, recipientes e manipuladores.

h — Ar e pó: embora, em teoria, todos os microrganismos possam ser encontrados no ar, os que melhor sobrevivem neste ambiente, no entanto, são as bactérias Gram-positivas e os fungos.

MICRORGANISMOS DE INTERESSE EM ALIMENTOS

Os microrganismos de interesse em alimentos, a serem abordados neste capítulo, compreendem os fungos, as bactérias e os vírus. Ao grupo dos fungos pertencem os bolores e as leveduras.

BOLORES

A estrutura básica dos bolores é formada por filamentos denominados hifas, que, em conjunto, formam o micélio. Hifas podem ser septadas, isto é, divididas em células que intercomunicam-se através de poros, e não septadas (ou cenocíticas), com os núcleos celulares dispersos ao longo de toda a hifa.

O micélio pode ter duas funções distintas: promover a fixação do bolor ao substrato (micélio vegetativo) e promover a reprodução, através da produção de esporos (micélio reprodutivo). Os bolores podem reproduzir-se sexualmente (fungos perfeitos) ou assexualmente (fungos imperfeitos), ou ainda pelos dois processos, simultaneamente.

O micélio dos bolores é responsável pelo aspecto característico das colônias que formam. Estas colônias podem ter um aspecto cotonoso, ser secas, úmidas, compactas, aveludadas, gelatinosas, com variadas colorações. Normalmente, uma análise macroscópica da colônia formada é suficiente para a identificação de, pelo menos, o gênero ao qual o bolor pertence.

Quanto às características fisiológicas, discutidas com mais detalhes em outro capítulo, verifica-se que são menos exigentes que as leveduras e que as bactérias em relação à umidade, pH, temperatura e nutrientes. É oportuno lembrar que os bolores são, em sua absoluta maioria, aeróbios, razão pela qual seu crescimento nos alimentos limita-se à superfície em contato com o ar.

A seguir, serão apresentados, de forma bastante resumida, os principais gêneros de bolores de interesse em alimentos:

Alternaria. Produzem hifas septadas e têm reprodução assexuada. É o bolor mais comum causador de deterioração de tomates, pimentões, maçãs e frutas cítricas causando o escurecimento dos tecidos. São encontrados também em carnes vermelhas. Algumas espécies produzem micotoxinas.

Aspergillus. Este gênero compreende mais de 100 espécies. Seu micélio é septado e a reprodução é assexuada. Algumas espécies, como *A. glaucus* e *A. repens*, são importantes agentes de deterioração de alimentos. Muitas espécies, como *A. orizae* e *A. soyae*, são utilizadas na produção de alimentos. *A. niger* é utilizado para produção comercial de ácidos cítrico, glucônico e gálico, beta-galactosidase, glicoamilase, lipases e pectinases. *A. oryzae* é grande produtor de alfa-amilase e enzimas pectinolíticas. Algumas espécies, como *A. flavus* e *A. parasiticus*, são produtoras de micotoxinas (aflatoxinas, ocratoxina A e esterigmatocistina).

Aureobasidium. Anteriormente conhecido como *Pullularia*, este bolor produz manchas pretas em camarões e carne, sendo comum em frutas e vegetais.

Botrytis. Produzem micélio septado. *B. cinerea* é a espécie mais comum em alimentos e é importante devido à podridão cinza que provoca em maçãs, peras, morangos e frutas cítricas.

Byssochlamys. Além da reprodução assexuada, duas espécies (*B. fulva* e *B. nivea*) produzem esporos sexuais de elevada resistência térmica. Estes bolores são capazes de multiplicar-se em pH baixo e sob baixa tensão de O_2, sendo ainda capazes de produzir enzimas pectolíticas extremamente ativas. Devido a estas propriedades, estas espécies podem ser causadoras de deterioração de sucos envasados e conservas de frutas. Esta deterioração pode ser acompanhada de produção de gás, e neste caso, as latas podem estufar. *B. fulva* pode ser produtora de micotoxinas.

Cladosporium. As espécies mais importantes são *C. herbarum* e *C. cladosporoides*, comuns em vegetais e frutas. Podem causar alterações em carnes, manteiga e margarina.

Claviceps. A espécie *C. purpurea* produz alcalóides tóxicos, principalmente em grãos de cereais. É o agente etiológico do ergotismo, intoxicação aguda comum na Idade Média, mas controlada na atualidade.

Colletotrichum. *C. gloeosporoides* é uma espécie importante nos alimentos, responsável pela antracnose (manchas marrons ou pretas) em frutas, como morangos e papaias.

Fusarium. Produzem micélio grande de aspecto cotonoso. Algumas espécies causam alterações em frutas cítricas, abacaxis e figos. Apresentam espécies produtoras de micotoxinas (zearalenona e tricotecenos).

Geotrichum. Produzem hifas septadas, com micélio de coloração branca. As espécies importantes para os alimentos são *G. candidum*, importante em laticínios como queijos e em equipamentos enlatadores de tomates, e *G. albidum*, importante em frutas.

Monilia. Várias espécies causam a deterioração de frutas, como pêssegos.

Mucor. Podem se apresentar na forma de células individuais esféricas, que se reproduzem por brotamento ou formar um micélio típico composto por hifas cenocíticas. Em condições de aerobiose, o crescimento é filamentoso. Esse gênero de bolor pode ser encontrado no solo, esterco, frutas, vegetais, grãos e outros alimentos. Muitas espécies de *Mucor* são utilizadas na produção de queijos e alimentos fermentados orientais. As espécies mais comumente encontradas nos alimentos são *M. pusillus*, *M. racemosus* e *M. rouxii*.

Neurospora. A espécie *N. crassa* produz esporos sexuais (ascosporos) que permanecem viáveis no ambiente por muitos anos. *N. sitophila* produz pigmentos de coloração rósea e é comum em pães.

Penicillium. Este gênero contém numerosas espécies, muitas delas importantes para os alimentos. Seu micélio é septado e a reprodução é assexuada. Várias espécies (*P. expansum*, *P. digitatum*, *P.*

italicum, por exemplo) estão envolvidas em processos degradativos de frutas. *P. cyclopium* e *P. viridicatum* causam a deterioração de grãos de cereais. Muitas espécies de *Penicillium* são empregadas para produção de alimentos, especialmente queijos. Merecem destaque o *P. camembertii*, utilizado para fabricação dos queijos *camembert* e *brie*, e *P. roquefortii*, empregado na fabricação dos queijos *roquefort* e gorgonzola. Algumas espécies são produtoras de antibióticos, enquanto outras são produtoras de micotoxinas (*P. islandicum*, *P. citrinum* e *P. citreoviridae*).

Rhizopus. Estes bolores formam micélio cenocítico, apresentam rizóides para fixação ao substrato e sua reprodução é assexuada. São agentes deteriorantes comuns em alimentos de origem vegetal, com produção de enzimas pectinolíticas. Por serem termorresistentes, estas enzimas não são eliminadas durante o processamento térmico dos vegetais, o que pode causar a podridão mole pós-processamento. *R. stolonifer* é um bolor muito comum em pão. Algumas espécies são utilizadas no preparo de alimentos orientais fermentados. As espécies de *Rhizopus* caracterizam-se por produzirem grande quantidade de ácido fumárico a partir de açúcares fermentáveis.

Scopulariopsis. São bolores proteolíticos e podem causar a deterioração de laticínios (queijo *camembert*, em especial) e carnes. A espécie mais comum é *S. brevicaulis*.

Sporotrichum. Algumas espécies (*S. carnis*, por exemplo) multiplicam-se bem em baixas temperaturas (-5°C a -8°C), podendo se desenvolver na superfície de carnes mantidas em câmaras frigoríficas.

Thamnidium. Organismos deste gênero possuem micélio cenocítico. São encontrados em carnes e também no solo e em excrementos animais. Crescem em carnes refrigeradas, com destaque para *T. elegans*.

Outros gêneros de bolores de interesse em alimentos são *Trichoderma*, *Trichotecium*, *Cephalosporium* e *Monascus*, produtores de micélios de várias colorações, e *Basipetospora*, *Chrysosporium*, *Eremascus*, *Polipaecilum*, *Wallemia* e *Xeromyces*, capazes de multiplicar-se em alimentos com atividade de água (Aa) inferior a 0,85 (bolores xerofílicos).

LEVEDURAS

Do ponto de vista taxonômico, as leveduras não são homogêneas e sua classificação não é estável. Define-se leveduras como fungos cuja forma predominante é unicelular. Podem ser esféricas, ovóides, cilíndricas ou triangulares. Algumas são bastante alongadas formando filamentos semelhantes às hifas dos bolores. Em alguns casos, pode haver formação de um micélio verdadeiro, quando, após divisão celular, as células permanecem unidas. Leveduras formadoras de pseudomicélios ou de micélios verdadeiros constituem a fase de transição entre as leveduras unicelulares e os fungos filamentosos.

De acordo com sua reprodução, as leveduras de interesse em alimentos podem ser subdivididas em dois grupos: as leveduras verdadeiras, nas quais há formação de ascos contendo esporos sexuados (ascosporos) e leveduras falsas, que não produzem ascosporos ou qualquer outro tipo de esporo sexuado. Todas as leveduras podem reproduzir-se assexuadamente, sendo este o único processo em 50% delas. A reprodução assexuada ocorre por brotamento ou por fissão celular.

Embora as leveduras possam diferir bastante em suas características fisiológicas, aquelas de importância em alimentos têm algumas características em comum. De modo geral, as leveduras requerem menos umidade que a maioria das bactérias e mais umidade que a maioria dos bolores. A temperatura ideal para seu crescimento varia entre 25°C e 30°C, com algumas exceções importantes, mencionadas a seguir. O crescimento é favorecido pelo pH ácido. As leveduras multiplicam-se melhor quando estão em aerobiose, mas os tipos fermentativos multiplicam-se bem também em anaerobiose. Açúcares são a melhor fonte de energia, embora leveduras oxidativas sejam capazes de oxidar ácidos orgânicos e álcool.

As leveduras de interesse em alimentos são:

Candida. São de classificação complexa. Pertencem ao grupo de leveduras que não produzem esporos assexuados. Todas as espécies formam pseudomicélio, mas algumas formam também micélio verdadeiro (*C. tropicalis*). Algumas leveduras, anteriormente classificadas como *Torulopsis*, agora pertencem ao gênero *Candida*. São as leveduras mais comumente encontradas em carne fresca bovina e de aves. Estas leveduras têm sido envolvidas em processos de deterioração de vários tipos de alimentos como frutas frescas, vegetais, laticínios, bebidas alcoólicas e refrigerantes. Algumas espécies são comuns em alimentos ácidos com elevado teor de sal. Estas leveduras são utilizadas também como fonte de lipídeos, vitaminas, invertase, lactose e lisina. Algumas espécies são patogênicas para o homem, mas não se tem notícia de alimentos como veículos destas espécies patogênicas.

Cryptococcus. Reproduzem-se assexuadamente por brotamento multilateral. Não realizam atividade fermentativa. São encontradas no solo, em plantas e alimentos como morangos e outras frutas, pescado marinho, camarão, carne bovina crua, refrigerantes, vinhos e grãos de cereais.

Debaromyces. As células vegetativas são esféricas e a reprodução ocorre por brotamento multilateral. Têm pouca atividade fermentativa. As espécies de *Debaromyces* têm elevada tolerância ao sal (18% a 20%) e pertencem ao grupo das leveduras formadoras de películas na superfície de alimentos salgados ou mantidos em salmoura.

Hanseniaspora. São leveduras apiculadas, em forma de limão, com uma intensa atividade fermentativa. Podem ser encontradas em grande variedade de alimentos: figos, tomates, morangos, frutas cítricas e vinhos.

Issatchenkia. Produzem pseudomicélio, multiplicando-se por brotamento multilateral. Formam películas quando em meio líquido, podendo ser encontradas em grande variedade de alimentos, como frutas, refrigerantes, vinhos e pescado. *I. orientalis*, anteriormente denominada *Candida krusei*, é empregada como cultura *starter* em laticínios.

Kluyveromyces. Estas leveduras multiplicam-se por brotamento multilateral e as células podem ser esféricas, elipsoidais, cilíndricas ou alongadas. Têm atividade fermentativa muito intensa, podendo multiplicar-se desde 5°C até 46°C. Causam deterioração de laticínios, carnes e frutas. Algumas espécies são osmofílicas.

Pichia. São leveduras ovais a cilíndricas, com reprodução assexuada por brotamento multilateral e formadoras de pseudomicélio. Formam películas na superfície de salmouras. São importantes agentes deteriorantes de cervejas, vinhos, laticínios e frutas. Algumas espécies são osmofílicas, multiplicando-se em alimentos com elevado teor de açúcar (sucos concentrados, caldo de cana etc.).

Rhodotorula. Estas leveduras podem ser esferoidais, ovóides ou alongadas e reproduzem-se por brotamento multilateral. Este gênero contém algumas espécies psicrotróficas. São produtoras de pigmentos carotenóides de coloração amarela ou vermelha. Têm sido associadas a alterações de cor em carnes, laticínios e produtos fermentados. São comuns em bebidas não alcoólicas (sucos de laranja, suco de maçã etc.).

Saccharomyces. Trata-se de um grupo bastante heterogêneo, com leveduras que se multiplicam por brotamento multilateral ou através de formação de pseudomicélio. Todas as espécies têm intensa atividade fermentativa. As espécies mais importantes são *S. cerevisiae*, empregadas para as mais variadas finalidades: produção de pães, bebidas (cervejas, vinhos etc.), álcool, glicerol, invertase e outras aplicações em processos tecnológicos. Por outro lado, estão freqüentemente envolvidas em alterações indesejáveis em muitos alimentos como frutas, laticínios (leite, manteiga etc.), maioneses, mel, vinagre e produtos fermentados. A espécie *S. cerevisiae* é, na verdade, uma mistura de inúmeras linhagens, muitas especialmente selecionadas e exploradas para fins industriais.

Schizosaccharomyces. As células são esféricas ou cilíndricas e a reprodução é assexuada, feita por fissão celular. Essas leveduras, ao contrário das demais, não apresentam brotamento. Têm intensa atividade fermentativa, requerendo vitaminas para sua multiplicação. Formam um micélio verdadeiro rudimentar e ascos contendo de quatro a oito ascosporos. Têm sido associadas à deterioração de frutas e vinhos. Algumas espécies são xerotolerantes, crescendo em mel, balas e caldo de cana.

Torulospora. A única espécie importante para alimentos é *T. delbruecki*, associada à deterioração de frutas, refrigerantes, cervejas, pães e queijos. Por ser osmofílica, esta espécie pode ser encontrada em alimentos com elevado teor de açúcar, como sucos concentrados, mel e açúcar.

Trichosporon. Produzem micélio verdadeiro, e não têm capacidade de fermentar açúcares. Podem ser encontradas em muitos alimentos como camarão fresco, carne moída, carne de aves, sucos de frutas, grãos de cereais e vinhos. *T. pullulans* é a espécie predominante.

Zygosaccharomyces. Tem intensa capacidade de fermentar açúcares. A espécie *Z. rouxii* é xerotolerante, isto é, tolera Aa mínima de 0,7, podendo ser encontrada em xaropes, confeitos, frutas secas e marzipã. *Z. bailii* é capaz de se multiplicar em pH 1,8, mas não se multiplica em Aa inferior a 0,85. Esta espécie é importante na deterioração de maioneses, molhos de saladas, frutas e sucos de frutas e refrigerantes. Estas espécies são muito resistentes aos conservadores químicos utilizados em alimentos (sorbatos e benzoatos, especialmente).

BACTÉRIAS

Considerando o número total de espécies bacterianas existentes na natureza, relativamente poucas são as importantes para os alimentos. Neste capítulo, os gêneros bacterianos que contêm espécies importantes para os alimentos serão apresentados resumidamente, dando-se ênfase apenas aos aspectos mais relevantes. Em outros capítulos, especialmente aqueles relativos a microrganismos deteriorantes e microrganismos patogênicos, estes aspectos serão apresentados mais detalhadamente.

Os gêneros bacterianos importantes para alimentos podem ser agrupados em sete categorias, a saber:

1 — bactérias Gram-negativas, aeróbias e microaeróbias;
2 — bactérias Gram-negativas aeróbias estritas;
3 — bactérias Gram-negativas anaeróbias facultativas;
4 — cocos Gram-positivos;
5 — bacilos Gram-positivos produtores de esporos;
6 — bacilos Gram-positivos não esporulados;
7 — outros.

BACTÉRIAS GRAM-NEGATIVAS, AERÓBIAS E MICROAERÓBIAS

Neste grupo, apenas o gênero *Campylobacter* tem importância para os alimentos. São oxidase positivos, com flagelos polares e com motilidade característica (movimento saca-rolha). As espécies importantes são *C. jejuni*, *C. coli* e *C. lari*, que são patógenos causadores de gastrenterites de origem alimentar.

BACTÉRIAS GRAM-NEGATIVAS AERÓBIAS ESTRITAS

Incluem-se neste grupo a família *Pseudomonadaceae*, com os gêneros *Pseudomonas* e *Xanthomonas*; a família *Halobacteriaceae*, com os gêneros *Halobacterium* e *Halococcus*; a família *Acetobacteriaceae*, com os gêneros *Acetobacter* e *Gluconobacter*; a família *Neisseriaceae* com o gênero *Acinetobacter* e os gêneros *Alcaligenes*, *Alteromonas*, *Brucella*, *Flavobacterium*, *Moraxella*, *Psychrobacter* e *Shewanella*.

Pseudomonas. São bacilos retos ou curvos, móveis com flagelação polar. São catalase e oxidase positivos. Amplamente distribuídos na natureza, podem ser encontrados em alimentos de origem animal e vegetal. Algumas pseudomonas são patogênicas para plantas. *P. aeruginosa* produz substâncias tóxicas e são patógenos humanos oportunistas. Alguns episódios de doença de origem alimentar foram aparentemente causados por algumas espécies de *Pseudomonas*, mas uma comprovação mais fundamentada ainda é necessária. As pseudomonas são importantes em alimentos devido a sua intensa atividade metabólica, sendo capazes de utilizar uma grande variedade de compostos orgânicos, além de produzirem pigmentos hidrossolúveis, enzimas proteolíticas e lipolíticas. Algumas espécies produzem enzimas pectolíticas, de importância para vegetais. *Pseudomonas* psicrotróficas são encontradas em alimentos refrigerados e congelados. Devido a sua baixa resistência térmica, só são encontradas em alimentos processados que sofreram contaminação pós-processamento.

Xanthomonas. São bacilos retos, móveis com flagelação polar e são catalase positivos. Muitas espécies deste gênero são patogênicas para plantas, como *X. campestris*, responsável pelo cancro cítrico. Podem causar vários tipos de deterioração em produtos de origem vegetal.

Halobacteriaceae. São bactérias halófilas extremas, necessitando de 15% de sal para sua multiplicação. Esta concentração elevada de sal é necessária para a atividade de enzimas, para a estabilidade das membranas e ribossomos e para a síntese protéica. Raramente encontradas em alimentos comuns, são bactérias bastante freqüentes em alimentos salgados, como pescados e carnes. Os gêneros importantes são *Halobacterium* e *Halococcus*. Crescem em alimentos salgados produzindo uma limosidade de odor extremamente desagradável e de coloração vermelha devido ao pigmento que produzem (bactorrubeína).

Acetobacter. São bacilos retos ou levemente curvos, com coloração de Gram-variável em função da idade das culturas. Podem ser móveis (flagelos peritríquios) ou imóveis. Este gênero é importante em alimentos, pois é capaz de oxidar etanol a ácido acético e de oxidar acetato e lactato a CO_2 e H_2O. São encontrados em frutas e vegetais e são responsáveis pela deterioração de sucos de frutas e bebidas alcoólicas (vinhos e cervejas).

Gluconobacter. A espécie mais importante é *G. oxydans*. São microrganismos de forma elipsoidal ou de bacilo. Culturas jovens são Gram-negativas, mas ficam Gram-variáveis à medida que a cultura envelhece. São móveis (flagelos peritríquios) ou imóveis. As células podem ficar isoladas, agrupadas em pares ou ainda formar cadeias. São aeróbios estritos e têm a capacidade de oxidar etanol a ácido acético. *G. oxydans* é encontrada em vegetais, frutas, fermentos, cerveja, vinho, cidra e vinagre, causando sua deterioração.

Acinetobacter. São bacilos curtos ou cocobacilos, predominantemente aos pares ou em cadeias curtas. São aeróbios estritos e mesófilos. São importantes agentes de deterioração de alimentos, tanto crus como processados, incluindo carnes e carcaças de aves.

Alcaligenes. Têm coloração Gram-variável, podendo apresentar-se na forma de cocos, cocobacilos ou bacilos. São móveis, aeróbios estritos e oxidase positivos. Não fermentam açúcares, mas produzem reações alcalinas. Largamente distribuídos na natureza, têm sido causadores de deterioração de alimentos protéicos (leite cru, carnes, ovos e laticínios).

Alteromonas. São bactérias aeróbias, halófilas, móveis e comuns em ambiente marinho. Podem causar deterioração de pescados.

Brucella. São cocobacilos ou bacilos curtos, imóveis, com algumas espécies patogênicas: *B. abortus*, patogênica para o gado bovino, e *B. suis*, patogênica para suínos. São espécies que podem causar brucelose no homem. As fontes de infecção são o leite cru e laticínios, carnes não cozidas ou derivados de carne e também portadores humanos. Devido à sua baixa resistência térmica, são facilmente eliminados dos alimentos pela pasteurização.

Flavobacterium. Este gênero abriga espécies bacilares imóveis, produtoras de pigmentos carotenóides (amarelos ou vermelhos). A produção de pigmentos é dependente da temperatura e do substrato. Algumas espécies multiplicam-se melhor abaixo de 30°C. Podem ser isoladas de água, solo, animais, humanos e diversos alimentos: vegetais frescos e congelados, pescado, carne e derivados e aves.

Moraxella. São bacilos Gram-negativos curtos, muitas vezes classificados como *Acinetobacter*, diferindo destes apenas por serem sensíveis à penicilina e por serem oxidase positivos. Seu metabolismo é oxidativo, não formando ácidos a partir de glicose.

Psychrobacter. Este gênero recentemente criado contém bacilos Gram-negativos imóveis, anteriormente pertencentes aos gêneros *Moraxella* e *Acinetobacter*. A única espécie é *P. immobilis*, comum em carnes, aves e peixes e também no ambiente aquático.

Shewanella. A espécie importante é *S. putrefaciens*, anteriormente denominada *Pseudomonas putrefaciens* ou *Alteromonas putrefaciens*, associada ao ambiente aquático e marinho.

Bactérias Gram-Negativas Anaeróbias Facultativas

Neste grupo estão incluídas as famílias *Enterobacteriaceae* e *Vibrionaceae*. Estas duas famílias contêm muitos gêneros, mas somente os importantes para os alimentos serão apresentados a seguir.

Citrobacter. As espécies pertencentes a este gênero são bacilos móveis, com a capacidade de utilizar citrato como única fonte de carbono. Pertencem ao grupo dos coliformes. São bactérias intestinais e podem ser encontrados em muitos alimentos. Não há provas suficientes sobre a importância destes microrganismos como agentes causadores de doenças de origem alimentar. Podem, no entanto, causar a deterioração dos alimentos. *C. freundii* é a espécie mais comum nos alimentos.

Edwardsiella. São bacilos móveis com flagelos peritríquios. Algumas espécies podem ser patogênicas para o homem, mas sua veiculação pelos alimentos ainda não foi suficientemente demonstrada.

Enterobacter. São bacilos imóveis. Fazem parte da microbiota intestinal do homem e pertencem ao grupo dos coliformes. Podem causar a deterioração de alimentos, sendo ainda questionável sua importância como agentes de doença de origem alimentar.

Erwinia. São bacilos pequenos, móveis (flagelos peritríquios), oxidase negativos e catalase positivos. São importantes agentes causadores de doenças em plantas.

Escherichia. A principal espécie é *E. coli.* Pertence ao grupo dos coliformes fecais, que são indicadores de contaminação fecal de alimentos. *E. coli* pode causar reações indesejáveis nos alimentos, além de várias linhagens serem patogênicas para o homem e para animais.

Hafnia. São bacilos móveis, importantes na deterioração de carnes refrigeradas e vegetais. A única espécie é *H. alvei.*

Klebsiella. São bacilos imóveis, produtores de cápsula. Fazem parte do grupo dos coliformes, sendo importantes devido à sua capacidade de desenvolver reações indesejáveis nos alimentos. Não há provas conclusivas sobre sua patogenicidade quando veiculadas pelos alimentos.

Pantoea. Trata-se de um gênero novo contendo bacilos retos não encapsulados e móveis (flagelos peritríquios). São oxidase negativos e algumas espécies produzem pigmentos amarelos. São encontrados em plantas, sementes, solo, água e espécimes humanos. Este gênero contém duas espécies apenas: *P. agglomerans* e *P. dispersa.*

Proteus. São bacilos móveis, com flagelos peritríquios. São patógenos em potencial, embora seu envolvimento com doenças de origem alimentar seja ainda discutível. São, no entanto, importantes na deterioração dos alimentos.

Salmonella. São bacilos não esporulados, sendo a maioria móvel. Seu principal reservatório é o trato gastrintestinal do homem e de animais, principalmente aves e suínos. Este gênero abriga as espécies causadoras da febre tifóide (*S. typhi*), das febres entéricas (*S. paratyphi* A, B e C) e das enterocolites por *Salmonella* (salmoneloses).

Serratia. São bacilos imóveis. As espécies importantes nos alimentos são *S. marcescens*, produtoras de pigmentos vermelhos de natureza carotenóide, e *S. liquefaciens*, que causa deterioração de vegetais e carnes refrigeradas.

Shigella. São bacilos não esporulados, imóveis. São encontrados no trato gastrintestinal do homem e outros primatas. Sua importância nos alimentos deve-se à sua patogenicidade. São os agentes causadores da shigelose (disenteria bacilar), que pode ser de origem alimentar.

Yersinia. As células são ovóides ou na forma de bacilos. A espécie importante é *Y. enterocolitica*, causadora de várias doenças no homem como gastrenterite, linfadenite mesentérica, ileíte terminal e pseudoapendicite. Já foi isolada de muitos alimentos, sendo especialmente importante nos países de clima frio.

Aeromonas. São bacilos móveis (flagelos polares) e oxidase e catalase positivos. Têm características bioquímicas muito similares às das enterobactérias, sendo freqüentemente confundidas com estas. São comuns no ambiente aquático, sendo habitantes naturais do intestino de peixes. São encontradas em muitos alimentos, especialmente em produtos frescos refrigerados. *A. hydrophila* é patogênica e pode ser veiculada pelos alimentos.

Plesiomonas. Anteriormente pertencente à família *Enterobacteriaceae*, atualmente é membro da família *Vibrionaceae*. São bacilos catalase e oxidase positivos. A espécie *P. shigelloides* é potencialmente patogênica para o homem, tendo sido isolada principalmente de água, peixes, caranguejos e ostras cruas.

Vibrio. São bactérias pertencentes à família *Vibrionaceae*, com a característica de serem bacilos pequenos, retos ou curvados, móveis e oxidase positivo. Algumas espécies são incapazes de multiplicar na ausência de NaCl. A espécie *V. costicola* é capaz de tolerar até 23% de NaCl, tendo sido isolada de carne curada e de salmoura. As espécies *V. cholerae*, *V. vulnificus* e *V. parahaemolyticus* são patógenos importantes em alimentos. *V. cholerae* é encontrado no trato gastrintestinal de humanos, na água e, ocasionalmente, em alimentos. *V. parahaemolyticus* e *V. vulnificus* são encontrados na água do mar e em alimentos marinhos.

Cocos Gram-Positivos

Neste grupo estão incluídas as bactérias aeróbias e anaeróbias facultativas da família *Micrococcaceae* (*Micrococcus* e *Staphylococcus*) e os cocos pertencentes aos gêneros *Aerococcus, Enterococcus, Lactococcus, Leuconostoc, Streptococcus, Pediococcus* e *Vagococcus*.

Micrococcus. São aeróbios estritos, catalase positivos, ocorrendo isolados ou aos pares, dividindo-se formando aglomerados. Têm capacidade de se multiplicar na presença de 5% de NaCl. São encontrados no solo, água, pó e na pele do homem e dos animais. São comumente encontrados nos alimentos, especialmente leite e derivados, carcaças de animais e produtos cárneos. São importantes agentes de deterioração destes alimentos.

Staphylococcus. São anaeróbios facultativos, ocorrendo isolados, aos pares e em aglomerados. A maioria pode multiplicar-se em 7,5% a 15% de NaCl. São encontrados em muitos alimentos, mas não competem bem com os outros microrganismos presentes. Os *S. aureus* podem ser produtores de enterotoxinas nos alimentos, causando intoxicação quando consumidos. Os *S. aureus* são encontrados em lesões de pele e nas vias aéreas superiores do homem, sendo facilmente transferidos para os alimentos. *S. epidermidis* são também comuns na pele humana, mas normalmente não são patogênicos.

Aerococcus. *A. viridans* é a única espécie importante, com características muito similares aos *Pediococcus*.

Enterococcus. Trata-se de um gênero novo, criado para acomodar alguns cocos Gram-positivos anteriormente pertencentes ao gênero *Streptococcus*, chamados genericamente de enterococos. Duas espécies são importantes: *E. faecalis* e *E. faecium*. Sua importância nos alimentos deve-se à característica de serem de origem fecal, podendo ser utilizados como microrganismos indicadores. Não são patogênicos.

Lactococcus. Trata-se também de um gênero novo, contendo cocos Gram-positivos anteriormente classificados no gênero *Streptococcus*, e bacilos Gram-positivos anteriormente classificados no gênero *Lactobacillus*. São catalase negativas e produzem ácido lático a partir de glicose (homofermentativos). O gênero é formado por quatro espécies e três subespécies: *L. lactis* subsp. *lactis*, *L. lactis* subsp. *cremoris*, *L. lactis* subsp. *hordniae*, *L. garviae*, *L. plantarum* e *L. raffinolactis*. Não são patogênicos e têm importância no processamento industrial de alimentos.

Leuconostoc. São células esféricas a lenticulares, ocorrendo aos pares e em cadeias. São bastante exigentes para sua multiplicação, requerendo vitaminas, aminoácidos e açúcares fermentáveis. Fermentam a glicose, produzindo ácido lático, etanol e CO_2 (heterofermentativos). Não são patogênicos e sua importância é devida à fermentação e à rápida deterioração dos alimentos.

Pediococcus. São cocos homofermentativos, ocorrendo isoladamente, aos pares e em tétrades. São exigentes em nutrientes (vitaminas, aminoácidos). São encontrados em alimentos fermentados (picles, cerveja, vinho etc.).

Streptococcus. São células esféricas que ocorrem aos pares ou em cadeias e são aeróbios facultativos. Fermentam glicose produzindo principalmente ácido lático (homofermentativos). Esta característica faz com que sejam importantes nos alimentos, pois podem ser responsáveis por reações indesejáveis (leite cru). Em outras situações essas reações podem ser convenientes (leites fermentados). Os estreptococos estão amplamente distribuídos na natureza (ar, água, esgoto, plantas, trato intestinal humano e de animais e alimentos). Normalmente, não são considerados patogênicos. Várias espécies foram recentemente reclassificadas, pertencendo agora aos gêneros *Lactococcus, Enterococcus* e *Vagococcus*.

Vagococcus. É também um gênero novo, contendo cocos Gram-positivos anteriormente classificados no gênero *Streptococcus*. São móveis (flagelos peritríquios), catalase negativos. São encontrados em peixes, fezes, água e alimentos.

Bacilos Gram-Positivos Produtores de Esporos

Este grupo abriga os gêneros *Bacillus*, *Clostridium* e *Desulfotomaculum*, que apresentam a característica comum de produzir esporos. O esporo é constituído por uma estrutura formada por um centro contendo o material genético da bactéria, envolvido por várias camadas de mucopeptídeo e capas externas de natureza protéica. Os mecanismos que estimulam a esporulação ainda não são bem conhecidos. A formação de esporos é importante para a microbiologia dos alimentos, pois estas estruturas são resistentes ao calor, a radiações ionizantes, compostos químicos, desidratação e congelamento. A reversão da forma de esporo para a forma vegetativa pode resultar na multiplicação bacteriana e conseqüente deterioração do alimento ou produção de toxinas.

Bacillus. A maioria das espécies é móvel e produtora de catalase. Este gênero abriga um grande número de espécies com características bastante diferentes. Assim, as espécies podem ser aeróbias ou anaeróbias facultativas. Podem ser psicrotróficas, mesófilas ou termófilas, com temperatura mínima que pode variar desde -5°C até 45°C, e máxima que pode variar de 25°C até 75°C. O pH mínimo para multiplicação pode variar de 2,0 até 8,0. A tolerância ao sal pode ser pequena (2%) ou bastante grande (25%). *Bacillus* pode ser encontrado no solo, água, material fecal e diversos alimentos. Este grupo abriga espécies patogênicas como *B. cereus*, que causam gastrenterites de origem alimentar, numerosas espécies capazes de deteriorar os alimentos (*B. subtilis*, *B. stearothermophilus*, *B. coagulans*) e espécies empregadas na produção de alimentos.

Clostridium. Com exceção de algumas espécies aerotolerantes, são anaeróbios estritos e catalase negativos. A principal fonte de clostrídios é o solo; são encontrados no trato intestinal do homem e de animais e nos alimentos. Este gênero contém duas espécies patogênicas que podem ser veiculadas pelos alimentos (*C. botulinum* e *C. perfringens*), muitas espécies deteriorantes (*C. pasteurianum*, *C. sporogenes*) e muitas espécies sem importância para os alimentos.

Desulfotomaculum. A espécie importante para os alimentos é *D. nigrificans*, devido à sua capacidade de reduzir compostos sulfurados (sulfatos, sulfitos e outros) produzindo H_2S. Em alimentos enlatados, esta reação leva à formação de sulfeto ferroso, que é responsável pelo enegrecimento do alimento.

Bacilos Gram-Positivos Não Esporulados

Neste grupo merecem destaque as bactérias do gênero *Brochothrix*, *Carnobacterium*, *Kurthia*, *Lactobacillus* e *Listeria*.

Brochothrix. A espécie *B. thermosphacta* é anaeróbia facultativa e psicrotrófica. É importante nos alimentos, pois é causadora de deterioração em carnes cruas e derivados, embaladas e refrigeradas.

Carnobacterium. Este gênero era anteriormente classificado como *Lactobacillus*, do qual difere por ser incapaz de utilizar citrato e de produzir ácido oléico. É encontrado em carnes e derivados embalados à vácuo, em peixes e aves.

Kurthia. A espécie importante em alimentos é *K. zopfii*, que é utilizada como indicadora de temperatura inadequada de conservação de carnes. Em carnes mantidas a 2°C este microrganismo não deve estar presente.

Lactobacillus. São bacilos retos ou curvos, ocorrendo isolados ou em cadeias. Geralmente são imóveis e catalase negativos. Têm necessidade de nutrientes complexos, sendo seu crescimento facilitado pela presença de CO_2. São bactérias que fermentam carboidratos produzindo ácido lático, podendo ser homo- ou heterofermentativos. Devido a essa propriedade, os lactobacilos podem ser bastante úteis na produção de alimentos, mas podem causar também sua deterioração. Normalmente, não são patogênicos.

Listeria. São bacilos pequenos, microaerófilos, capazes de multiplicar-se em temperatura de refrigeração dos alimentos. A espécie mais importante em alimentos é *L. monocytogenes*, devido a sua patogenicidade. Esta espécie causa a listeriose, que pode apresentar diversas manifestações clínicas: septicemia que pode resultar em aborto, endocardite, conjuntivite, meningite, entre outras.

OUTRAS BACTÉRIAS DE INTERESSE

Arthrobacter. Bactérias pleomórficas, Gram-variáveis, freqüentemente observadas nos alimentos.

Brevibacterium. B. linens é capaz de alterar as propriedades organolépticas características do sabor de alguns queijos.

Corynebacterium. Bacilos Gram-positivos, anaeróbios facultativos, largamente distribuídos na natureza, associados a processos de deterioração de vegetais e produtos cárneos.

Coxiella. São bactérias que necessitam de um hospedeiro vivo para sobreviver. Por essa razão, não são agentes deteriorantes de alimentos mas podem ser transmitidos para o homem pela via alimentar. Pertencem à família *Rickettsiaceae. C. burnetti* é o agente etiológico da febre Q e pode ser veiculado pelo leite cru, uma vez que animais infectados (vacas, ovelhas, cabras) transmitem a bactéria para o leite. O processamento térmico pela pasteurização destrói estas bactérias.

Mycobacterium. M. tuberculosis pode ser veiculado pelo leite cru e causar tuberculose. É rapidamente destruído pela pasteurização.

Propionibacterium. Importantes na produção de queijos devido a sua capacidade de produzir ácidos propiônico e acético, além de outros ácidos orgânicos, e de CO_2.

VÍRUS

Os vírus são parasitas intracelulares obrigatórios, isto é, para sobreviver e multiplicar é necessário que estejam parasitando uma célula hospedeira viva. Devido à característica de serem inativos nos alimentos, os vírus importantes são aqueles que causam doenças no homem e nos animais. Esses vírus são apresentados mais detalhadamente no Capítulo 4.

BIBLIOGRAFIA

1. Banwart GJ. Basic food microbiology. 2nd. ed. Van Nostrand Rheinhold, New York, p. 49-100, 1989.
2. Frazier WC, Westhoff DC. Food microbiology. 4ª ed. McGraw-Hill, p. 17-58, 1988.
3. Holt JG, Bruns MA, Cladwell BJ, Pease CD. Stedman's Bergey's bacteria words. Williams & Wilkins, Baltimore, 354p., 1992.
4. Jay JM. Modern food microbiology, 4th ed. Van Nostrand Rheinhold, New York, p. 13-37, 1992.
5. Leitão MFF. Microbiologia de alimentos. In: Roitman I, Travassos LR, Azevedo JL. Tratado de Microbiologia. Manole, São Paulo, p. 15-29, 1988.

2 Fatores Intrínsecos e Extrínsecos que Controlam o Desenvolvimento Microbiano nos Alimentos

Bernadette D.G.M. Franco

A capacidade de sobrevivência ou de multiplicação dos microrganismos que estão presentes em um alimento depende de uma série de fatores. Entre esses fatores, estão aqueles relacionados com as características próprias do alimento (fatores intrínsecos) e os relacionados com o ambiente em que o alimento se encontra (fatores extrínsecos). São considerados fatores intrínsecos a atividade de água (Aa), a acidez (pH), o potencial de oxi-redução (Eh), a composição química, a presença de fatores antimicrobianos naturais e as interações entre os microrganismos presentes nos alimentos. Entre os fatores extrínsecos, os mais importantes são a umidade e a temperatura ambientais e também a composição química da atmosfera que envolve o alimento. Esses fatores serão estudados a seguir, assim como serão analisados os efeitos interativos entre eles (conceito dos obstáculos).

FATORES INTRÍNSECOS

ATIVIDADE DE ÁGUA

Os microrganismos necessitam de água para sua sobrevivência. Para seu metabolismo e multiplicação, os microrganismos exigem a presença de água na forma disponível. Água ligada a macromoléculas por forças físicas não está livre para agir como solvente ou para participar de reações químicas e, portanto, não pode ser aproveitada pelos microrganismos. O parâmetro que mede a disponibilidade de água em um alimento denomina-se "atividade de água" (Aa).

Define-se atividade de água de um alimento ou de uma solução qualquer como sendo a relação existente entre a pressão parcial de vapor da água contida na solução ou no alimento (P) e a pressão parcial de vapor da água pura (Po), a uma dada temperatura:

Aa = P/Po

A adição de sais, de açúcar e de outras substâncias provoca a redução do valor de Aa de um alimento por reduzir o valor de P, sendo essa redução variável em função da natureza da(s) substância(s) adicionada(s), da quantidade adicionada e da temperatura. Na Tabela 2.1 pode ser vista a relação existente entre o valor de Aa de uma solução e a concentração salina dessa solução. Assim, uma solução de NaCl a 22% (p/v) tem Aa de 0,86, enquanto uma solução saturada de NaCl tem Aa de 0,75. Portanto, a adição de sal a um alimento qualquer reduz o valor de Aa. A adição de outros compostos como açúcares e glicerol também causa alteração no valor da Aa. A atividade de água de um alimento pode também ser reduzida através da remoção da água (desidratação) e do congelamento.

Os valores de Aa variam de 0 a 1. Na Tabela 2.2 estão relacionados os valores de Aa de alguns alimentos. Verifica-se que, na maioria dos alimentos frescos, a Aa é superior a 0,95. Os microrganismos têm um valor mínimo, um valor máximo e um valor ótimo de Aa para sua multiplicação. Considerando que a Aa da água pura é 1,00 e que os microrganismos não se multiplicam em água pura, o limite

Tabela 2.1
Relação entre a Atividade de Água e a Concentração de Sal

Aa	*Concentração de NaCl*	
	Molal	*% (p/v)*
0,995	0,15	0,9
0,99	0,30	1,7
0,98	0,61	3,5
0,96	1,20	7
0,94	1,77	10
0,92	2,31	13
0,90	2,83	16
0,88	3,33	19
0,86	3,81	22

Fonte: Jay (1992)

máximo para o crescimento microbiano é ligeiramente menor do que 1,00. O comportamento dos microrganismos em relação à Aa mínima e ótima é bastante variável. Os valores mínimos relatados para a multiplicação de microrganismos em alimentos estão apresentados na Tabela 2.3. Em geral, bactérias requerem Aa mais alta que os fungos. As bactérias Gram-negativas são mais exigentes que as Gram-positivas em relação à Aa necessária. A maioria das bactérias deteriorantes não se multiplica em Aa inferior a 0,91, enquanto que fungos deteriorantes podem fazê-lo em Aa de até 0,80. Relativamente às bactérias causadoras de toxinfecções alimentares, o *Staphylococcus aureus* pode

Tabela 2.2
Valores de Aa de Alguns Alimentos

Alimento	*Aa*
Frutas frescas e vegetais	>0,97
Aves e pescado frescos	>0,98
Carnes frescas	>0,95
Ovos	0,97
Pão	0,95 a 0,96
Queijos (maioria)	0,91 a 1,00
Queijo parmesão	0,68 a 0,76
Carnes curadas	0,87 a 0,95
Bolo assado	0,90 a 0,94
Nozes	0,66 a 0,84
Geléia	0,75 a 0,80
Gelatina	0,82 a 0,94
Arroz	0,80 a 0,87
Farinha de trigo	0,67 a 0,87
Mel	0,54 a 0,75
Frutas secas	0,51 a 0,89
Caramelos	0,60 a 0,65
Cereais	0,10 a 0,20
Açúcar	0,10

Fonte: Banwart (1989)

Tabela 2.3
Valores de Aa Mínima para Multiplicação de Microrganismos Importantes em Alimentos

Organismos	*Aa*
GRUPOS	
Bactérias deteriorantes	0,9
Leveduras deteriorantes	0,88
Bolores deteriorantes	0,80
Bactérias halofílicas	0,75
Bolores xerofílicos	0,65
Leveduras osmofílicas	0,61
ORGANISMOS ESPECÍFICOS	
Clostridium botulinum tipo E	0,97
Pseudomonas spp.	0,97
Acinetobacter spp.	0,96
Escherichia coli	0,96
Enterobacter aerogenes	0,95
Bacillus subtilis	0,95
Clostridium botulinum tipos A e B	0,94
Candida utilis	0,94
Vibrio parahaemolyticus	0,94
Botrytis cinerea	0,93
Rhizopus stolonifer	0,93
Mucor spinosus	0,93
Candida scottii	0,92
Trichosporon pullulans	0,91
Candida zeylanoides	0,90
Staphylococcus aureus	0,86
Alternaria citri	0,84
Penicillium patulum	0,81
Aspergillus glaucus	0,70
Aspergillus echinulatus	0,64
Zygosaccharomyces rouxii	0,62
Xeromyces bisporus	0,61

Fonte: Jay (1992)

tolerar Aa até 0,86 para sua multiplicação, enquanto o *Clostridium perfringens* não se multiplica em alimentos com Aa inferior a 0,94. Os valores de Aa mais baixos relatados na literatura, relacionados com multiplicação microbiana, são de 0,75 para bactérias halofílicas, 0,65 para bolores xerofílicos e 0,60 para leveduras osmofílicas. Dessa forma, considera-se o valor de 0,60 como o valor de Aa limitante para a multiplicação de qualquer microrganismo.

Atividade de água, temperatura e disponibilidade de nutrientes são interdependentes. Assim, a qualquer temperatura, a capacidade de microrganismos multiplicarem-se abaixa quando a Aa abaixa. Quanto mais próxima da temperatura ótima de multiplicação, mais larga é a faixa de Aa em que o crescimento bacteriano é possível. A presença de nutrientes também é importante, pois amplia a faixa de Aa em que os microrganismos podem multiplicar-se.

A Aa limitante para o crescimento de determinado microrganismo depende ainda de outros fatores intrínsecos que podem agir simultaneamente, como o pH do meio, o potencial de óxido-redução e a presença de substâncias antimicrobianas naturais ou intencionalmente adicionadas, entre outros. De modo geral, quando esses fatores provocam um afastamento das condições ótimas para a multiplicação de determinado microrganismo, mais alto será o valor de Aa necessária.

O efeito da diminuição da Aa a um valor inferior ao considerado ótimo para um microrganismo é o aumento da fase lag do crescimento microbiano e a diminuição da velocidade de multiplicação e do tamanho da população microbiana final. Esse efeito é devido a alterações em todas as atividades metabólicas, uma vez que todas as reações químicas das células são dependentes de água. Alguns microrganismos acumulam prolina e outros aminoácidos como conseqüência da baixa Aa. Leveduras osmofílicas acumulam álcoois poli-hídricos, como glicerol, para efetuar a regulação da pressão osmótica (osmorreguladores). Bactérias halofílicas fazem a regulação através da capacidade de acumular KCl. Alguns microrganismos, como *S. aureus*, têm multiplicação quase normal, mesmo em baixa Aa, mas certos metabólitos extracelulares, como as enterotoxinas, não são produzidos.

ACIDEZ (PH)

Assim como ocorre com a atividade de água, os microrganismos têm valores de pH mínimo, ótimo e máximo para sua multiplicação. Verifica-se que pH em torno da neutralidade, isto é, entre 6,5 e 7,5, é o mais favorável para a maioria dos microrganismos. Alguns microrganismos são favorecidos pelo meio ácido, como ocorre com as bactérias láticas, certamente porque há inibição da microbiota de competição. Os bolores e leveduras mostram maior tolerância ao pH, sendo que os bolores podem multiplicar-se em valores de pH mais baixos que as leveduras, sendo estas, por sua vez, mais tolerantes que as bactérias a valores baixos de pH. Entre as bactérias, verifica-se que as patogênicas são as mais exigentes quanto ao pH. Na Tabela 2.4 podem ser vistos os valores mínimos e máximos de pH para alguns microrganismos importantes em alimentos. Deve ser ressaltado que esses valores não podem ser considerados muito precisos, uma vez que são afetados por outros fatores que agem simultaneamente, tal como ocorre com a Aa. Por exemplo, o pH mínimo para a multiplicação de certos lactobacilos é dependente do tipo de ácido utilizado para a acidificação do meio. Assim, meios acidificados com ácido cítrico, clorídrico, fosfórico ou tartárico permitem o crescimento dessas bactérias em pH mais baixo do que em meios acidificados com ácido acético ou ácido lático.

A Tabela 2.5 apresenta o valor do pH de alguns alimentos. Entre os alimentos listados nessa tabela, verifica-se que frutas, refrigerantes, vinhos e vinagres apresentam pH inferior àquele em que a proliferação bacteriana é possível. Esses alimentos normalmente deterioram-se devido ao crescimento de bolores e leveduras, uma vez que estes toleram pH inferior a 3,5.

A Tabela 2.5 mostra que as carnes e os produtos marinhos, em função de seu pH, são altamente suscetíveis à multiplicação dos microrganismos presentes, incluindo tanto os bolores e as leveduras como as bactérias. Ainda em relação a carnes, sabe-se que a proveniente de animais fatigados deteriora-se mais rapidamente do que a carne obtida de animais descansados. Esse fato ocorre porque o pH da carne obtida de animais fatigados é mais alto que aquele observado em carne proveniente de animais descansados. Após a morte, o glicogênio de reserva é transformado em ácido lático, abaixando o pH inicial do músculo de cerca de 7,4 para cerca de 5,6, dependendo do tipo de animal. O estresse ao qual o animal é submetido antes do abate provoca a metabolização do glicogênio antes de sua morte, reduzindo a quantidade de ácido lático que pode ser produzida após a morte do animal, resultando em uma carne com pH mais elevado.

De acordo com o pH, os alimentos são subdivididos em três grandes grupos: os alimentos de baixa acidez, que têm pH superior a 4,5; os alimentos ácidos, que têm pH entre 4,0 e 4,5, e os alimentos muito ácidos, que têm pH inferior a 4,0. Essa classificação está baseada no pH mínimo para multiplicação e produção de toxina de *Clostridium botulinum* (4,5) e no pH mínimo para multiplicação da grande maioria das bactérias (4,0). Dessa forma, alimentos de baixa acidez (pH > 4,5) são os mais sujeitos a multiplicação microbiana, tanto de espécies patogênicas quanto de espécies deteriorantes. Já nos alimentos ácidos (pH entre 4,0 e 4,5), há predominância de crescimento de leveduras, de bolores e de algumas poucas espécies bacterianas, principalmente bactérias láticas e algumas espécies de

Tabela 2.4
Valores de pH para Multiplicação de Alguns Microrganismos (Banwart, 1989)

Organismo	*pH*		
	Mínimo	*Ótimo*	*Máximo*
Bactérias (maioria)	4,5	6,5 a 7,5	9,0
Acetobacter	4,0	5,4 a 6,3	—
Bacillus subtilis	4,2 a 4,5	6,8 a 7,2	9,4 a 10
Clostridium botulinum	4,8 a 5,0	6,0 a 8,0	8,5 a 8,8
Clostridium perfringens	5,0 a 5,5	6,0 a 7,6	8,5
Clostridium sporogenes	5,0 a 5,8	6,0 a 7,6	8,5 a 9,0
Erwinia carotovora	4,6	7,1	9,3
Escherichia coli	4,3 a 4,4	6,0 a 8,0	9,0 a 10
Gluconobacter oxidans	4,0 a 4,5	5,5 a 6,0	—
Lactobacillus (maioria)	3,0 a 4,4	5,5 a 6,0	7,2 a 8,0
L. acidophilus	4,0 a 4,6	5,5 a 6,0	7,0
L. plantarum	3,5	5,5 a 6,5	8,0
Leuconostoc cremoris	5,0	5,5 a 6,0	6,5
L. oenos	—	4,2 a 4,8	—
Pediococcus cerevisiae	2,9	4,5 a 6,5	7,8
Propionibacterium	4,7	6,2 a 7,0	7,5
Proteus vulgaris	4,4	6,0 a 7,0	8,4 a 9,2
Pseudomonas (maioria)	5,6	6,6 a 7,0	8,0
P. aeruginosa	5,6	6,6 a 7,0	8,0 a 9,0
Salmonella	4,5 a 5,0	6,0 a 7,5	8,0 a 9,6
S. typhi	4,0 a 4,5	6,5 a 7,2	8,0 a 9,0
S. choleraesuis	5,0	7,0 a 7,6	8,2
Serratia marcescens	4,6	6,0 a 7,0	8,0
Staphylococcus aureus	4,0 a 4,7	6,0 a 7,0	9,5 a 9,8
Streptococcus lactis	4,1 a 4,8	6,4	9,2
Vibrio	5,5 a 6,0	—	9,0
V. cholerae	—	8,6	—
V. parahaemolyticus	4,8 a 5,0	7,5 a 8,5	11,0
Leveduras	1,5 a 3,5	4,0 a 6,5	8,0 a 8,5
Kluyveromyces	1,5 a 2,0	—	—
Pichia	1,5	—	—
S.cerevisiae	2,0 a 2,4	4,0 a 5,0	—
Z. rouxii	1,5	3,5 a 5,5	8,5 a 10,5
Bolores	1,5 a 3,5	4,5 a 6,8	8,0 a 11
Aspergillus niger	1,2	3,0 a 6,0	—
A. oryzae	1,6 a 1,8	—	9,0 a 9,3
Botrytis cinerea	2,5	—	7,4
Mucor	—	3,0 a 6,1	9,2
Penicillium	1,9	4,5 a 6,7	9,3
Rhizopus nigricans	—	4,5 a 6,0	—

Tabela 2.5
pH Aproximado de Alguns Alimentos

Alimento		*pH*
Vegetais	Abóbora	5,0 a 5,4
	Aipo	5,7 a 6,0
	Alface	6,0
	Aspargos	5,7 a 6,1
	Azeitona	3,6 a 3,8
	Batata	5,3 a 5,6
	Berinjela	4,5
	Beterraba	4,2 a 4,4
	Brócoli	6,5
	Cebola	5,3 a 5,8
	Cenoura	4,9 a 6,0
	Couve-de-bruxelas	6,3
	Couve-flor	5,6
	Espinafre	5,5 a 6,0
	Feijão	4,6 a 6,5
	Milho	7,3
	Nabo	5,2 a 5,5
	Repolho	5,4 a 6,0
	Salsa	5,7 a 6,0
	Tomate	4,2 a 4,3
Frutas	Ameixa	2,8 a 4,6
	Banana	4,5 a 4,7
	Figo	4,6
	Grapefruit (suco)	3,0
	Laranja (suco)	3,6 a 4,3
	Lima	1,8 a 2,0
	Maçã	2.9 a 3,3
	Melancia	5,2 a 5,6
	Melão	6,3 a 6,7
	Uva	3,4 a 4,5
Carnes	Bovina (moída)	5,1 a 6,2
	Frango	6,2 a 6,4
	Presunto	5,9 a 6,1
Pescado	Atum	5,2 a 6,1
	Camarão	6,8 a 7,0
	Caranguejo	7,0
	Molusco	6,5
	Ostra	4,8 a 6,3
	Peixe fresco (maioria)	6,6 a 6,8
	Salmão	6,1 a 6,3
Laticínios	Creme de leite	6,5
	Leite	6,3 a 6,5
	Leitelho	4,5
	Manteiga	6,1 a 6,4
	Queijo	4,9 a 5,9

Fonte: Jay (1992)

Bacillus. Nos alimentos muito ácidos (pH < 4,0), o desenvolvimento microbiano fica restrito quase que exclusivamente a bolores e leveduras.

Acredita-se que o pH adverso afeta principalmente a respiração dos microrganismos, por ação em suas enzimas e no transporte de nutrientes para dentro da célula microbiana. Tal como acontece com a Aa, também o pH desfavorável provoca um aumento na fase lag da multiplicação microbiana.

Quando os microrganismos estão em pH diferente do pH neutro, sua capacidade de multiplicação depende de sua capacidade de modificar o pH adverso. Quando em pH ácido, as aminoácido-descarboxilases de muitos microrganismos são ativadas (pH ótimo próximo de 4,0), resultando na produção de aminas, que aumentam o pH. Por outro lado, em pH alcalino, ocorre a ativação de aminoácido-desaminases (pH ótimo próximo de 8,0), que produzem ácidos orgânicos, cujo efeito é a redução do pH. Algumas bactérias (*Clostridium acetobutylicum*, por exemplo) têm a propriedade de reduzir o ácido butírico a butanol, que aumenta o pH do meio. O mesmo ocorre com aquelas bactérias que produzem acetoína a partir de ácido pirúvico (*Enterobacter* spp., por exemplo).

POTENCIAL DE OXI-REDUÇÃO

Os processos de oxidação e redução estão relacionados com a troca de elétrons entre compostos químicos. O potencial de oxi-redução pode ser definido como sendo a facilidade com que determinado substrato ganha ou perde elétrons. Quando um elemento perde elétrons, ele é dito oxidado, e quando ganha elétrons, reduzido. Quando ocorre a transferência de elétrons de um composto para outro, estabelece-se uma diferença de potencial entre os mesmos, a qual pode ser medida com instrumentos apropriados, sendo expressa em volts (V) ou em milivolts (mV). Quanto mais oxidado é um composto, mais positivo é seu potencial de oxi-redução, e quanto mais reduzido é um composto, mais negativo é esse potencial. O potencial de oxi-redução de um sistema é expresso pelo símbolo Eh.

Microrganismos aeróbios requerem valores de Eh positivos para multiplicação. Nesse grupo estão incluídos a maioria dos bolores, as leveduras oxidativas e muitas bactérias, principalmente as causadoras de deterioração dos alimentos (*Pseudomonas*, *Moraxella*, *Acinetobacter*, *Flavobacterium*, entre outros). Algumas espécies de bactérias patogênicas são também aeróbias (*Bacillus cereus*, por exemplo). Esses microrganismos requerem Eh entre +350 e +500 mV.

Microrganismos anaeróbios requerem valores baixos de Eh, normalmente inferiores a -150 mV. Nesse grupo estão incluídas algumas espécies de bactérias patogênicas (*Clostridium botulinum*) e bactérias deteriorantes (*Desulfotomaculum nigrificans*). Algumas espécies de *Clostridium* (*C. perfringens*) são aerotolerantes.

Algumas bactérias aeróbias multiplicam-se melhor em condições ligeiramente reduzidas e, por isso, são denominadas bactérias microaerófilas. Os lactobacilos e os estreptococos são exemplos de bactérias que estão incluídas nesse grupo.

Por outro lado, algumas bactérias multiplicam-se igualmente bem, tanto em condições de aerobiose quanto de anaerobiose, razão pela qual são denominadas anaeróbias facultativas. A esse grupo pertencem, por exemplo, as bactérias da família *Enterobacteriaceae*.

Quanto aos fungos, verifica-se que os bolores importantes em alimentos são aeróbios, enquanto as leveduras de importância são aeróbias ou anaeróbias facultativas.

A determinação do valor de Eh de um alimento é bastante difícil porque ocorre a interação da tensão do oxigênio que envolve o alimento com a presença de compostos químicos que agem sobre o valor de Eh. De modo geral, alimentos de origem vegetal têm valores de Eh entre +300 e +400 mV, o que explica a deterioração desses produtos por bactérias aeróbias e por bolores. Carnes em grandes pedaços têm Eh em torno de -200 mV, enquanto que nas moídas o valor de Eh pode subir para até +200 mV. O músculo do animal, imediatamente após a sua morte, tem Eh de +250 mV, porém, decorridas cerca de 30 horas, esse valor pode cair para -250 mV, dando condições para a multiplicação da microbiota anaeróbia da carne. Queijos têm valores de Eh bastante variáveis: dependendo das condições de fabricação, esses valores podem variar de -20 até -200 mV.

Composição Química

Para que a multiplicação microbiana seja possível, os seguintes nutrientes devem estar disponíveis: água, fonte de energia, fonte de nitrogênio, vitaminas e sais minerais.

Como fonte de energia, os microrganismos podem utilizar açúcares, álcoois e aminoácidos. Alguns microrganismos são capazes de utilizar açúcares complexos, como amido e celulose, como fonte de energia, transformando-os em açúcares mais simples. Lipídios também podem servir como fonte de energia, mas esses compostos são metabolizados por um número reduzido de microrganismos encontrados em alimentos.

As fontes de nitrogênio mais importantes para os microrganismos são os aminoácidos, mas uma grande variedade de outros compostos nitrogenados também pode ser utilizada. Alguns microrganismos, por exemplo, são capazes de metabolizar nucleotídios, enquanto outros metabolizam peptídios e proteínas complexas.

As vitaminas são importantes fatores de crescimento de microrganismos, uma vez que fazem parte de diversas coenzimas envolvidas em várias reações metabólicas. Entre as vitaminas, as mais importantes são as do complexo B, a biotina e o ácido pantotênico. Entre os microrganismos, verifica-se que as bactérias Gram-positivas são mais exigentes em suas necessidades de vitaminas que as bactérias Gram-negativas, que, juntamente com os bolores, são capazes de sintetizar todos os seus fatores de crescimento.

Embora necessários em quantidades muito reduzidas, os minerais são indispensáveis para a multiplicação microbiana, pois estão envolvidos em muitas reações enzimáticas. Entre esses minerais, merecem destaque o sódio, o potássio, o cálcio e o magnésio. Outros, como ferro, cobre, manganês, molibdênio, zinco, cobalto, fósforo e enxofre podem ser igualmente importantes.

Fatores Antimicrobianos Naturais

A estabilidade de alguns alimentos frente ao ataque de microrganismos é devida à presença de algumas substâncias naturalmente presentes nesses alimentos, tendo a capacidade de retardar ou mesmo impedir a multiplicação microbiana.

Os condimentos são um bom exemplo, pois contêm vários óleos essenciais com atividade antimicrobiana, tais como eugenol no cravo, alicina no alho, aldeído cinâmico e eugenol na canela, alil-isotiocianato na mostarda, timol e isotimol no orégano.

O ovo, em especial a clara, tem diversos agentes antimicrobianos naturais. Além de apresentar pH desfavorável à multiplicação microbiana (entre 9 e 10), a clara do ovo é rica em lisozima, enzima capaz de destruir a parede celular bacteriana, sendo especialmente ativa em bactérias Gram-positivas. Além desses, agem também a avidina, a conalbumina e outros inibidores enzimáticos.

O leite proveniente de gado bovino também contém numerosas substâncias antimicrobianas naturais, que podem agir específica ou inespecificamente. Entre os compostos de ação específica estão as imunoglobulinas, o fator complemento, os macrófagos e os linfócitos. Uma grande série de fatores inespecíficos antimicrobianos em leite já foi descrita, sendo o mais importante o sistema lactoperoxidase (SLP). Esse sistema age através da quebra de peróxidos (água oxigenada, por exemplo) presentes no leite, liberando oxigênio que promove a oxidação de grupos SH de enzimas metabólicas vitais para os microrganismos. Esse sistema depende ainda da presença de tiocianato ou outro substrato oxidável. O SLP é bactericida para bactérias Gram-negativas e bacteriostático para as Gram-positivas.

A lactoferrina do leite tem também atividade antimicrobiana. Trata-se de uma proteína que inibe a multiplicação através da retirada de íons ferro do leite. Outras substâncias como a lisozima, naturalmente presente no leite, e a nisina, produzida por bactérias láticas no leite, também são importantes no controle do desenvolvimento microbiano.

Os derivados do ácido hidroxicinâmico, encontrados em frutas e vegetais, são importantes agentes antimicrobianos, com ação predominantemente sobre bactérias e alguns fungos, assim como os taninos, presentes em frutas e sementes. As frutas contêm ácidos orgânicos e óleos essenciais importantes na inibição da multiplicação microbiana.

Entre os fatores antimicrobianos naturais devem ser incluídas as estruturas biológicas que funcionam como barreiras mecânicas para a penetração de microrganismos. Nessa categoria estão a casca das nozes, das frutas e dos ovos, a pele dos animais e a película que envolve as sementes.

Além dos fatores antimicrobianos naturalmente presentes nos alimentos, têm importante papel os compostos químicos propositalmente adicionados aos alimentos (conservadores) como recurso tecnológico para estender sua vida útil. Os conservadores químicos serão estudados no Capítulo 7.

INTERAÇÕES ENTRE MICRORGANISMOS

Um determinado microrganismo, ao se multiplicar em um alimento, produz metabólitos que podem afetar a capacidade de sobrevivência e de multiplicação de outros microrganismos presentes nesse alimento. Assim, por exemplo, as bactérias produtoras de ácido lático (bactérias láticas) podem alterar o pH do alimento de tal forma que o tornam ácido demais para o crescimento de muitos outros microrganismos. Por outro lado, a formação de compostos alcalinos, como aminas, formados por ação de descarboxilases produzidas por muitos microrganismos, resulta no aumento do pH do alimento, tornando-o propício para a proliferação daquelas bactérias anteriormente inibidas pelo pH ácido. É o que ocorre com as leveduras que degradam o ácido lático de alimentos fermentados, tornando-os favoráveis ao crescimento e produção de toxinas por *Clostridium botulinum.*

Os produtos do metabolismo de certas bactérias podem ser essenciais para a proliferação de outras. Podemos citar o exemplo da tiamina e do triptofano, que são essenciais para o *Staphylococcus aureus*, e podem ser produzidas em determinados alimentos como conseqüência da contaminação com *Pseudomonas aeruginosa*.

Os estreptococos e os lactobacilos produzem água oxigenada, que é inibidor para muitas bactérias, entre elas *Pseudomonas* spp., *Bacillus* spp. e *Proteus* spp.

Muitos microrganismos são capazes de produzir determinadas substâncias com atividade bactericida, denominadas genericamente de bacteriocinas. As primeiras bacteriocinas descritas foram as colicinas, ativas contra *E. coli*, produzidas por determinadas cepas de *E. coli* e algumas enterobactérias. Atualmente são conhecidas muitas outras bacteriocinas produzidas principalmente por Gram-positivos, patogênicos ou não. A Tabela 2.6 apresenta alguns gêneros bacterianos produtores de bacteriocinas.

O maior interesse na área de alimentos é pelas bactérias láticas, capazes de produzir uma ou mais bacteriocinas. A Tabela 2.7 relaciona algumas bactérias láticas e as respectivas bacteriocinas que produzem.

Algumas bacteriocinas são proteínas simples, outras têm componentes lipídicos e açúcares. São classificadas em lantibióticos e não-lantibióticos, de acordo com suas características estruturais. Os primeiros contêm aminoácidos incomuns, tais como deidroalanina, deidrobutirina e anéis de lantionina. As bacteriocinas não-lantibióticas contêm apenas aminoácidos não modificados. O mecanismo de ação ainda não está suficientemente elucidado, mas sabe-se que a porção protéica é fundamental para a atividade. Acredita-se que a ação depende da ligação a receptores da superfície celular bacteriana, com permeabilização da membrana citoplasmática e formação de canais iônicos que causam o efluxo rápido de componentes celulares de baixo peso molecular. Há dissipação do gradiente eletroquímico na membrana citoplasmática, resultando em uma situação incompatível com a viabilidade celular. Evidências indicam que ocorrem alguns efeitos secundários tais como degradação de macromoléculas vitais como proteínas, DNA e RNA, inibição de síntese de proteína, de DNA, de RNA e de peptidoglicano, responsáveis pela lise celular. Interferências com a formação e degradação de ATP também foram relatadas.

A produção de bacteriocinas é mediada por plasmídios, assim como é plasmidial a resistência a bacteriocinas.

A nisina é uma bacteriocina produzida por *Lactobacillus lactis* spp. *lactis*, sendo a única cujo uso em alimentos é autorizado pela United States Food and Drug Administration (FDA). A nisina é efetiva para impedir o desenvolvimento de Gram-positivos e a germinação de seus esporos, mas não é ativa contra Gram-negativos.

Tabela 2.6
Alguns Gêneros Bacterianos Produtores de Bacteriocinas

Acetobacter	*Haemophilus*	*Pseudomonas*
Actinobacillus	*Haloferax*	*Salmonella*
Bacillus	*Lactobacillus*	*Serratia*
Brevibacterium	*Lactococcus*	*Shigella*
Clostridium	*Leuconostoc*	Staphylococcus
Corynebacterium	*Listeria*	*Streptococcus*
Enterococcus	*Pediococcus*	*Yersinia*
Erwinia	*Propionibacterium*	

Fonte:Montville & Kaiser (1993)

Bacteriocinas e bactérias produtoras de bacteriocinas em alimentos têm sido empregadas como recurso tecnológico na produção de certos tipos de alimentos, com o objetivo de controlar o desenvolvimento de microrganismos patogênicos e/ou de microrganismos deteriorantes nesses produtos. Por serem as bacteriocinas consideradas conservadores "naturais", seu emprego em alimentos é muito promissor.

Outras formas de interação entre microrganismos podem ser utilizadas no controle do desenvolvimento de microrganismos patogênicos em alimentos. Em determinadas situações, a adição de microrganismos inofensivos a um produto pode estimular o processo competitivo existente entre os componentes da microbiota presente. Assim, os microrganismos patogênicos podem ficar desfavorecidos nessa competição e serem eliminados ou terem sua população reduzida. Esse processo chama-se exclusão competitiva, e vem sendo utilizado no controle de contaminação de aves com patógenos como *Salmonella* e *Campylobacter*. Nesse processo, promove-se a colonização da superfície epitelial do trato gastrintestinal de aves recém-nascidas com microrganismos inócuos retirados de aves adultas saudáveis. A exclusão competitiva é particularmente interessante no caso de aves que são alimentadas com ração contendo antibióticos. Os antibióticos interferem na microbiota do trato gastrintestinal das aves, facilitando a colonização por patógenos.

Atualmente, existem algumas preparações comerciais de misturas de microrganismos destinadas ao controle de patógenos em aves. Alguns países, como Finlândia e Suíça, que utilizam essas preparações há vários anos, têm obtido resultados satisfatórios no controle de *Salmonella* em frangos. Em outros países, no entanto, seu emprego ainda é evitado, devido à falta de uniformidade das preparações. Estudos têm demonstrado que culturas puras de bactérias ou preparações contendo um único gênero bacteriano não são protetoras.

Tabela 2.7
Algumas Bacteriocinas Úteis para a Área de Alimentos

Gênero	*Bacteriocina Produzida*
Pediococcus	Pediocinas
P. acidilactici	Pediocina PA-1, AcH
P. pentosaceus	Pediocina A
Lactococcus lactis spp *lactis*	Nisina A, E
Lactobacillus sake	Sacacina A
L. plantarum	Plantaricina
L. helveticus	Helveticina J

Fonte: Kone & Fung (1992)

FATORES EXTRÍNSECOS

TEMPERATURA AMBIENTAL

O fator ambiental mais importante que afeta a multiplicação de microrganismos é a temperatura.

Os microrganismos podem multiplicar-se em uma faixa bastante ampla de temperatura, havendo registros de multiplicação a um mínimo de -35°C e um máximo de 90°C. Há muita controvérsia sobre a classificação dos microrganismos de acordo com a temperatura ideal de multiplicação. A mais aceita costuma dividir os microrganismos nos seguintes grupos:

— microrganismos psicrófilos, que têm a temperatura de multiplicação entre 0°C e 20°C, com um ótimo entre 10°C e 15°C;

— microrganismos psicrotróficos, que têm a capacidade de se desenvolver entre 0°C e 7°C. Uma vez que a velocidade de multiplicação nem sempre é a mesma para todos os psicrotróficos, duas novas categorias de classificação foram propostas: europsicrotrófico, referente aos que não formam colônias visíveis até o 6°-10° dia entre 0°C e 7°C e o estenopsicrotrófico, referente aos que formam colônias visíveis em cinco dias nessa faixa de temperatura. Ao primeiro grupo pertencem as espécies *Enterobacter cloacae, Yersinia enterocolitica* e *Hafnia alvei*, e ao segundo, *Pseudomonas fragi* e *Aeromonas hydrophyla*;

— microrganismos mesófilos, que têm a temperatura ótima de multiplicação entre 25°C e 40°C, mínima entre 5°C e 25°C, e máxima entre 40°C e 50°C;

— microrganismos termófilos, que têm temperatura ótima de multiplicação entre 45°C e 65°C, mínima entre 35°C e 45°C, e máxima entre 60°C e 90°C.

Os microrganismos psicrófilos e psicrotróficos multiplicam-se bem em alimentos refrigerados, sendo os principais agentes de deterioração de carnes, pescado, ovos, frangos e outros. Nesse grupo podem ser incluídos os seguintes gêneros: *Pseudomonas, Alcaligenes, Flavobacterium, Micrococcus* e outros.

Os microrganismos mesófilos correspondem à grande maioria daqueles de importância em alimentos, inclusive a maior parte dos patógenos de interesse.

A maioria das bactérias termófilas importantes em alimentos pertence aos gêneros *Bacillus* e *Clostridium*, incluindo tanto espécies deterioradoras (*Bacillus coagulans, Clostridium thermosaccharolyticum*), quanto espécies patogênicas (*Clostridium botulinum, Clostridium perfringens*).

Os fungos são capazes de crescer em faixa de temperatura mais ampla do que as bactérias. Muitos fungos são capazes de se multiplicar em alimentos refrigerados. As leveduras, por sua vez, não toleram bem temperaturas altas, preferindo as faixas mesófila e psicrófila.

UMIDADE RELATIVA DO AMBIENTE

Há uma correlação estreita entre a atividade de água (Aa) de um alimento e a umidade relativa de equilíbrio do ambiente. Quando o alimento está em equilíbrio com a atmosfera, a umidade relativa (UR) é igual a Aa x 100. Assim, alimentos conservados em ambiente com UR superior à sua Aa tenderão a absorver umidade do ambiente, causando um aumento em sua Aa. Por outro lado, os alimentos perderão água se a umidade ambiental for inferior à sua Aa, causando uma diminuição nesse valor. Essas alterações provocarão modificações na capacidade de multiplicação dos microrganismos presentes, que será determinada pela Aa final, conforme discutido anteriormente.

COMPOSIÇÃO GASOSA DO AMBIENTE

A composição gasosa do ambiente que envolve um alimento pode determinar os tipos de microrganismos que poderão nele predominar. A presença de oxigênio favorecerá a multiplicação de microrganismos aeróbios, enquanto que sua ausência causará predominância dos anaeróbios, embora haja bastante variação na sensibilidade dos anaeróbios ao oxigênio.

Modificações na composição gasosa são capazes de causar alterações na microbiota que sobrevive ou que se multiplica em determinado alimento.

"Atmosferas modificadas", correspondentes a ambientes nos quais o oxigênio é — total ou parcialmente — substituído por outros gases, são empregadas como recurso tecnológico para aumentar a vida útil dos alimentos. Embalagens contendo diferentes combinações entre oxigênio, nitrogênio e gás carbônico são as mais empregadas industrialmente, embora outros gases possam também ser utilizados (monóxido de carbono, óxido nitroso e dióxido de enxofre). A embalagem a vácuo é também bastante empregada, em especial para carnes.

O efeito antimicrobiano do CO_2 depende de inúmeros fatores. O mais importante é a temperatura, sendo que o efeito é tanto mais intenso quanto mais baixa for a temperatura. Portanto, o armazenamento do alimento em temperatura inadequada pode cancelar a ação *biostática* do CO_2. Além disso, a ação do CO_2 é dependente do pH e da Aa do alimento, dos tipos e das condições metabólicas dos microrganismos presentes e, evidentemente, da concentração do CO_2.

O nitrogênio é um gás inerte, com pouco ou nenhum efeito antimicrobiano, exceto pela substituição do O_2.

Atmosferas contendo 10% de CO_2 são utilizadas, há muito tempo, para prolongar o tempo de armazenamento de frutas, especialmente maçãs e peras. Embora o mecanismo desse processo não seja bem conhecido, acredita-se que o CO_2 aja por competição com o etileno, que é responsável pelo amadurecimento e senescência das frutas. Atmosferas contendo CO_2 vêm sendo empregadas também para prolongar o tempo de armazenamento de carnes vermelhas.

CONCEITO DOS OBSTÁCULOS DE LEISTNER

O conhecimento dos fatores intrínsecos e extrínsecos que agem sobre determinado alimento permite prever sua "vida de prateleira", sua estabilidade microbiológica, bem como conhecer a capacidade de crescimento e/ou a produção de toxinas por microrganismos patogênicos eventualmente presentes. No entanto, o conhecimento de cada uma dessas características isoladamente é pouco útil, devido aos efeitos interativos entre elas. Esses efeitos podem ser não apenas aditivos como também sinergísticos ou mesmo antagônico.

O estudo das interações entre os vários fatores intrínsecos e extrínsecos que afetam a capacidade de sobrevivência e de multiplicação dos microrganismos nos alimentos deu origem ao famoso conceito dos obstáculos de Leistner (*hurdle theory*). Esse conceito é ilustrado com sete exemplos, descritos na Fig. 2.1, representando três alimentos com diferentes fatores intrínsecos e extrínsecos atuando com intensidades diferentes no controle microbiano. No primeiro exemplo, cada um dos fatores (Aa, pH, Eh, temperatura e conservador químico) contribui com parcela igual no retardamento do crescimento microbiano, representado pelas setas, até que esse crescimento é completamente bloqueado. Esse alimento é, portanto, estável e seguro. Trata-se, no entanto, de um modelo teórico, de ocorrência pouco provável. Os cinco exemplos seguintes referem-se a um mesmo produto no qual quatro fatores diferentes estão agindo, contribuindo com parcelas diferentes. No exemplo 2, os quatro fatores são suficientes para garantir a estabilidade microbiana. Nesse mesmo produto, um único fator intrínseco (Aa) pode ser suficiente para manter a estabilidade de um alimento, se a carga microbiana inicial for baixa (exemplo 3). Se a carga microbiana inicial for elevada (exemplo 4), os quatro fatores serão insuficientes para controlar o desenvolvimento microbiano. Esse produto terá vida útil curta ou poderá causar uma toxinfecção alimentar. No exemplo 5, o produto é enriquecido com mais nutrientes, o que causa um efeito trampolim no crescimento microbiano. Nesse produto, a intensidade dos obstáculos deve ser aumentada para que sejam eficientes e impeçam o desenvolvimento microbiano. O comportamento de microrganismos injuriados em alimentos está ilustrado no exemplo 6. Nesse caso, menos obstáculos podem ser necessários, uma vez que os microrganismos estão com seu metabolismo afetado. O último exemplo refere-se a um produto no qual a estabilidade é garantida por obstáculos que agem sinergisticamente. O efeito final é mais eficiente do que aquele que seria obtido se os obstáculos agissem individualmente.

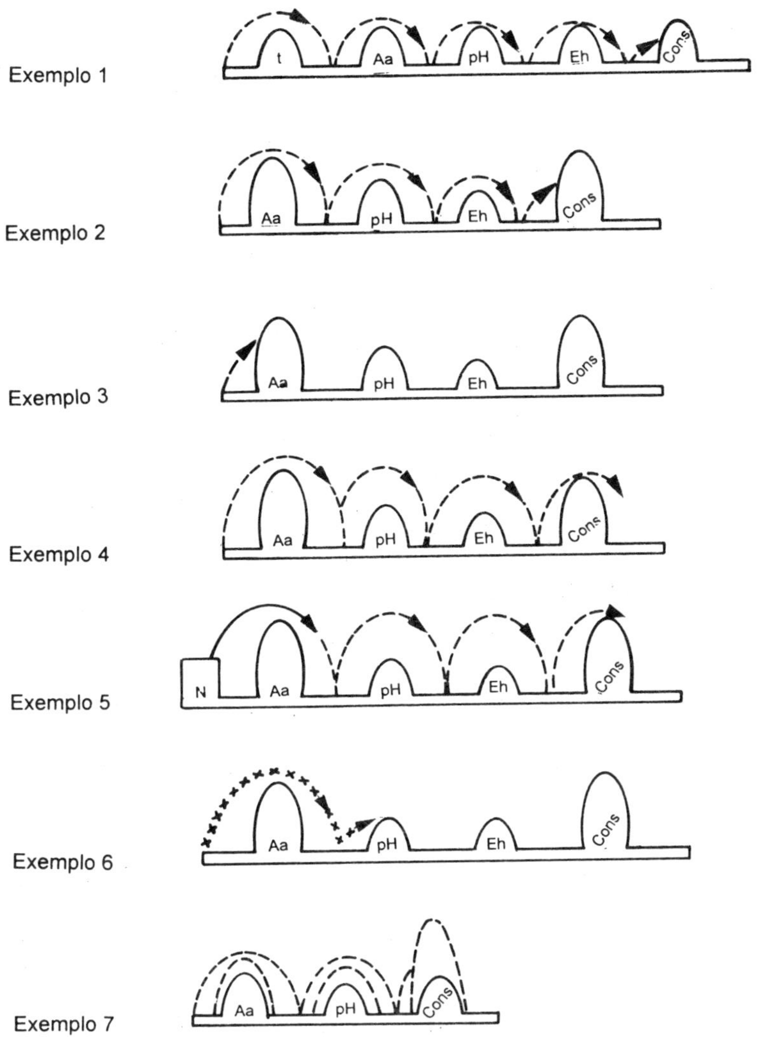

Aa: atividade de água, **pH**: acidificação, **Eh**: potencial de oxido-redução, **Cons**: conservador químico, **t**: temperatura, **N**: nutrientes

Fig. 2.1 —*Ilustração do conceito dos obstáculos (Liestner, 1992)*

O conceito dos obstáculos deu origem à tecnologia dos obstáculos (*hurdle technology*), que se baseia na utilização simultânea de mais de uma forma de controle microbiano nos alimentos, como salga, acidificação, processamento térmico, adição de conservadores químicos etc. O objetivo é a obtenção de produtos alimentícios estáveis, de prolongada vida de prateleira, e seguros à saúde dos consumidores.

Um avanço significativo na previsão da vida útil de um alimento ou da probabilidade de causar uma toxinfecção alimentar foi obtido com a introdução de modelos matemáticos, feitos com o auxílio da informática. Esses modelos são baseados em equações de regressão que calculam a probabilidade de crescimento de microrganismos ou de produção de toxinas em determinado alimento, em função dos fatores intrínsecos e extrínsecos que apresenta. Inúmeros trabalhos publicados nessa área demonstram que os resultados obtidos dessa forma têm boa correlação com aqueles obtidos na prática.

BIBLIOGRAFIA

1. Banwart GJ. Basic food microbiology. 2nd. ed. Van Nostrand Rheinhold, New York, p. 101-163, 1989.
2. Farber JM. Microbiological aspects of modified atmosphere packaging technology. A review. J. Food Prot. 54(1):58-70, 1991.
3. International Commission on Microbiological Specifications for Foods. Factors affecting life and death of microrganisms. Academic Press, 332p., 1980.
4. Jay JM. Modern food microbiology, 4th ed. Van Nostrand Rheinhold, New York, p. 38-62, 1992.
5. Leistner L. Food preservation by combined methods. Food Research International 25:151-158, 1992.
6. Montville TJ & Kaiser AL. Antimicrobial proteins: classification, nomenclature, diversity and relationship to bacteriocins. In: Hoover DG, Stevenson LR (ed.). Bacteriocins of lactic acid bacteria, Academic Press, Inc. p. 1-22, 1993.
7. Witter LR, Anderson CB. Osmoregulation by microorganisms at reduced water activity. In: Montville TJ (ed.) Food microbiology. Vol. 1. CRC Press. Boca Raton, Fla, p. 1-34, 1987.

3 Microrganismos Indicadores

Mariza Landgraf

Microrganismos indicadores vêm sendo utilizados na avaliação da qualidade microbiológica da água há longo tempo, e mais recentemente na de alimentos, devido às dificuldades encontradas na detecção de microrganismos patogênicos, como, por exemplo, *Salmonella typhi*.

Microrganismos indicadores são grupos ou espécies de microrganismos que, quando presentes em um alimento, podem fornecer informações sobre a ocorrência de contaminação de origem fecal, sobre a provável presença de patógenos ou sobre a deterioração potencial do alimento, além de poderem indicar condições sanitárias inadequadas durante o processamento, produção ou armazenamento.

Alguns critérios devem ser considerados na definição de um microrganismo ou grupo de microrganismos como indicadores:

- deve ser de rápida e fácil detecção;
- deve ser facilmente distinguível de outros microrganismos da microbiota do alimento;
- não deve estar presente como contaminante natural do alimento, pois assim sua detecção não indicará, necessariamente, a presença da matéria fecal ou dos patógenos;
- deve estar sempre presente quando o patógeno associado estiver;
- seu número deve correlacionar-se com o do patógeno;
- deve apresentar necessidades de crescimento e velocidade de crescimento semelhantes às do patógeno;
- deve ter velocidade de morte que seja ao menos semelhante à do patógeno e, se possível, sobrevivência levemente superior à do patógeno;
- deve estar ausente nos alimentos que estão livres do patógeno, ou estar presente em quantidades mínimas.

No entanto, nem sempre todas essas características são observadas.

INDICADORES DE CONTAMINAÇÃO FECAL OU DA QUALIDADE HIGIÊNICO-SANITÁRIA DO ALIMENTO

O uso de *Escherichia coli* como um indicador de contaminação de origem fecal presentes em água foi proposto em 1892, uma vez que esse microrganismo é encontrado no conteúdo intestinal do homem e animais de sangue quente.

O indicador ideal de contaminação fecal deveria preencher, além dos requisitos anteriormente citados, os seguintes:

- ter como hábitat exclusivo o trato intestinal do homem e outros animais;
- deveria ocorrer em números muito altos nas fezes;
- deveria apresentar alta resistência ao ambiente extra-enteral;
- deveria haver técnicas rápidas, simples e precisas para a sua detecção e/ou contagem.

Coliformes Totais

Este grupo é composto por bactérias da família *Enterobacteriaceae*, capazes de fermentar a lactose com produção de gás, quando incubados a 35-37°C, por 48 horas. São bacilos gram-negativos e não formadores de esporos.

Fazem parte desse grupo predominantemente bactérias pertencentes aos gêneros *Escherichia*, *Enterobacter*, *Citrobacter* e *Klebsiella*. Destes, apenas a *Escherichia coli* tem como hábitat primário o trato intestinal do homem e animais. Os demais — *Citrobacter*, *Enterobacter* e *Klebsiella* —, além de serem encontrados nas fezes, também estão presentes em outros ambientes como vegetais e solo, onde persistem por tempo superior ao de bactérias patogênicas de origem intestinal como *Salmonella* e *Shigella*. Conseqüentemente, a presença de coliformes totais no alimento não indica, necessariamente, contaminação fecal recente ou ocorrência de enteropatógenos.

Coliformes Fecais e *Escherichia Coli*

As bactérias pertencentes a este grupo correspondem aos coliformes totais que apresentam a capacidade de continuar fermentando lactose com produção de gás, quando incubadas à temperatura de 44-45,5°C. Nessas condições, ao redor de 90% das culturas de *E. coli* são positivas, enquanto entre os demais gêneros, apenas algumas cepas de *Enterobacter* e *Klebsiella* mantêm essa característica.

A pesquisa de coliformes fecais ou de *E. coli* nos alimentos fornece, com maior segurança, informações sobre as condições higiênicas do produto e melhor indicação da eventual presença de enteropatógenos.

Atualmente, ao invés de enumerar os coliformes fecais e *E. coli*, alguns laboratórios estão preferindo enumerar as bactérias pertencentes à família *Enterobacteriaceae* como um todo, isto é, as fermentadoras e não-fermentadoras de lactose. Os defensores do uso desses microrganismos como indicadores de contaminação fecal dão as seguintes justificativas:

- — as bactérias do grupo coliforme são mal definidas taxonomicamente. Dependendo do meio de cultura, temperatura de incubação, tipo de amostra e critérios para leitura dos resultados, poder-se-ia estar incluindo nesse grupo outros microrganismos;
- — números falsos seriam obtidos ao se verificar apenas a presença de microrganismos fermentadores de lactose, quando a população fosse constituída, na sua maioria, por microrganismos não fermentadores, incluindo-se aqui as salmonelas lactose-negativas ou outros fermentadores tardios desse açúcar;
- — cepas de *Salmonella* podem ser mais resistentes do que *E. coli* e outros coliformes a determinados tratamentos aos quais os alimentos são submetidos. Portanto, a ausência destes pode levar a resultados falso-positivos.

Em alimentos vegetais frescos, o único indicador válido de contaminação fecal é a *E. coli*, uma vez que os demais indicadores de contaminação fecal são encontrados naturalmente nesse tipo de alimento. Em alimentos frescos de origem animal, a ocorrência de números elevados de *Enterobacteriaceae* pode indicar manipulação sem cuidados de higiene e/ou armazenamento inadequado.

Em alimentos processados, a presença de um número considerável de coliformes ou de *Enterobacteriaceae* indica:

- — processamento inadequado e/ou recontaminação pós-processamento, sendo as causas mais freqüentes aquelas provenientes da matéria-prima, equipamento sujo ou manipulação sem cuidados de higiene;
- — proliferação microbiana que poderia permitir a multiplicação de microrganismos patogênicos e toxigênicos.

Resultados negativos obtidos nesses testes significariam, realmente, ausência de enteropatógenos? A resposta depende:

- — do número e do tamanho das amostras examinadas;
- — da sensibilidade da metodologia empregada;
- — do número de coliformes, *E. coli*, *Enterobacteriaceae* e patógenos presentes.

Enterococos

Essas bactérias, antes um subgrupo do gênero *Streptococcus*, a partir de 1984 passaram a pertencer ao gênero *Enterococcus*, com 16 espécies reconhecidas atualmente. Antes de 1984, os estreptococos fecais eram chamados genericamente de enterococos, e consistiam de duas espécies: *Streptococcus faecalis* e *Streptococcus faecium*. São atualmente denominados *Enterococcus faecalis* e *Enterococcus faecium*.

A utilização dos enterococos como indicadores de contaminação fecal dos alimentos apresenta algumas restrições, pois também são encontrados em ambientes diferentes do trato intestinal. Além disso, apresentam uma sobrevida maior do que os enteropatógenos no solo, vegetais e em alimentos, principalmente naqueles submetidos à desidratação, ação de desinfetantes e a flutuações de temperatura por serem mais resistentes.

Apesar das limitações do uso desses microrganismos como indicadores de contaminação fecal, sua presença em números elevados em alimentos indica práticas sanitárias inadequadas ou exposição do alimento a condições que permitiram a multiplicação de microrganismos indesejáveis. Em alimentos fermentados por bactérias do gênero *Enterococcus*, o número elevado desses microrganismos não tem o mesmo significado.

Indicadores Gerais de Contaminação do Alimento

São grupos de microrganismos que, quando presentes em números elevados nos alimentos, poderão causar a deterioração e/ou a redução da vida de prateleira. Essas contagens fornecem informações gerais sobre as condições durante o processamento do alimento.

As contagens de bactérias viáveis baseiam-se no número de bactérias que se desenvolvem em placas com meios de cultura nos quais foram inoculadas quantidades previamente conhecidas do alimento diluído e, posteriormente, incubadas sob determinadas condições ambientais. Portanto, só serão contadas bactérias com capacidade de crescer nessas condições.

Contagem em Placas de Bactérias Aeróbias Mesófilas

Esta contagem é comumente empregada para indicar a qualidade sanitária dos alimentos. Mesmo que os patógenos estejam ausentes e que não tenham ocorrido alterações nas condições organolépticas do alimento, um número elevado de microrganismos indica que o alimento é insalubre. Exceção deve ser feita aos alimentos fermentados. Algumas justificativas para o uso dessa contagem são dadas a seguir:

— a contagem elevada desse grupo de bactérias nos alimentos não perecíveis é indicativa do uso de matéria-prima contaminada ou processamento insatisfatório, sob o ponto de vista sanitário. Em alimentos perecíveis pode indicar abuso durante o armazenamento em relação ao binômio tempo/temperatura;

— todas as bactérias patogênicas de origem alimentar são mesófilas. Portanto, uma alta contagem de mesófilos, que crescem à mesma temperatura da do corpo humano, significa que houve condições para que esses patógenos se multiplicassem.

Existem relatos sobre casos de toxinfecção alimentar por cepas mesófilas de *Proteus*, enterococos e *Pseudomonas*, quando presentes em números elevados, embora usualmente não sejam patogênicas via alimento.

A deterioração de alimentos pode ser causada pelo crescimento de microrganismos que levariam a alterações organolépticas. Neste caso, números elevados são esperados e variam com o tipo de alimento e microrganismo presente. A maioria dos alimentos apresenta, quando essas alterações são detectáveis, números superiores a 10^6UFC/g do alimento. Entretanto, há aqueles em que são necessários 10^7 ou até mesmo 10^8UFC/g do alimento. Os alimentos fermentados apresentam população microbiana de, aproximadamente, 10^8 UFC/g sem, no entanto, serem considerados deteriorados.

CONTAGEM DE BACTÉRIAS PSICROTRÓFICAS E TERMÓFILAS

Essas contagens avaliam o grau de deterioração de alimentos refrigerados ou daqueles submetidos a tratamento térmico.

CONTAGEM DE BACTÉRIAS ANAERÓBIAS

Alguns sistemas para contagem de bactérias anaeróbias desenvolvidos recentemente facilitaram essa contagem. Entre esses sistemas, pode-se citar as câmaras de anaerobiose e as placas com ágar pré-reduzido. Nessa contagem são incluídas, caso não sejam utilizados meios seletivos, as bactérias anaeróbias facultativas, entre elas as da família *Enterobacteriaceae*, enterococos e estafilococos.

A presença de anaeróbios é indicativa de que houve condições favoráveis para a multiplicação de microrganismos patogênicos anaeróbios, como *Clostridium botulinum* e *Clostridium perfringens*.

CONTAGEM DE BOLORES E LEVEDURAS

O crescimento de bolores e leveduras é mais lento do que o de bactérias em alimentos de baixa acidez e alta atividade de água. Portanto, dificilmente serão responsáveis pela deterioração desses alimentos. Em alimentos ácidos e de baixa atividade de água, no entanto, o crescimento de fungos é maior, provocando deterioração com grande prejuízo econômico em frutas frescas, vegetais e cereais. São também responsáveis pela deterioração de sucos de frutas, queijos, alimentos congelados, desidratados e em conserva como picles, quando armazenados em condições inadequadas.

A presença desses microrganismos pode tornar-se um perigo à saúde pública devido à produção de micotoxinas pelos bolores.

Algumas medidas devem ser tomadas por manipuladores de alimentos suscetíveis a essa contaminação, na tentativa de reduzir ou eliminá-la:

— boas práticas de higiene levam à redução da carga de esporos;
— esses alimentos devem chegar o mais rapidamente possível ao consumidor;
— o armazenamento de alimentos congelados deve ser a temperaturas inferiores a -12°C;
— eliminar ou reduzir o contato com o ar através de embalagens, por exemplo;
— adicionar ácidos ou conservadores químicos, como benzoatos ou sorbatos, para retardar o crescimento fúngico;
— aquecer o alimento na etapa final do processamento — em sua embalagem final — para destruição de células vegetativas e esporos.

Baixas contagens de bolores e leveduras são normais em alimentos frescos e congelados, não sendo, portanto, significativas. Somente quando o crescimento de bolor for visível ou o alimento apresentar um número elevado de leveduras, o consumidor será capaz de reconhecer a deterioração. Esta deterioração por leveduras não é prejudicial à saúde.

OUTROS INDICADORES

Estafilococos. A presença de números elevados de *S. aureus* é uma indicação de perigo potencial à saúde pública devido à enterotoxina estafilocócica, bem como à sanificação questionável, principalmente quando o processamento envolve manipulação do alimento.

Clostrídios. Foram sugeridos como indicadores de contaminação fecal, mas não são específicos de fezes humanas. Por serem formadores de esporos, podem persistir nos alimentos quando a maioria dos microrganismos entéricos foi destruída. Contudo, *C. perfringens* e *C. botulinum* são importantes em toxinfecções de origem alimentar.

Contagem de Esporos de Termófilos. É usada como indicadora da eficiência de sanificação de certos vegetais.

Contagem de Bolores em Equipamentos (Geotrichum candidum). Tem sido usada como indicadora da sanificação de operações de processamento de alimentos. Esses bolores crescem rapidamente em alimentos que aderiram às superfícies dos equipamentos e contaminam os alimentos que passam por esse local contaminado.

BIBLIOGRAFIA

1. Banwart GJ. Basic food microbiology. 2nd ed. Van Nostrand Reinhold New York, p.371-392, 1989.
2. International Commission of Microbiological Specifications for Foods (ICMSF). Micro-organisms in foods. 1. Their significance and methods of enumeration. 2nd ed. University of Toronto, Toronto, p. 3-14, 1978.
3. Jay JM. Modern food microbiology. 3rd ed. Van Nostrand Reinhold New York, p. 413-433, 1992.

4 Microrganismos Patogênicos de Importância em Alimentos

Bernadette D.G.M. Franco
Mariza Landgraf

INTRODUÇÃO

Vários agentes causadores de doenças no homem podem ser transmitidos pelos alimentos:

— produtos químicos (metais pesados, pesticidas, por exemplo);
— toxinas naturais de plantas e de animais (alcalóides, histamina, por exemplo);
— vírus (hepatite, poliovírus, por exemplo);
— parasitas (amebas, helmintos, por exemplo);
— bactérias patogênicas;
— fungos toxigênicos.

Este capítulo diz respeito aos microrganismos que, presentes em alimentos, podem ser responsáveis pelo que denominamos "doenças microbianas de origem alimentar" ou "toxinfecções alimentares".

Embora as estatísticas brasileiras sejam precárias, acredita-se que a incidência de doenças microbianas de origem alimentar em nosso país seja bastante elevada. Mesmo em países desenvolvidos, nos quais o abastecimento de gêneros alimentícios é considerado seguro do ponto de vista de higiene e saúde pública, a ocorrência de doenças desta natureza é significante e vem aumentando, apesar dos avanços tecnológicos nas áreas de produção e controle de alimentos. Nos Estados Unidos, por exemplo, estima-se que 24 milhões de casos ocorram por ano, afetando, a cada ano, um em cada 10 habitantes.

Para um melhor aproveitamento do capítulo que se segue, alguns conceitos básicos serão revistos.

ESTRUTURA E FUNÇÕES DO TRATO DIGESTIVO

O trato gastrintestinal corresponde a um tubo oco que se inicia na boca e termina no ânus. A região ócrea do tubo denomina-se lúmen, e é através dele que os alimentos transitam. O tubo é envolto em toda sua extensão pela mucosa.

Os alimentos, uma vez ingeridos, passam pela cavidade bucal, onde o processo digestivo se inicia. Em seguida, após passar pelo esôfago, chegam ao estômago através de contrações rítmicas e pela gravidade. O estômago funciona como um reservatório, onde os alimentos ficam armazenados até que possam chegar ao intestino delgado. No estômago, o processo digestivo é intenso, porém a absorção dos compostos formados ainda é pequena. Os processos digestivos e de absorção são máximos no intestino delgado, que é subdividido em três regiões: duodeno, jejuno e íleo.

A digestão ocorre principalmente nas primeiras porções do intestino delgado. O duodeno recebe o suco pancreático que contém as enzimas responsáveis pela degradação das gorduras, carboidratos e proteínas, e a bile, que emulsifica as gorduras para facilitar sua digestão e absorção. O intestino delgado tem, em toda sua superfície, vilosidades digitiformes, que se projetam para o interior do lúmen, cuja função é aumentar a superfície de absorção. Cada vilosidade é revestida de células epiteliais (enterócitos) que apresentam, na sua face voltada para o lúmen intestinal, numerosas microvilosidades, que contêm as enzimas e os receptores envolvidos na absorção dos nutrientes. Abaixo da camada epitelial, encontra-se a lâmina própria, rica em células fagocitárias de defesa.

O intestino grosso retém o material sólido não absorvido. Apresenta uma microbiota muito variada, chamada microbiota intestinal. Alguns produtos formados pela atividade microbiana no intestino grosso são absorvidos, destacando-se a vitamina K e algumas vitaminas do complexo B. Como o intestino grosso é um ambiente com baixo teor de oxigênio, a microbiota intestinal é formada, predominantemente, por microrganismos anaeróbios estritos ou facultativos.

Entre os microrganismos patogênicos de interesse em alimentos, destacam-se os enteropatogênicos, correspondentes àqueles cuja patologia se expressa no trato gastrintestinal. Alguns microrganismos enteropatogênicos agem interferindo com as microvilosidades das células epiteliais do intestino delgado, outros produzem enterotoxinas que alteram a fisiologia das células epiteliais, e muitos deles precisam colonizar o intestino, isto é, aderir à mucosa, para não serem eliminados pelas defesas intestinais naturais. Alguns patógenos agem preferencialmente nas regiões iniciais do intestino delgado (duodeno e jejuno), outros preferem a porção final (íleo). Alguns são pouco invasores, limitando-se à camada epitelial, e outros são bastante invasivos, podendo alcançar a lâmina própria e as correntes linfática e circulatória. Muitos outros patógenos que são veiculados por alimentos utilizam-se do trato gastrintestinal apenas como porta de entrada no organismo humano, expressando sua patogenicidade em outros locais.

O sintoma mais comum nas doenças de origem alimentar é a diarréia. Dependendo da patogenicidade do microrganismo envolvido no processo e das condições gerais do indivíduo afetado, a doença pode ser aguda e, neste caso, normalmente autolimitada, como também pode se tornar crônica e oferecer um risco maior. Por outro lado, as doenças de origem alimentar podem não se limitar ao trato gastrintestinal, mas afetar outros órgãos podendo causar distúrbios no sistema nervoso, na corrente circulatória, no aparelho genital, no fígado, etc.

CARACTERIZAÇÃO DAS DOENÇAS DE ORIGEM ALIMENTAR

É muito comum as pessoas incriminarem os alimentos que acabaram de consumir como causadores dos distúrbios gastrintestinais que venham a apresentar. Considerando o fato que, em condições normais, um indivíduo alimenta-se várias vezes ao dia, qualquer doença ocorre sempre "após a refeição". Entretanto, antes que determinado alimento possa ser incriminado como o causador de um problema gastrintestinal, várias providências são necessárias.

De acordo com o Center for Disease Control and Prevention (CDC), dos Estados Unidos, define-se como surto de doença de origem alimentar a ocorrência de dois ou mais casos de doença associados a um único alimento.

A identificação de um surto de doença de origem alimentar é realizada através de um inquérito epidemiológico, conduzido entre os indivíduos que tenham e que não tenham consumido o(s) alimento(s) suspeito(s), quer tenham apresentado os sintomas característicos, quer não, e também através de exames laboratoriais em amostras clínicas e nas amostras de alimentos. Deve-se considerar também que nem todos os indivíduos que consomem o mesmo alimento contendo um agente patogênico apresentam a mesma sintomatologia. O período de incubação, a gravidade e a duração da doença podem ser diferentes, em função da idade, do estado nutricional, da sensibilidade individual e da quantidade de alimento ingerido.

Em grande parte dos surtos de doença microbiana de origem alimentar relatados, a identificação do alimento causador é inferida apenas com base no inquérito epidemiológico. Somente em alguns raros casos reportados, a identificação do microrganismo patogênico no material clínico e nas amostras de alimentos foi possível. Isto pode ser explicado porque:

a) o(s) alimento(s) suspeito(s) não está(ão) mais disponível(is) para análise laboratorial;

b) não é possível caracterizar o alimento suspeito;

c) a análise laboratorial é limitada, pois, devido ao custo, é impraticável investigar todos os patógenos possíveis;

d) as metodologias laboratoriais empregadas para isolamento e identificação dos inúmeros patógenos não são 100% eficientes.

MECANISMOS DE DEFESA

Nem todo alimento que alberga um ou mais microrganismos patogênicos causará necessariamente uma doença se for consumido. Isto só ocorrerá se forem derrotados os mecanismos naturais de defesa que os indivíduos normais apresentam.

Entre estes mecanismos de defesa, destaca-se a acidez estomacal que, associada à ação das enzimas digestivas, constitui a primeira barreira natural a ser transposta pelos microrganismos patogênicos. Esta barreira pode provocar a eliminação parcial ou mesmo total destes patógenos.

Ao atingir o intestino, os microrganismos deparam-se com a mucosa intestinal, que funciona como uma barreira mecânica à penetração no organismo. Qualquer dano na camada epitelial que compõe a mucosa facilitará o acesso às camadas mais internas. As células caliciformes, distribuídas regularmente na camada epitelial do intestino, secretam muco, através do qual os microrganismos precisam passar para atingir o epitélio e chegar até os receptores que permitirão sua adesão e posterior colonização. Alguns patógenos produzem enzimas que degradam muco (mucinas) permitindo sua passagem e também a de outros microrganismos. Muitas bactérias patogênicas são móveis, isto é, possuem flagelos que permitem sua locomoção através da camada mucosa.

Ácidos biliares secretados para o duodeno e produtos de degradação de componentes dos alimentos são inibitórios para muitos microrganismos.

A motilidade intestinal é um mecanismo de proteção muito eficiente. O constante movimento para eliminação do conteúdo do lúmen contribui para a eliminação de microrganismos patogênicos. Neste aspecto a dieta alimentar tem um papel muito importante. Alimentação rica em material não digerível (fibras) contribui para o aumento do volume do bolo fecal, estimulando sua eliminação e dificultando o acesso dos microrganismos à mucosa intestinal.

A microbiota intestinal, isto é, os microrganismos que estão normalmente presentes no trato gastrintestinal exercem um efeito muito importante. Por serem adaptados a este local, estes microrganismos têm melhores condições de sobrevivência, competindo pelos nutrientes disponíveis de forma mais eficiente que os microrganismos estranhos.

Quando um microrganismo supera as barreiras descritas e consegue aderir à mucosa, colonizá-la e invadir os tecidos, passa a enfrentar um novo obstáculo, representado pela fagocitose. Neste processo, os microrganismos são capturados por células de defesa, denominadas fagócitos. Entre estas células, destacam-se os leucócitos polimorfonucleares neutrófilos, encontrados na corrente sangüínea e os macrófagos, localizados nos tecidos. Os microrganismos são ingeridos pelos fagócitos e, em seguida, atacados por uma série de mecanismos que podem levar à sua morte. Estes mecanismos incluem a ação de enzimas hidrolíticas, a oxidação de compostos essenciais pela ação de radicais livres e peróxidos produzidos pelos fagócitos, e ação de lisozima. Determinadas proteínas encontradas no sangue têm participação direta e efetiva no mecanismo de fagocitose, ativando este processo.

Os mecanismos imunológicos específicos de defesa são extremamente importantes. A formação deste processo de defesa é lenta, mas é duradoura e pode ser reativada no futuro por um novo estímulo, oferecendo resposta rápida e muito intensa.

Embora a descrição do processo imunológico de defesa seja muito complexa, ela pode ser resumida como sendo constituída de dois processos que agem simultaneamente: a defesa imunológica humoral, desempenhada pelos anticorpos circulantes nas correntes circulatória e linfática, e a defesa imunológica celular, mediada por linfócitos diferenciados em células de defesa.

Os anticorpos são imunoglobulinas (Ig) produzidas por linfócitos estimulados por um agente agressor (antígeno), podendo ser dos tipos IgA, presentes nas secreções em geral, e IgM e IgG, presentes na circulação sangüínea. Os anticorpos combinam-se com o antígeno responsável por sua formação, neutralizando-o. Além disso, a interação antígeno-anticorpo resulta na formação de agregados macromoleculares que são eliminados pelo processo fagocitário, mencionado anteriormente.

A imunidade celular, por sua vez, desenvolve-se pela diferenciação de linfócitos em células de defesa, que produzem fatores biologicamente ativos na neutralização do agente agressor (linfocinas), e em células de memória, que são responsáveis pela ativação do processo imunológico nas agressões futuras pelo mesmo agente.

DOENÇAS MICROBIANAS DE ORIGEM ALIMENTAR

As doenças microbianas de origem alimentar podem ser subdivididas em duas grandes categorias:

a) Intoxicações alimentares, causadas pela ingestão de alimentos contendo toxinas microbianas pré-formadas. Estas toxinas são produzidas durante a intensa proliferação do(s) microrganismo(s) patogênico(s) no alimento. Neste grupo estão *Clostridium botulinum, Staphylococcus aureus, Bacillus cereus* forma emética e os fungos produtores de micotoxinas.

b) Infecções alimentares, causadas pela ingestão de alimentos contendo células viáveis de microrganismos patogênicos. Estes microrganismos aderem à mucosa do intestino humano e proliferam, colonizando-o. Em seguida, pode ocorrer a invasão da mucosa e penetração nos tecidos, ou ainda, a produção de toxinas que alteram o funcionamento das células do trato gastrintestinal. Entre as bactérias invasivas, destacam-se *Salmonella, Shigella, Escherichia coli* invasora, *Yersinia enterocolitica*, entre outras. Entre as toxigênicas, incluem-se *Vibrio cholerae, Escherichia coli* enterotoxigênica, *Campylobacter jejuni*, entre outras.

A seguir, serão descritas as principais características dos microrganismos patogênicos de interesse em alimentos e das toxinfecções alimentares que causam. Estes microrganimos foram agrupados em quatro categorias:

1 — Bactérias Gram-positivas.
2 — Bactérias Gram-negativas.
3 — Fungos produtores de micotoxinas.
4 — Vírus.

BACTÉRIAS GRAM-POSITIVAS

CLOSTRIDIUM BOTULINUM

Características do Microrganismo

São bacilos Gram-positivos, apresentam flagelos peritríquios e são formadores de esporos. Os esporos são ovais, o esporângio é dilatado e geralmente subterminal. São anaeróbios estritos, capazes de produzir toxinas, de natureza protéica, sendo conhecidas as toxinas A, B, C_1, C_2, D, E, F e G.

Os tipos A, B, E e F são causadores de botulismo no homem. Os tipos patogênicos para animais são predominantemente C e D, embora os tipos A, B e E possam estar envolvidos também. O tipo G ainda é pouco conhecido, não tendo sido associado com doença até o momento.

As cepas de *C. botulinum* são classificadas em quatro grupos, designados I, II, III e IV, de acordo com o tipo de toxina que produzem e a atividade sobre proteínas e açúcares. Ao grupo I pertencem as cepas produtoras de neurotoxina do tipo A e as cepas proteolíticas produtoras das toxinas B e F; no grupo II estão as cepas que produzem toxina tipo E e as cepas não-proteolíticas produtoras de toxinas B e F; o grupo III compreende as cepas produtoras de toxinas C e D e o grupo IV aquelas produtoras de toxina G. As cepas do tipo A são uniformemente proteolíticas, cepas do tipo E são não-proteolíticas, cepas dos tipos C e D são fracamente ou não-proteolíticas e as cepas do tipo G são fracamente proteolíticas. As cepas do tipo B e F podem ser proteolíticas e não-proteolíticas.

Os limites mínimos de temperatura de multiplicação do *C.botulinum* são 10°C para as cepas do grupo I e 3,5°C para as cepas do grupo II, e os limites máximos são 45-50°C e 40-45°C para os grupos I e II, respectivamente.

O pH mínimo para multiplicação das cepas do grupo I varia entre 4,6 e 4,8, e para os demais grupos é 5,0. Limites máximos de pH estão em torno de 8-9.

A concentração salina é um dos fatores importantes no controle do botulismo. Em alimentos nos quais o sal (NaCl) é o principal redutor de Aa, a Aa mínima para multiplicação do *C. botulinum* é 0,94 e 0,97 para as cepas dos grupos I e II, respectivamente. Quando o sal é substituído por glicerol, estes valores diminuem para 0,91 e 0,94, respectivamente.

Com relação ao potencial de óxido-redução, limites máximos de Eh tanto para cepas proteolíticas quanto não-proteolíticas estão em torno de +200mV. Alimentos com Eh superior a este valor não permitem a multiplicação e a produção de toxina de *C. botulinum.*

Características da Doença

O termo botulismo, utilizado para designar a intoxicação provocada pelo *C. botulinum*, provém de *botulus*, que significa salsicha em latim, devido ao envolvimento deste alimento nos primeiros casos de botulismo cientificamente comprovados, ocorridos na Europa Central no final do século passado.

Atualmente, três formas de botulismo são conhecidas: botulismo clássico, correspondente à intoxicação causada pela ingestão de alimentos contendo neurotoxinas; botulismo de lesões (*wound botulism*), que é uma doença infecciosa causada pela proliferação e conseqüente liberação de toxinas em lesões infectadas com *C. botulinum*, e o botulismo infantil, que é também uma doença infecciosa causada pela ingestão de esporos de *C. botulinum* e subseqüente germinação, multiplicação e toxigênese no intestino de crianças com menos de um ano de idade. Uma vez que a toxina é a responsável pela sintomatologia do botulismo, as três formas dessa doença são clinicamente muito semelhantes.

O botulismo de origem alimentar tem um período de incubação que, em geral, varia de 12 a 36 horas, dependendo da quantidade de toxina ingerida. A doença inicia-se às vezes com problemas gastrintestinais como náuseas, vômitos e diarréia, mas estes efeitos não são causados pela neurotoxina, já que inexistem nos casos de botulismo de lesões e de botulismo infantil. Às vezes, a diarréia ocorre nos primeiros estágios da doença, e, em seguida, é substituída pela constipação intestinal.

O início da ação da neurotoxina botulínica provoca fadiga e fraqueza muscular. Estes sintomas são acompanhados por problemas de visão, tais como queda das pálpebras, resposta alterada da pupila à luz e visão dupla. Secura da boca, dificuldade de deglutição e de controle da língua são sintomas característicos. A musculatura que controla a respiração é progressivamente paralisada, podendo provocar a morte em três a cinco dias por parada respiratória.

O tratamento dos indivíduos afetados envolve a soroterapia, na qual se neutraliza a toxina com anti-soro, e a remoção da toxina do estômago ou do intestino através de lavagens ou da ingestão de substâncias eméticas ou catárticas. Paralelamente, é necessário o restabelecimento da função respiratória. A soroterapia é bastante eficiente nos primeiros estágios da doença.

Mecanismos de Patogenicidade

O botulismo é uma intoxicação causada pela ingestão de toxinas pré-formadas nos alimentos.

Atualmente reconhece-se a existência de oito toxinas distintas, produzidas por *C. botulinum*, designadas A, B, C_1, C_2, D, E, F e G. São todas de natureza protéica, e podem apresentar peso molecular entre 150.000 e 900.000 daltons.

De acordo com o tamanho da sua molécula, as toxinas podem apresentar-se nas formas S (*small*), M (*medium*), L (*large*) e LL (*extralarge*). A toxina M, mais comum em alimentos, é formada por um componente tóxico, correspondente a um agregado de formas S, e por um componente atóxico.

A toxina L, também observada em alimentos, é semelhante à toxina M, apresentando ainda hemaglutinina na molécula.

As toxinas M e L são também denominadas "toxinas progenitoras" e a forma S recebe a denominação de "toxina derivativa". Em condições alcalinas, as "toxinas progenitoras" dissociam-se nas formas S e nas formas atóxicas, que podem ser separadas por cromatografia de troca iônica.

As toxinas derivativas S são proteínas de cadeia simples que, sob ação de proteases produzidas pelas cepas proteolíticas de *C. botulinum*, são divididas em duas cadeias: uma chamada H (*heavy*), correspondente a cerca de dois terços da molécula protéica inicial, e outra, denominada L (*light*), correspondente ao restante da molécula. Estas duas cadeias permanecem unidas por ligações covalentes, representadas por pontes dissulfeto. Individualmente, nenhuma das duas cadeias apresenta efeito tóxico. As cadeias H e L são antigenicamente distintas e anticorpos que neutralizam qualquer uma das cadeias são também ativos contra a toxina completa.

Embora plasmídeos e bacteriófagos tenham sido observados em todos os tipos de *C. botulinum*, não há uma associação clara entre a presença destas estruturas e a produção de toxinas. A mediação de bacteriófagos na toxigênese foi demonstrada somente para as toxinas C_1 e D.

Com exceção da toxina C_2, as demais toxinas botulínicas apresentam ação neurotóxica, através do bloqueio da liberação do neurotransmissor nas junções neuromusculares. Tanto os sistemas colinérgicos e adrenérgicos são afetados, mas concentrações mais elevadas de toxina são necessárias para inibir a liberação de noradrenalina do que acetilcolina. O mecanismo neurotóxico compreende três etapas: ligação da toxina aos sítios receptores na membrana pré-sináptica, mediada pela cadeia H; internalização da toxina, e, finalmente, o bloqueio da liberação do neurotransmissor. Após a internalização da toxina, não é mais possível bloquear seu efeito neurotóxico.

A toxina C_2 é diferente das demais toxinas, pois não apresenta a ligação covalente entre as cadeias H e L, e não tem atividade neurotóxica. Seu efeito é mais citotóxico e se expressa através da perda de proteínas plasmáticas para a luz intestinal e acúmulo de fluido intestinal.

De modo geral, uma cepa de *C. botulinum* produz somente um tipo de toxina. A produção da toxina ocorre durante a multiplicação bacteriana, mas apenas pequena quantidade de toxina é liberada para o ambiente nesta fase. A liberação em massa ocorre quando se inicia o processo de lise da célula bacteriana.

Algumas toxinas, especialmente aquelas produzidas por cepas não-proteolíticas, requerem ativação com proteases, tais como tripsina, para efetividade nos testes de laboratório, ativação que ocorre naturalmente durante a passagem da toxina pelo estômago.

Epidemiologia

C. botulinum encontra-se amplamente distribuído na natureza, sendo o solo e o ambiente aquático seu hábitat principal. Vários trabalhos realizados em diversos países indicam que o número de esporos de *C. botulinum* no solo pode ser bastante elevado.

C. botulinum do tipo A é o mais freqüente no oeste dos Estados Unidos e em países da América Latina, como Argentina e Brasil. Os do tipo B são comuns no leste dos Estados Unidos e na Europa. Entretanto, as cepas americanas são do tipo proteolítico (grupo I) e as da Europa são não-proteolíticas (grupo II). O tipo E parece ser exclusivo do ambiente aquático, sendo comum no Japão, na Suécia e na antiga União Soviética. Os animais sadios têm um importante papel na distribuição dos esporos e tanto vertebrados como invertebrados contêm *C. botulinum* no seu conteúdo intestinal.

Os sedimentos aquáticos também contêm número elevado de esporos de *C. botulinum* e, portanto, peixes apresentam um risco em potencial. Embora não se observe predominância de algum tipo de *C. botulinum* no ambiente aquático, verifica-se que no pescado marinho o tipo E é mais freqüentemente isolado em diversos países, inclusive no Brasil.

Surtos de botulismo têm sido descritos em vários países, mas acredita-se que sua freqüência seja maior do que a relatada. No Canadá, Japão, Alasca, Irã e Escandinávia a grande maioria dos surtos é causada por produtos marinhos contaminados com *C. botulinum* do tipo E. Na Europa (Alemanha, França, Itália e Polônia), vários surtos já foram relatados envolvendo produtos cárneos contaminados com *C. botulinum* do tipo B. Nos Estados Unidos, os principais alimentos envolvidos em surtos de botulismo são as conservas vegetais de preparação caseira, quase sempre envolvendo o *C. botulinum* do tipo A. Mel, contendo elevado número de esporos de *C. botulinum*, esteve envolvido em diversos surtos de botulismo infantil ocorridos nos Estados Unidos e Canadá. Vários casos foram relatados na Argentina, causados por conservas vegetais caseiras contendo *C. botulinum* do tipo A. No Brasil, já existem vários casos suficientemente comprovados e diversos trabalhos relatam casos de botulismo animal.

Medidas de Controle

Para que um alimento não seja o causador de botulismo é necessário impedir que a neurotoxina botulínica venha a ser formada. Para tanto, é necessário impedir a germinação dos esporos e a proliferação de células de *C. botulinum*, quando a toxina é formada.

A microbiota competitiva tem um papel protetor de extrema importância na inibição da multiplicação e da produção de toxinas de *C. botulinum*. Alguns microrganismos fermentativos (bactérias lácticas, por exemplo) produzem ácidos em quantidade suficiente para impedir a multiplicação e outras substâncias inibitórias como bacteriocinas, água oxigenada e antibióticos.

Os nitritos e os nitratos são conservadores químicos utilizados há muito tempo na preparação de produtos cárneos visando o controle do botulismo. Sua eficiência é dependente da acidez e da Aa da carne, e pode ser aumentada pela adição de ascorbato ou de isoascorbato. O mecanismo de ação do nitrito ainda não está completamente elucidado, mas sabe-se que, além de ser o responsável pela coloração rosada característica dos produtos cárneos, o nitrito age no controle de *C. botulinum* em alimentos.

Um alimento não causará botulismo se todas as células vegetativas e esporos de *C. botulinum* forem destruídos. Esta destruição normalmente é obtida através de tratamento térmico elevado. Embora as células vegetativas apresentem baixa resistência térmica, semelhante à de outros microrganismos patogênicos, os esporos de *C. botulinum* são bastante resistentes ao calor. Esporos do grupo II são menos resistentes. Deve-se levar em conta que a resistência térmica é influenciada por uma série de fatores como pH, Aa, composição do meio onde os esporos estão, entre outros.

As neurotoxinas de *C. botulinum* são termolábeis, sendo destruídas pelo aquecimento a 80°C durante 30 minutos ou a 100°C em poucos minutos.

O congelamento, assim como a refrigeração, não tem qualquer efeito prático na destruição de células vegetativas, esporos ou neurotoxinas botulínicas.

CLOSTRIDIUM PERFRINGENS

Características do Microrganismo

Clostridium perfringens é um bacilo Gram-positivo, anaeróbio, esporulado, apresenta cápsula e é imóvel. Produz uma série de proteínas biologicamente ativas, algumas com atividade tóxica e outras com atividade enzimática. De acordo com a produção das quatro toxinas extracelulares mais importantes (toxinas alfa, beta, epsílon e iota), as cepas de *C. perfringens* são classificadas em cinco tipos: A, B, C, D e E. Todos os cinco tipos produzem a toxina alfa, que tem atividade fosfolipásica (lecitinase) e é hemolítica. A toxina beta é produzida por *C. perfringens* dos tipos B e C, a toxina epsílon por *C. perfringens* tipos B e D e a toxina iota é produzida somente pelo tipo E.

Os tipos A, C e D são também produtores de enterotoxina, mas quase todos os casos descritos de toxinfecção alimentar por este microrganismo foram causados por cepas do tipo A.

C. perfringens tem intensa atividade metabólica em alimentos. É capaz de produzir uma grande variedade de enzimas hidrolíticas extracelulares, incluindo colagenase, hialuronidase, deoxirribonuclease, lecitinase, proteases que hidrolisam caseína e gelatina. É também capaz de fermentar um grande número de carboidratos (glicose, lactose, frutose, galactose, maltose, inositol, manose, amido, sacarose). Durante a fermentação há intensa produção de gás (H_2 e CO_2) e de produtos finais ácidos. Para sua multiplicação, é imprescindível a presença de vitaminas e de nucleotídeos.

Uma das características mais importantes de *C. perfringens* é sua capacidade de multiplicação em temperatura alta, estando a temperatura ótima entre 40°C e 45°C. O tempo de geração de 7,1 minutos a 41°C é um dos menores entre as bactérias de interesse em alimentos. As temperaturas mínima e máxima para multiplicação, relatadas na literatura, são 15°C e 51,7°C, respectivamente. No entanto, para esporulação, a temperatura ótima fica entre 35°C e 40°C.

C. perfringens multiplica-se melhor em pH entre 6,0 e 7,0. Os mesmos valores valem também para esporulação. Valores de pH inferiores a 5,0 ou superiores a 8,3 são bastante inibidores para este microrganismo.

Com relação à umidade, *C. perfringens* não é muito tolerante a baixa Aa. Para sua multiplicação, a Aa mínima deve estar entre 0,95 e 0,97, e para a esporulação, 0,98, dependendo das demais características intrínsecas do alimento. Concentrações de NaCl em torno de 7-8% são necessárias para inibir a multiplicação da maioria das cepas de *C. perfringens*.

Embora *C. perfringens* não seja considerado um microrganismo anaeróbio estrito, o crescimento inicial é dependente do potencial de óxido-redução. O valor ótimo para multiplicação está em torno de –200mV.

Características da Doença

Clostridium perfringens é responsável por dois tipos diferentes de toxinfecção alimentar. Cepas do tipo A causam a intoxicação alimentar na forma clássica e as do tipo C causam a enterite necrótica, bem mais grave.

Os sintomas da intoxicação alimentar por *C. perfringens* do tipo A são dores abdominais agudas, diarréia com náuseas e febre, sendo os vômitos raros. Os sintomas aparecem mais freqüentemente entre oito a 12 horas após a ingestão de alimentos contendo número elevado de células (10^6 a 10^7 células por grama de alimento ou mais) e a duração dos sintomas é freqüentemente de 12 a 24 horas. Normalmente, esta intoxicação alimentar é branda, raramente causando a morte dos indivíduos afetados. Entretanto, a ocorrência desta intoxicação é muito comum, em todas as partes do mundo.

A enterite necrótica, causada por *C. perfringens* tipo C, é rara. Os sintomas são dores abdominais agudas muito intensas, diarréia sangüinolenta, algumas vezes vômitos, e inflamação necrótica do intestino delgado, sendo freqüentemente fatal. Os casos descritos na literatura têm sido associados ao consumo de carne de porco mal cozida.

Mecanismo de Patogenicidade

A intoxicação alimentar é causada por uma enterotoxina que aparece quando se forma o esporo de *C. perfringens*. Seu papel no processo de esporulação não é conhecido. Mesmo cepas chamadas "não-enterotoxigênicas" produzem pequena quantidade de enterotoxina, mas essa quantidade é insuficiente para causar a doença. Acredita-se que este fenômeno ocorre porque o calor provoca, em nível genético, alterações no sistema regulador de produção da toxina.

A enterotoxina é formada durante o processo de esporulação. A esporulação de *C. perfringens* pode ocorrer excepcionalmente no alimento, mas este fenômeno ocorre principalmente no intestino. Entretanto, é pouco provável que a toxina pré-formada em um alimento venha a causar intoxicação, uma vez que grandes quantidades de toxina (8 a 10mg) são necessárias para o desenvolvimento dos sintomas. Além disso, a enterotoxina não resiste ao pH ácido do trato digestivo, nem à ação das enzimas digestivas. Desta forma, a intoxicação alimentar ocorre pela ingestão de alimentos contendo números elevados de células viáveis de *C. perfringens*, que esporulam no intestino delgado, liberando a enterotoxina durante este processo.

A enterotoxina produzida por *C. perfringens*, após ativação pela tripsina, liga-se aos receptores localizados no bordo em escova da célula epitelial intestinal. A toxina, uma vez ligada ao receptor, interage com a membrana causando o surgimento de poros pelos quais extravasa o conteúdo celular, resultando em diarréia. Há grande eliminação de sódio e potássio, e a absorção de glicose é inibida. Microfotografias eletrônicas revelam que a enterotoxina provoca a destruição das microvilosidades.

A enterotoxina de *C. perfringens* é uma proteína formada por uma única cadeia polipeptídica, de peso molecular de 34.000 daltons. Toda a seqüência de aminoácidos, em número de 309, já é conhecida. A toxina é termolábil, sendo destruída pelo aquecimento a 60°C por 10 minutos.

Epidemiologia

C. perfringens faz parte da microbiota do solo, especialmente as cepas do tipo A, sendo também comum no conteúdo intestinal do homem e de muitos animais. Sua ampla distribuição na natureza é devida aos esporos que *C. perfringens* produz, altamente resistentes às condições ambientais (oxigênio, etc.)

Esse microrganismo é facilmente isolado de alimentos, tanto crus quanto processados, e seu envolvimento em casos de doenças de origem alimentar é bastante grande. Em muitos países, *C. perfringens* é o agente etiológico mais freqüentemente isolado em surtos desta natureza. Uma característica curiosa destes surtos é que na maioria dos casos relatados o número de indivíduos afetados é alto. Isto certamente é devido ao fato de os surtos por *C. perfringens* serem causados pelo consumo de alimentos preparados em grandes quantidades e consumidos várias horas após. Neste período, o microrganismo se multiplica nos alimentos quando mantidos em temperatura inadequada (em estufas ou em temperatura ambiente), em vez de serem refrigerados. Mesmo quando refrigerados, o frio pode demorar a alcançar o interior dos produtos, devido ao seu grande volume, e a multiplicação existe. Nestes casos, os esporos presentes no alimento não são destruídos pelo calor. Devido ao seu caráter termófilo, à intensa atividade metabólica e à elevada velocidade de multiplicação, a população de *C. perfringens*, nestas condições, eleva-se rapidamente para 10^5 — 10^6 células ou mais por grama de produto, necessárias para causar doença no homem.

Alimentos à base de carne bovina e de carne de frango têm sido os principais causadores de intoxicação alimentar por *C. perfringens*. A maioria dos surtos relatados é associada à alimentação em estabelecimentos institucionais (restaurantes, hospitais, fábricas, escolas, etc.).

Medidas de Controle

A temperatura de 60°C inativa rapidamente as células vegetativas de *C. perfringens*. A resistência térmica dos esporos varia de cepa para cepa. Em geral, existem dois tipos de esporos: os termorresistentes, com $D_{90^\circ C}$ entre 15 e 145 minutos e z de 9 a 16°C, e os termossensíveis, com $D_{90^\circ C}$ de três a cinco minutos e z de 6 a 8°C. Os esporos da classe termorresistente requerem um choque térmico de 75 — 100°C por cinco a 20 minutos para germinarem mais facilmente. As razões para esta diferença na resistência térmica ainda não estão suficientemente explicadas. Os esporos de ambas as classes sobrevivem ao cozimento de alimentos e podem ter sua germinação estimulada pelo aquecimento. Como se disse, é evidente que cepas mais termorresistentes sobrevivem a períodos mais longos de aquecimento, e são, provavelmente, os principais responsáveis pelos casos de intoxicação alimentar.

BACILLUS CEREUS

Características do Microrganismo

As bactérias pertencentes ao gênero *Bacillus* compreendem um grande número de espécies, estando relatadas, até o momento, 48 espécies diferentes. As bactérias deste gênero caracterizam-se por uma intensa atividade metabólica, já que produzem enzimas que degradam muitos substratos orgânicos. Devido a esta característica, a identificação deste microrganismo é bastante complicada, não havendo um consenso geral sobre a melhor forma de fazê-la.

Bacillus cereus é bacilo Gram-positivo grande, aeróbio, mesófilo, com flagelos peritríquios, e produtor de esporos que podem ser centrais ou subterminais. Cepas de *B. cereus* são capazes de utilizar vários carboidratos: glicose, frutose, trealose, sacarose, salicina, maltose, manose, m-inositol e lactose. São capazes de hidrolisar amido, caseína e gelatina. São catalase positivos e oxidase variável. Todas as cepas são produtoras de hemolisinas, sendo conhecidas pelo menos duas: cereolisina (termoestável) e hemolisina termolábil. São também produtores de fosfolipases do tipo C.

B. cereus multiplica-se bem entre 10°C e 48°C, apresentando um ótimo de temperatura entre 28°C e 35°C. A atividade de água mínima necessária para seu crescimento é 0,95, sendo o crescimento bastante reduzido quando a concentração de NaCl do meio é 7,5%. A faixa de pH em que ocorre multiplicação varia de 4,9 a 9,3.

Características da Doença

B. cereus pode causar duas formas distintas de gastrenterite: a síndrome diarréica e a síndrome emética.

A síndrome diarréica caracteriza-se por um período de incubação que varia de oito a 16 horas, e seus principais sintomas são diarréia intensa, dores abdominais, tenesmos retais, raramente ocorrendo náuseas e vômito. A duração da doença é de 12 a 24 horas. Os alimentos envolvidos nos casos de gastrenterite diarréica por *B. cereus*, descritos na literatura, são vegetais crus e cozidos, produtos cárneos, pescado, massas, leite, sorvete, pudins à base de amido, entre outros.

A síndrome emética caracteriza-se por um período de incubação curto (uma a cinco horas), causando vômitos, náuseas e mal-estar geral e, em alguns casos, diarréia com seis a 24 horas de duração. Esta síndrome está quase que exclusivamente associada a alimentos farináceos, contendo cereais, principalmente arroz. Um número bastante significativo de casos já foi descrito envolvendo o arroz preparado à moda chinesa, ou seja, cozido no vapor e mantido à temperatura ambiente. Nestas condições, o aquecimento é insuficiente para destruir os esporos, que são comuns em cereais. Os esporos germinam, e, devido à temperatura favorável, ocorre a multiplicação rápida das células vegetativas resultantes. A mistura do arroz preparado desta forma com outros ingredientes (carne, ovos, vegetais, frango), comum na comida oriental, agrava ainda mais o problema.

Mecanismo de Patogenicidade

A maioria das cepas de *B. cereus* é capaz de produzir uma série grande de metabólitos extracelulares, dos quais alguns estão relacionados com seu mecanismo de virulência. Entre estes metabólitos, destacam-se a toxina diarréica e a toxina emética, responsáveis pelas síndromes anteriormente mencionadas. Segundo vários pesquisadores, estas síndromes só se manifestam quando um alimento contém número elevado de células viáveis de *B. cereus* (entre 10^7 e 10^9 células).

A toxina diarréica é uma enterotoxina de natureza protéica, termolábil, sendo destruída pelo aquecimento a 55°C por 20 minutos. É inativada pela tripsina, pepsina e pela pronase, e instável em pH inferior a 4,0. A toxina diarréica age estimulando a adenilciclase da mucosa intestinal, provocando acúmulo de sais e eletrólitos (Na^+ e Cl^-) e interferindo na absorção de glicose e de aminoácidos. A toxina é também fortemente necrótica. Estudos relativos à sua estrutura indicam que esta toxina é formada por três unidades protéicas, antigênicas, de peso molecular de 43.000 daltons, 39.000 daltons e 38.000 daltons. A enterotoxina produzida por *B. cereus* não dá reação cruzada com a enterotoxina termolábil produzida pelo vibrião colérico, por *Escherichia coli* e por *Clostridium perfringens*. A enterotoxina é produzida durante a fase logarítmica do crescimento bacteriano.

Devido às manifestações clínicas provocadas pela enterotoxina de *B. cereus*, ela é também conhecida por diversos outros nomes: enterotoxina diarréica, fator de permeabilidade vascular, toxina dermonecrótica, toxina intestino necrótica, fator LRIL (*ligated rabbit ileal loop*). Além disso, a toxina diarréica é letal para camundongos quando injetada intravenosamente.

A toxina emética não é tão conhecida quanto a enterotoxina, devido à falta de um modelo biológico sensível adequado. Esta toxina não tem os mesmos efeitos biológicos apresentados pela toxina diarréica, mas induz o vômito em curto período de tempo após a ingestão. Trata-se de uma proteína pequena, provavelmente um peptídeo, de peso molecular inferior a 10.000 daltons, bastante resistente ao pH ácido e às enzimas proteolíticas (pepsina, tripsina). É também resistente ao aquecimento a 126°C por 90 minutos. Apresenta baixa ou nenhuma antigenicidade e sua produção ocorre na fase final da fase logarítmica de crescimento, sendo liberada em grandes quantidades durante a lise celular. Alguns estudos sugerem que a produção desta toxina está relacionada com o processo de esporulação. A ação biológica da toxina ainda não é conhecida.

Até o momento, não existem evidências suficientes sobre a produção simultânea das toxinas emética e diarréica por uma mesma cepa de *B. cereus*.

Epidemiologia

B. cereus é largamente distribuído na natureza, sendo o solo o seu reservatório natural. Por esta razão, contamina facilmente alimentos como vegetais, cereais, condimentos, etc. Dentre os vegetais, destaca-se o arroz, que tem sido o alimento mais freqüentemente envolvido em surtos de origem alimentar. Várias espécies de *Bacillus* estão presentes no solo úmido no qual se cultiva o arroz, e *B. cereus,* em especial, permanece associado com a planta durante todo o seu desenvolvimento. A freqüência de isolamento de *B. cereus* em arroz cru é de 40% a 100%.

B. cereus é também encontrado na superfície de carne bovina, suína e de frango, certamente devido à contaminação com o solo. *B. cereus* é um problema sério também em laticínios (queijos e sorvetes), sendo seus esporos muito comuns em leite em pó. No Brasil, *B. cereus* tem sido isolado de vários tipos de alimentos: queijos, farinhas, amidos, alimentos desidratados, carne moída, com índices de positividade entre 18% e 97%.

Vários estudos têm demonstrado que *B.cereus* faz parte da flora fecal de indivíduos normais, havendo algumas indicações que sua presença é mais comum nos meses de verão, e dependente dos hábitos alimentares. Entretanto, *B. cereus* não coloniza o intestino, não persistindo por longos períodos.

Medidas de Controle

Os esporos das cepas de *B. cereus* associadas com doenças de origem alimentar têm $D_{95°C}$ de 24 minutos aproximadamente. Cepas não associadas com doença têm $D_{95°C}$ que pode variar entre um minuto e meio e 36 minutos. Portanto, o consumo de alimentos recém-preparados não oferece risco. Das várias formas de tratamento térmico, o cozimento em vapor sob pressão, a fritura e o assar em forno quente destroem tanto células vegetativas quanto esporos. Cozimento em temperaturas inferiores a 100°C pode não ser eficaz para destruição de todos os esporos de *B.cereus*.

STAPHYLOCOCCUS AUREUS

Características do Microrganismo

As bactérias do gênero *Staphylococcus* são cocos Gram-positivos, pertencentes à família *Micrococcaceae* e por dividirem-se em planos diferentes, quando vistos ao microscópio aparecem na forma de cacho de uva. São facultativas anaeróbias, com maior crescimento sob condições aeróbias, quando, então, produzem catalase.

De acordo com o último Bergey's Manual of Determinative Bacteriology (1986), 19 espécies fazem parte deste gênero. Destas, as seguintes apresentam interesse potencial em microbiologia de alimentos: *S. aureus*, *S. hyicus*, *S. chromogens* e *S. intermedius*, sendo *S. aureus* o mais importante.

Com exceção de *S. chromogens*, as demais espécies apresentam testes positivos para coagulase (plasma de sangue de coelho) e termonuclease (TNase).

A espécie *S. aureus* é a que está associada mais freqüentemente às doenças estafilocócicas, quer sejam de origem alimentar ou não.

As cepas de *S. aureus* são sensíveis a uma série de bacteriófagos, o que auxilia no estudo de surtos de intoxicação, levando muitas vezes à fonte de infecção. O Subcomitê Internacional para Fagotipagem recomenda, atualmente, quatro grupos de bacteriófagos de *S. aureus* de origem humana para uso na rotina.

Os estafilococos são bactérias mesófilas apresentando temperatura de crescimento na faixa de 7°C a 47,8°C; as enterotoxinas são produzidas entre 10°C e 46°C, com ótimo entre 40°C e 45°C. Os extremos de temperatura estão na dependência dos demais parâmetros que devem encontrar-se em condições ótimas. Os surtos de intoxicação alimentar são provocados por alimentos que permaneceram neste intervalo de temperatura por tempo variável, de acordo com o nível de inóculo e temperatura de incubação. Em geral, quanto mais baixa for a temperatura, maior será o tempo necessário para a produção de enterotoxina. Em condições ótimas, a enterotoxina torna-se evidente em quatro a seis horas.

As bactérias deste gênero são tolerantes a concentrações de 10% a 20% de NaCl e a nitratos, o que torna os alimentos curados veículos potenciais para as mesmas.

Em relação ao pH, *S. aureus* cresce na faixa de 4 a 9,8, com o ótimo entre 6 e 7.

Considerando a Aa, os estafilococos são únicos em sua capacidade de crescerem em valores inferiores aos normalmente considerados mínimos para as bactérias não-halófilas. O valor mínimo da Aa considerado, atualmente, é de 0,86 apesar de, sob condições ideais, esta bactéria já ter se desenvolvido em Aa de 0,83.

Características da Doença

S. aureus causa intoxicação provocada pela ingestão do alimento que apresenta a toxina pré-formada. Portanto, o agente causal não é a bactéria *per se*, mas várias toxinas (A, B, C_1, C_2, C_3, D, E) produzidas por esta bactéria, conhecidas como enterotoxinas. Atualmente, sabe-se que as espécies *S. intermedius* e *S. hyicus* também são capazes de produzir tais toxinas.

O período de incubação de um surto varia, geralmente, de 30 minutos a oito horas, sendo a média de duas a quatro horas, após a ingestão do alimento contaminado.

Os sintomas variam com o grau de suscetibilidade do indivíduo, concentração da enterotoxina no alimento e a quantidade consumida do alimento.

Os principais sintomas são náusea, vômitos, cãibras abdominais geralmente bem dolorosas, diarréia e sudorese. Podem ocorrer ainda dores de cabeça, calafrios, queda de pressão arterial e, raríssimas vezes, febre, quando a quantidade de toxina ingerida é grande. A doença não é fatal, a menos que o indivíduo esteja debilitado. Quando há choque, desidratação e muito vômito é necessária a hospitalização para que os fluidos e os eletrólitos sejam repostos.

Epidemiologia

O homem e os animais são os principais reservatórios de *S. aureus*. A cavidade nasal é o principal hábitat dos estafilococos no homem e, a partir deste foco, atingem tanto a epiderme e feridas como o ar, água, solo, leite, esgoto e qualquer superfície ou objeto que tenha entrado em contato com o homem.

Os portadores nasais e os manipuladores de alimentos com mãos e braços que apresentem feridas infectadas com *S. aureus* são importantes fontes de contaminação do alimento.

Além do homem, a maioria dos animais domésticos também é portadora ou apresenta-se contaminada pela bactéria. Exemplo típico é a mastite estafilocócica do gado leiteiro. Caso o leite infectado seja consumido ou utilizado no preparo de queijos, haverá chances de ocorrer intoxicação.

Desde que o alimento apresente boas condições para o crescimento de *S. aureus*, o mesmo poderá causar intoxicação.

São agentes comuns da intoxicação estafilocócica o leite, creme, tortas recheadas com creme, saladas de batata, atum, frango e presunto, presunto cozido e outras carnes cozidas.

A contaminação de queijos também já causou vários surtos tanto antes como depois do advento do emprego do leite pasteurizado na sua fabricação. Neste último caso, pode ocorrer contaminação pós-processamento ou utilização de fermentos (*starters*) contaminados por *S. aureus.*

Mecanismo de Patogenicidade

Além das enterotoxinas, as cepas de *S. aureus* produzem várias outras toxinas, como α-toxina, γ-toxina, estafiloquinase, toxina do choque tóxico, etc. No entanto, apenas as enterotoxinas têm interesse em alimentos. Atualmente, essa denominação para as enterotoxinas não é considerada a mais adequada, uma vez que os sintomas da intoxicação parecem estar mais relacionados ao estímulo imunológico do que ao desequilíbrio eletrolítico da mucosa.

As enterotoxinas são proteínas simples, com baixo PM — 26.000 a 30.000 daltons. Suas cadeias polipeptídicas apresentam quantidades apreciáveis de lisina, ácido aspártico, ácido glutâmico e tirosina. A composição de aminoácidos das enterotoxinas A, D e E é similar, o mesmo ocorrendo entre a B e a C.

O seqüenciamento parcial de aminoácidos das enterotoxinas A, B e C mostrou a existência de uma região homóloga nas três moléculas, o que sugere ser esta região o sítio ativo da molécula de enterotoxina.

São higroscópicas e facilmente solúveis em água e soluções salinas. Apresentam ponto isoelétrico entre 7,0 e 8,6, pico de absorbância a 277nm e são resistentes a tripsina, quimiotripsina, renina, papaína e pepsina, com exceção da enterotoxina B que é destruída por esta última enzima, em valores de pH ao redor de 2.

As enterotoxinas são termorresistentes. Tal fator é especialmente importante para a indústria de alimentos, porque a maioria dos alimentos processados sofre algum tratamento térmico durante o processamento. Por exemplo, a pasteurização do leite destruirá o microrganismo — *S. aureus* — mas não inativará a toxina, caso esteja presente.

Apesar das enterotoxinas não serem destruídas facilmente pelo calor, sabe-se que as quantidades geralmente presentes em alimentos (0,5-10ug/100g de alimento) envolvidos em surtos de intoxicação são desnaturadas durante o processo de enlatamento. Isto, no entanto, não é motivo para que os cuidados durante o armazenamento dos alimentos sejam negligenciados, permitindo a sua produção antes do processamento.

Não existe concordância entre os vários autores sobre a quantidade mínima de enterotoxina necessária para causar sintomatologia em seres humanos. De uma maneira geral, estima-se entre 0,015 e 0,375μg de enterotoxina por quilo de peso corpóreo. Características individuais também devem ser levadas em consideração.

Na realidade as enterotoxinas não apresentam uma ação única, mas sim várias:

Ação Emética. É a reação mais freqüentemente observada neste tipo de intoxicação. Os sítios desta ação parecem localizar-se no intestino. Este estímulo é transferido através dos nervos vago e simpático ao centro do vômito, que faz parte do sistema nervoso central (SNC). O centro do vômito induz, de alguma maneira, a retroperistalsia do estômago e do intestino delgado provocando o vômito. Por esta razão, as toxinas estafilocócicas deveriam ser denominadas neurotoxinas e não enterotoxinas.

Ação Diarréica. A diarréia é o segundo sintoma mais comum na intoxicação alimentar estafilocócica. O mecanismo de ação ainda não está perfeitamente elucidado porque, aparentemente, é diferente de outras diarréias, como, por exemplo, as provocadas por *Clostridum perfringens* e por *Bacillus cereus.* Nestes dois casos, as toxinas provocam uma dilatação na alça de intestino de coelho, enquanto que as estafilocócicas não o fazem. Uma provável explicação é a ativação de um mecanismo secretor de Na e Cl. Além disso, caso uma quantidade suficiente de enterotoxina esteja presente no alimento, ela causará inflamação e irritação da mucosa do estômago e intestino delgado.

Enterite. Esse efeito não é facilmente observado apesar de, sob exame especial, poder ser detectado.

Estímulo das Células T. Esta hipótese, assim como a que explica a ação emética, ainda não foi comprovada. As toxinas estafilocócicas teriam a capacidade de estimular a proliferação das células T do sistema imunológico, o que nos levaria a considerá-las como superantígenos. Quando essas toxinas alcançam a corrente sangüínea, devido a seus efeitos sobre os macrófagos e células T, elas desencadeiam a produção e liberação de citoquinas, tais como a interleucina-2 (IL-2). Normalmente, a interleucina tem ação localizada. No entanto, a sua produção em níveis elevados pode acarretar a circulação da IL-2 na circulação sangüínea, originando uma variedade de sintomas, entre eles, náuseas, vômitos, mal-estar generalizado e febre.

Medidas de Controle

Como os estafilococos encontram-se amplamente disseminados pela natureza, torna-se impossível a sua eliminação do ambiente.

A manipulação do alimento pelo homem, um dos reservatórios desta bactéria, já indica uma provável contaminação. O aquecimento do alimento logo após sua manipulação destrói a estafilococose e ajuda na prevenção da intoxicação. No entanto, se cuidados apropriados não forem tomados após este aquecimento, o microrganismo poderá desenvolver-se e produzir a toxina.

Para prevenir a intoxicação estafilocócica, é importante manter os alimentos suscetíveis sob refrigeração. O resfriamento rápido de toda a massa alimentícia é uma das medidas para a prevenção e controle desta intoxicação. Quando da impossibilidade destas medidas, deve-se tomar cuidados especiais para se evitar a contaminação no preparo deste alimento.

No caso das enterotoxinas, acredita-se serem necessárias entre 10^5 e 10^6 unidades formadoras de colônias de *S. aureus* por grama do alimento para que a toxina seja formada em níveis capazes de provocar intoxicação. Como, normalmente, a bactéria encontra-se presente em números baixos, é preciso que ocorra a sua multiplicação. Ao controlar-se, portanto, fatores que afetam o crescimento de *S. aureus*, a produção da enterotoxina também estará sendo controlada e, conseqüentemente, os surtos de intoxicação.

O crescimento de *S. aureus* é inibido por cepas de *Lactococcus lactis* ssp *lactis* e *L. lactis* ssp *cremoris*; portanto, a competição microbiana ajuda no controle destas intoxicações. A degradação das enterotoxinas por alguns microrganismos competidores também já foi sugerida.

LISTERIA MONOCYTOGENES

Características do Microrganismo

Listeria monocytogenes é um microrganismo patogênico conhecido pelos microbiologistas desde há muito tempo, na área de Microbiologia Veterinária. Porém, tornou-se um dos mais importantes patógenos veiculados por alimentos na década de 80, devido a eclosão de diversos surtos de listeriose humana.

Apesar de na nona edição do Bergey's Manual of Systematic Bacteriology oito espécies estarem relacionadas ao gênero *Listeria* — *L. monocytogenes*, *L. ivanovii*, *L. innocua*, *L. welshimeri*, *L. seeligeri*, *L. denitrificans*, *L. murrayi* e *L. grayi* -, o mesmo tem sofrido constantes alterações taxonômicas. A espécie *L. denitrificans* foi reclassificada como *Jonesia denitrificans* e, recentemente, as espécies *L grayi* e *L murrayi* foram agrupadas em uma única espécie, *Listeria grayi*. A espécie *L. ivanovii*, por sua vez, foi subdividida em duas subespécies: *L. ivanovii* subsp. *ivanovii* e *L. ivanovii* subsp. *londoniensis*.

L. monocytogenes é um bacilo Gram-positivo, não formador de esporo, anaeróbio facultativo.

Células jovens, quando observadas ao microscópio, apresentam-se na forma lisa, assemelhando-se a pequenos difteróides, medindo de 1,0 a 2,0μ por 0,5μ. Após três a cinco dias de incubação, no entanto, apresentam-se como bacilos longos, medindo de 6 a 20μ.

L. monocytogenes é móvel devido a flagelos peritríquios, apresentando movimento característico denominado tombamento, que auxilia na sua identificação. Este microrganismo apresenta reação

Tabela 4.1
Características Diferenciais das Espécies de *Listeria*[a]

Características	Listeria						
	monocytogenes	innocua	seeligeri	ivanovii *subsp.* ivanovii	ivanovii *subsp.* londoniensis	welshimeri	grayi
β-hemólise	+	–	+	+	+	–	–
Camp teste:							
S. aureus	+	–	+	–	–	–	–
R. equi	–	–	–	+	+	–	–
Patogenicidade a camundongos	+	–	–	+	+	–	–
Fermentação de:							
Manitol	–	–	–	–	–	–	+
Xilose	–	–	+	+	+	+	–
Ramnose	+	V	–	–	–	V	V
Ribose[b]				+	–		
N-acetil-β-manosamina[b]				–	+		
Redução de nitrato	–	–	–	–	–	–	V

+, positivo; –, negativo; v, variável
[a] modificado de Seeliger & Jones, 1986
[b] segundo Boerlin et alii., 1992

positiva para catalase e negativa para oxidase. As características bioquímicas das espécies do gênero *Listeria* e organismos relacionados encontram-se na Tabela 4.1.

Em estudos epidemiológicos, são importantes os esquemas de sorotipagem e fagotipagem. O esquema atual de sorotipagem de *Listeria* baseia-se na identificação de 15 antígenos somáticos (O) e cinco flagelares (H), sendo 16 as sorovariedades reconhecidas para as cinco espécies do grupo um: *L. monocytogenes*, *L. inoccua*, *L. seeligeri*, *L. ivanovii* subsp. *ivanovii* e *L. ivanovii* subsp. *londoniensis*, e *L. welshimeri*. O grupo dois composto pela espécies *L. grayi* (anteriormente *L. grayi* e *L. murrayi*) contém antígenos O e H específicos. Atualmente, existem 27 fagos para a tipificação de *L. monocytogenes*.

L. monocytogenes apresenta crescimento na faixa de 2,5°C a 44°C, embora existam relatos sobre o crescimento a 0°C. Este microrganismo suporta repetidos congelamentos e descongelamentos. O tempo de geração a 35°C varia conforme o meio em que se encontra: em leite achocolatado é de 0,65 h, em creme 0,67 h e em leite desnatado e integral é de 0,69 hora. A 4°C, esses tempos são de 1,34 a 1,52 dias em leite achocolatado, 1,16 a 1,66 dias em creme, 1,26 a 1,50 dias em leite integral e 1,27 a 1,56 dias em leite desnatado.

Embora o pH ótimo para o crescimento desta bactéria esteja entre seis e oito, ela pode crescer em uma faixa maior, entre cinco e nove. Em meios de cultura, no entanto, já se verificou seu crescimento em pH 9,5. Ambientes com pH inferior a 4,5 e superior a 9,5 são considerados hostis a *L. monocytogenes*.

Com relação a concentração de NaCl, constatou-se a sua sobrevivência em 10,5% e 13% quando incubada a 37°C por 15 dias e 10 dias, respectivamente. Em concentrações de 20%-30% de NaCl, o tempo de sobrevivência foi reduzido para cinco dias. Mas, se a temperatura é reduzida para 4°C, a bactéria pode sobreviver por mais de 100 dias em concentrações entre 10,5% e 30,5% de NaCl.

A atividade de água ótima para seu crescimento é próxima a 0,97. Contudo, esta bactéria tem a capacidade de se multiplicar em atividade de água considerada baixa para a multiplicação de patógenos — 0,92. Já foi relatada a sobrevivência de *L. monocytogenes* a 4°C por, pelo menos, 132 dias em caldo tripticase soja contendo NaCl na concentração de 25,5%, com atividade de água de, aproximadamente, 0,83.

Na indústria de carne, *L. monocytogenes* pode ser problema, uma vez que sobrevive aos níveis recomendados de nitrato de sódio e de cloreto de sódio (120mg/kg de $NaNO_3$ e 3% de NaCl).

Características da Doença

O intestino humano é o ponto de entrada de *L. monocytogenes* no organismo, através das células epiteliais do ápice das microvilosidades. Elas difundem-se, então, não só pelo interior desta célula como também de uma célula para outra. Na fase seguinte, são ingeridas por macrófagos, mas tal fato não induz a uma resposta inflamatória significante. Na verdade, as células de *L. monocytogenes*, uma vez dentro dos macrófagos, encontram-se protegidas dos leucócitos polimorfonucleares.

Já foi verificado em animais experimentais que cepas virulentas são capazes de se multiplicar em macrófagos, rompendo estas células e produzindo septicemia. Quando isto ocorre, os microrganismos podem atingir outras áreas do organismo, podendo envolver o sistema nervoso central, o coração ou outros locais. Em mulheres grávidas, pode haver a invasão do feto e, dependendo do estágio em que a gravidez se encontra, pode ocorrer aborto, parto prematuro, nascimento de natimorto ou haver septicemia neonatal. Quando um recém-nascido é infectado no momento do parto, os sintomas típicos de listeriose são de uma meningite. Essa sintomatologia tem início de uma a quatro semanas após o nascimento, havendo relatos, no entanto, de período de quatro dias.

Na fase entérica, a sintomatologia é semelhante a da gripe, acompanhada de diarréia e febre moderada. No entanto, em alguns casos estes sintomas são inaparentes. Pode ocorrer também o desenvolvimento de um estado de portador de duração indefinida.

A ocorrência de bacteremia por *L. monocytogenes* em adultos não é rara. O sintoma mais comum é febre, mas estes pacientes queixam-se, também, de fadiga, mal-estar, podendo haver ou não presença de náusea, vômitos, dores e diarréia. O índice de mortalidade é de 30% entre os imunodeprimidos, debilitados ou recém-nascidos.

Nos casos de comprometimento do SNC, a manifestação dá-se através do aparecimento de meningite, encefalite e de abscessos. A meningite é a manifestação mais comum, ocorrendo principalmente em recém-nascidos e idosos. Seu desenvolvimento clínico é fulminante, com índice de mortalidade de, aproximadamente, 70%.

Entre outras formas localizadas de listeriose podem ser citadas a endocardite e osteomielite. Estas, no entanto, são formas raras.

O período de incubação da listeriose varia de um dia a algumas semanas, sendo a dose infecciosa de *L. monocytogenes* desconhecida.

A ingestão de alimentos contaminados com *L. monocytogenes* é particularmente perigosa para gestantes, recém-nascidos, indivíduos com síndrome de imunodeficiência adquirida, cirrose, carcinoma e outras doenças que provocam comprometimento do sistema imunológico.

Mecanismo de Patogenicidade

L. monocytogenes, após entrar no organismo hospedeiro pela via oral, atinge o trato intestinal aderindo e invadindo a mucosa. Em seguida, a célula bacteriana é fagocitada por macrófagos. Após a lise da membrana fagocítica, é liberada no citoplasma da célula do hospedeiro, onde se multiplica rapidamente. Ocorre também a polimerização de filamentos de actina da célula do hospedeiro, formando longas caudas em uma das extremidades da célula bacteriana.Esses filamentos causam o deslocamento da bactéria no citoplasma, permitindo a invasão das células adjacentes, dando início a um novo ciclo de infecção.

Vários são os fatores de virulência que tentam explicar o mecanismo de patogenicidade de *L. monocytogenes*. Entre eles temos:

Listeriolisina O (LLO). A hemolisina produzida por *L. monocytogenes* é, sem dúvida nenhuma, o melhor determinante da patogenicidade desta espécie bacteriana. Esta hemolisina faz parte da família das citolisinas formadas pela ativação de grupamentos sulfidrilas. A função mais provável da listeriolisina é mediar a lise dos vacúolos que contêm a célula bacteriana, uma vez que células mutantes não produtoras de listeriolisina são geralmente encontrados no interior destes vacúolos sendo, conseqüentemente, incapazes de se multiplicar intracelularmente.

Fosfolipases. *L. monocytogenes* produz pelo menos outras duas hemolisinas, além da listeriolisina: a fosfatidilinositol-fosfolipase C (PI-PLC) e a fosfatidilcolina fosfolipase C (PC-PLC), também conhecida como lecitina. Diferentemente da listeriolisina que lisa as células do hospedeiro através da formação de poros na membrana, as fosfolipases hidrolisam os lipídeos da membrana, tais como o fosfatidilinositol e fosfatidilcolina, causando a ruptura da célula.

p60. Todas as cepas de *L. monocytogenes* secretam essa proteína, que tem peso molecular de 60kDa, como principal produto extracelular. Esta proteína parece estar associada à capacidade invasiva da bactéria, uma vez que está envolvida com a fagocitose de *L. monocytogenes* e mutantes rugosos apresentaram uma diminuição na capacidade invasora. No entanto, foi constatado que estes mutantes apresentavam capacidade normal de multiplicação intracelular e de polimerização dos filamentos de actina. Este processo, entretanto, não está totalmente esclarecido.

Internalina. É uma proteína de membrana de 80kDa, envolvida, provavelmente, no mecanismo de invasão da célula do hospedeiro. A introdução do gene responsável pela codificação dessa proteína em cepas de *L. innocua* confere-lhes a capacidade invasora.

Epidemiologia

L. monocytogenes encontra-se amplamente disseminada na natureza. Tanto o homem como os animais e o ambiente servem como reservatório desta bactéria. No homem, o seu isolamento de indivíduos assintomáticos, provavelmente, é conseqüência da colonização do trato intestinal.

A bactéria já foi isolada de uma grande variedade de animais, entre eles carneiros, gado bovino, cabras, porcos, cavalos, gansos, gaivotas, patos, pombas, perus, galinhas, cachorros e lebres. Também já foi isolada de peixes, artrópodes, larvas de insetos e rãs.

Na década de 80 ocorreram vários surtos de listeriose. O primeiro deles, que despertou os microbiologistas de alimentos para o problema da *L. monocytogenes*, ocorreu no Canadá. O alimento incriminado foi salada de repolho tipo *coleslaw*.

Um surto ocorrido em 1983, nos Estados Unidos, envolveu 49 indivíduos, com índice de mortalidade de 29%. O veículo foi leite pasteurizado.

Ainda nesse mesmo país, em 1985, um surto de listeriose foi relatado envolvendo queijo mole, tipo mexicano.

Outro surto, também por causado queijo do tipo mole, ocorreu na Suíça, entre 1983 e 1987, com 122 casos e 31 mortes.

L. monocytogenes tem sido isolada de diferentes alimentos, tais como leite cru e pasteurizado, queijos, carne bovina, suína, de aves, peixes, embutidos, carne moída de diferentes animais, produtos cárneos crus e termoprocessados, além de produtos de origem vegetal, de origem marinha e refeições preparadas. Estes isolamentos têm sido realizados não só em outros países como também no Brasil.

Em relação à sua presença em leite pasteurizado, vários estudos vêm sendo realizados com o intuito de esclarecer sua termotolerância. No entanto, ainda há discordância sobre esta questão, sendo que recentemente duas teorias estão sendo estudadas na tentativa de elucidá-la. A primeira delas relaciona-se ao fenômeno da resposta do choque térmico: quando células de *L. monocytogenes* são expostas a temperaturas subletais, entre 44-48°C, antes de serem submetidas à temperatura final de tratamento, elas apresentam um aumento da resistência térmica. A segunda teoria diz respeito à metodologia empregada para recuperação de microrganismos estressados por processamento térmico.

O uso de técnicas anaeróbias para a recuperação destas células leva à recuperação de um número maior de células do que quando recuperadas na presença de oxigênio.

Medidas de Controle

Com a finalidade de prevenir infecções de origem alimentar por *Listeria monocytogenes* é necessário que haja um controle no local de processamento do alimento. Uma vez que esta bactéria é encontrada distribuída amplamente na natureza — no solo, água, vegetais, animais, insetos, seres humanos —, que pode desenvolver-se em ampla faixa de temperatura e de pH, além de ser uma das células vegetativas de maior resistência térmica, deve-se prevenir sua entrada no ambiente da indústria de alimentos. Para tanto, deve-se fazer o controle do microrganismo nos pontos de origem da matéria-prima através de medidas que minimizem as chances de contaminação.

Outras medidas a serem tomadas no local de produção são:

— limpeza e sanificação dos equipamentos;

— construção da indústria de maneira a impedir a entrada de animais, poeira e insetos;

— evitar o contato do produto final com a matéria-prima, evitando, assim, a contaminação cruzada;

— apresentação pela indústria de um setor de controle de qualidade que se aplique não somente aos parâmetros de processamento, mas também ao controle do ambiente, inclusive do pessoal.

BACTÉRIAS GRAM-NEGATIVAS

ESCHERICHIA COLI PATOGÊNICA

Características Gerais

Escherichia coli é a espécie predominante entre os diversos microrganismos anaeróbios facultativos que fazem parte da flora intestinal de animais de sangue quente. Esse microrganismo pertence à família *Enterobacteriaceae* e entre suas principais características destacam-se: bacilos Gram-negativos, não-esporulados, capazes de fermentar glicose com produção de ácido e gás. A maioria fermenta também a lactose, com produção de ácido e de gás, embora alguns sejam anaerogênicos. Apresentam antígenos somáticos O, relacionados com polissacarídeos da membrana externa; antígenos flagelares H, relacionados com proteínas dos flagelos, e ainda, antígenos K, relacionados com polissacarídeos capsulares. Foram, até o momento, descritos 173 antígenos 0, 56 H e 100 K diferentes.

O significado da presença de *E. coli* em um alimento deve ser avaliado sob dois ângulos. Inicialmente, *E. coli*, por ser uma enterobactéria, uma vez detectada no alimento, indica que esse alimento tem uma contaminação microbiana de origem fecal e portanto está em condições higiênicas insatisfatórias (ver Capítulo 3).

O outro aspecto a ser considerado é que diversas linhagens de *E.coli* são comprovadamente patogênicas para o homem e para os animais.

Com base nos fatores de virulência, manifestações clínicas e epidemiologia, as linhagens de *E.coli* consideradas patogênicas são, atualmente, agrupadas em cinco classes:

1)EPEC (*E.coli* enteropatogênica clássica)

2)EIEC (*E.coli* enteroinvasora)

3)ETEC (*E.coli* enterotoxigênica)

4)EHEC (*E.coli* entero-hemorrágica)

5)EAggEC (*E.coli* enteroagregativa)

Alguns livros importantes de Microbiologia de Alimentos mencionam também uma outra linhagem denominada FEEC (*E.coli* facultativamente patogênica), aparentemente associada a surtos esporádicos de diarréia. A existência desses patógenos, no entanto, não foi ainda provada, razão pela qual não foram incluídos neste capítulo.

EPEC (*ESCHERICHIA COLI* ENTEROPATOGÊNICA CLÁSSICA)

Características do Microrganismo

EPEC é conhecido há muitas décadas como um importante microrganismo causador de gastrenterite em crianças.

São consideradas EPEC as cepas de *E.coli* pertencentes a um número restrito de sorotipos. Os sorogrupos que incluem sorotipos de EPEC são: O26, O55, O86, O111, O114, O119, O125, O126, O127, O128ab, O142 e 0158. Os sorogrupos 018 e 025, mencionados em alguns textos mais antigos, não são mais considerados EPEC.

Características da Doença

Os recém-nascidos e os lactentes jovens são os mais susceptíveis à infecção por EPEC.

A diarréia provocada por EPEC é, clinicamente, mais grave do que aquelas provocadas por outros patógenos. A diarréia é, geralmente, acompanhada de dores abdominais, vômitos e febre. A duração da doença varia de seis horas a três dias (média de 24 horas), com período de incubação variando entre 17 e 72 horas (média de 36 horas).

Mecanismo de Patogenicidade

A virulência desse patógeno está associada à capacidade de adesão à mucosa do intestino e à destruição das microvilosidades das células epiteliais intestinais. Essa adesão é mediada por um plasmídeo (*eaf*), responsável pela síntese de um fator de enteroaderência, chamado EAF. Esse fator corresponde a uma proteína de 50 a 70kDa, e promove um tipo de adesão ao enterócito denominada localizada (AL), que é característico de EPEC, uma vez que outras cepas de *E.coli,* quando aderem ao enterócito, tem modelo de adesão chamada difusa (AD). Estudos de microscopia eletrônica têm demonstrado que cepas de EPEC são capazes de induzir profundas alterações no citoesqueleto das células epiteliais, como destruição das microvilosidades e acúmulo de actina no local da adesão. Esse efeito, denominado *attachment and effacement*, é característico de EPEC e é causado por uma proteína de 94kDa, chamada intimina, cuja produção é mediada por um gene cromossomal chamado *eae*. Quando esse gene está ausente, não há destruição das microvilosidades, indicando que os genes *eae* e *eaf* são interdependentes.

Epidemiologia

Atualmente, em países desenvolvidos, EPEC é isolada em surtos esporádicos e com freqüência muito baixa em casos de diarréia endêmica. Entretanto, em países menos desenvolvidos, principalmente naqueles localizados em zona tropical, EPEC está entre os principais agentes enteropatogênicos, em especial na diarréia do lactente, com índices de mortalidade bastante altos. No Brasil, EPEC é responsável por cerca de 30% dos casos de diarréia aguda em crianças pobres com idade inferior a seis meses, com predominância dos sorotipos 0111:[H^-], 0111:[H2], 0119:H6 e 055:H6. Entretanto, crianças com idade superior a um ano raramente são afetadas. Estudos recentes têm demonstrado que infecções por EPEC podem estar associadas com diarréia crônica.

Nos anos 60-70, diversos surtos causados pelo consumo de água e/ou de alimentos contendo EPEC foram registrados, em diversas partes do mundo. Esses surtos estavam associados com cepas pertencentes principalmente aos sorogrupos 086 e 0111, envolvendo tanto crianças quanto adultos.

EIEC (*ESCHERICHIA COLI* ENTEROINVASORA)

Características do Microrganismo

As cepas de EIEC são capazes de penetrar em células epiteliais e causar manifestações clinicas semelhantes às infecções causadas por *Shigella.*

A maioria das cepas de EIEC apresenta diversas características bioquímicas que as tornam diferentes das demais cepas de *E.coli,* mas as tornam bastante semelhantes à *Shigella.* Entre essas características especiais estão a incapacidade de descarboxilar a lisina, a não fermentação ou fermentação tardia da lactose e a ausência de flagelos.

As cepas de EIEC pertencem a um número limitado de sorogrupos, a saber: O21, O28ac, 029, O112c, O124, O136, O143, O144, O152, O164, O167 e O173.

Características da Doença

A gastrenterite provocada por EIEC é bastante semelhante àquela provocada por *Shigella.* Os sintomas característicos da doença são: disenteria, cólicas abdominais, febre e mal-estar geral, com eliminação de sangue e muco com as fezes. O período de incubação varia entre oito e 24 horas (média de 11 horas). Estudos realizados com voluntários adultos indicam que a dose de infecção é alta (10^6 a 10^8 células).

Mecanismo de Patogenicidade

O processo de invasão inicia-se com a internalização de EIEC pelo enterócito (endocitose), que tem seu citoesqueleto modificado para que esse processo seja eficiente. Uma vez internalizada, EIEC rompe a célula, multiplica-se e invade as células vizinhas. No local da invasão celular ocorre um acúmulo de actina e um completo desarranjo da estrutura celular, levando à sua morte. À luz dos conhecimentos atuais, sabe-se que existem proteínas, denominadas IPA, diretamente relacionadas com a aproximação de EIEC ao enterócito e com a invasão. A síntese dessas proteínas é mediada por um plasmídeo, denominado *inv*, cuja expressão é regulada por genes cromossômicos.

Epidemiologia

EIEC acomete mais comumente crianças maiores e adultos, mas o seu isolamento de pacientes com diarréia não é freqüente.

Alguns estudos têm apontado surtos relacionados com a ingestão de água e/ou alimentos contaminados com EIEC, envolvendo principalmente o sorogrupo 0124. Entretanto, acredita-se que a via de transmissão mais comum seja o contacto interpessoal.

ETEC (*ESCHERICHIA COLI* ENTEROTOXIGÊNICA)

Características do Microrganismo

A esse grupo de *E.coli* pertencem aquelas cepas que são capazes de produzir enterotoxinas. Normalmente um número limitado de sorotipos de *E.coli* é associado com regularidade a casos de diarréia por ETEC. Esporadicamente, outros sorotipos podem estar envolvidos também.

Características da Doença

A doença provocada por ETEC caracteriza-se pela diarréia aquosa, normalmente acompanhada de febre baixa, dores abdominais e náuseas. Em sua forma mais severa, essa doença assemelha-se bastante à cólera: fezes aquosas ("água de arroz") que levam à desidratação. O período de incubação varia de oito a 44 horas (média 26h). A dose de infecção também é alta (10^6 a 10^8 células).

Em indivíduos desnutridos, a gastrenterite pode durar várias semanas, levando a um quadro de desidratação grave. Entretanto, em casos de "diarréia do viajante", a doença pode ser leve, e normalmente é autolimitada, não sendo necessária nenhuma intervenção médica.

Mecanismo de Patogenicidade

Cepas de ETEC são capazes de aderir à mucosa do intestino delgado e produzir toxinas, cujos efeitos resultam no desenvolvimento de diarréia aquosa. A adesão e colonização da mucosa intestinal são mediadas por estruturas protéicas (fímbrias), denominadas fatores de colonização, presentes na superfície das células bacterianas, e codificadas por plasmídeos. Vários fatores de colonização já foram descritos e parecem ser espécie-específicos. Assim, fatores de colonização em ETEC humana só são encontrados em ETEC causadora de diarréia no homem, enquanto que fatores de ETEC de suínos só existem em ETEC patogênica para suínos.

ETEC pode produzir uma enterotoxina termolábil (LT) e/ou uma enterotoxina termoestável (ST). A toxina termolábil é inativada por um aquecimento a 60°C por 30 minutos e a toxina termoestável suporta 100°C por até 30 minutos. Atualmente, são reconhecidos dois tipos imunológica e geneticamente distintos de LT, designados LT-I e LT-II. LT-I é estrutural e antigenicamente semelhante à enterotoxina colérica, sendo totalmente neutralizada pela antitoxina colérica. As toxinas LT-I e LT-II são proteínas de peso molecular 88kDa e 83kDa, respectivamente. A toxina LT-II não é neutralizada pela antitoxina colérica nem pela antitoxina LT-I. Recentemente, foram descritas duas variantes da toxina LT-II, chamadas LT-IIa e LT-IIb, que são antigenicamente relacionadas, mas com atividades biológicas diferentes. As toxinas LT-I e LT-II são formadas por uma subunidade A e cinco subunidades B, arranjadas na forma de um anel que envolve a subunidade A. As subunidades B têm a função de fixação à mucosa do intestino, através de receptores monosialogangliosídicos presentes na membrana externa dos enterócitos (GM_1 no caso de LT-I, GD_1A no caso de LT-IIa e GD_1B no caso de LT-IIb). Após a fixação, a subunidade A é internalizada pelo enterócito, onde age estimulando a adenilciclase. Esse estímulo provoca acúmulo de AMP cíclico intracelular, e é responsável pela hipersecreção de água e eletrólitos, que resulta em diarréia aquosa. Essas alterações nos processos secretórios e de absorção da mucosa intestinal não causam danos nos tecidos, razão pela qual as enterotoxinas são ditas citotônicas e não-citotóxicas.

A enterotoxina ST, por sua vez, tem sido descrita como não-imunogênica e de baixo peso molecular. ETEC pode produzir dois tipos bastante distintos de enterotoxina ST, chamados ST-I (ou St_a) e ST-II (ou ST_b). A toxina ST-I, formada por 18 ou 19 aminoácidos, age ativando a guanilciclase, que provoca um acúmulo intracelular de GMP cíclico, resultando em aumento da secreção de cloreto e diminuição na absorção de sódio. ST-II é um peptídeo diferente de ST-I, cujo mecanismo de ação permanece em estudo.

A produção das enterotoxinas LT-I, ST-I, ST-II, bem como de alguns dos fatores de colonização conhecidos, é codificada por plasmídeos. A produção da toxina LT-II, por sua vez, é codificada por genes cromossômicos.

Epidemiologia

As bactérias pertencentes a esse grupo são importantes causas de diarréia em países subdesenvolvidos. Nas regiões endêmicas, onde as condições de saneamento são precárias, principalmente nos trópicos, a doença atinge pessoas de todas as faixas etárias. Além disso, ETEC é considerada um dos principais agentes etiológicos da chamada "diarréia do viajante", acometendo indivíduos que se locomovem de áreas desenvolvidas para regiões com problemas com saneamento básico. Nos EUA e na Europa, ETEC raramente é isolada em casos de diarréia esporádica, embora ocasionalmente surtos tenham sido registrados. Esses surtos ocorreram devido ao consumo de água ou de alimentos contaminados com ETEC.

EHEC (*Escherichia Coli* Entero-Hemorrágica)

Características do Microrganismo

A designação de EHEC foi inicialmente empregada para cepas de *E.coli* pertencentes ao sorotipo O157:H7, implicadas como agente etiológico da colite hemorrágica. Mais recentemente, foi proposta a inclusão do sorotipo O26:H11.

É importante ressaltar que as cepas de EHEC têm algumas propriedades que as diferenciam das demais cepas de *Escherichia coli*: não são capazes de utilizar sorbitol, são β-glucuronidase negativas e têm dificuldades de se multiplicar ou não se multiplicam nas temperaturas normalmente empregadas para pesquisa de *E.coli* em alimentos (44,5°C/45,5°C).

Características da Doença

A colite hemorrágica é caracterizada clinicamente por dores abdominais severas e diarréia aguda, seguida de diarréia sanguinolenta, diferindo das manifestações clínicas causadas por outros agentes invasores, pela grande quantidade de sangue nas fezes e ausência de febre. O período de incubação varia de três a nove dias, com média de quatro dias. A duração da doença varia de dois a nove dias. A enterocolite pode evoluir para uma doença grave chamada síndrome urêmica hemolítica (HUS).

Mecanismo de Patogenicidade

O mecanismo de patogenicidade está relacionado com a produção de citotoxinas. Essas citotoxinas são denominadas verotoxinas (VTs), uma vez que sua atividade biológica pode ser observada em culturas de células Vero, originárias de rim de macaco. As citotoxinas são também denominadas toxinas *shiga-like* (SLTs), já que são semelhantes à toxina produzida pelo bacilo de Shiga (*Shigella dysenteriae* tipo 1), causador da disenteria bacilar. São proteínas de alto peso molecular, sendo conhecidas as variantes VT-I (ou SLT-I) e VT-II (ou SLT-II). A produção das verotoxinas VT-I e VT-II é determinada por dois fagos lisogênicos distintos. Recentemente foi descrita a VT-III. As citotoxinas são formadas por duas subunidades, sendo uma delas responsável pela ligação com a fração 60S dos ribossomos dos enterócitos, inibindo a síntese protéica. EHEC tem também um gene cromossomal denominado *eae*, responsável pelas alterações do citoesqueleto das células epiteliais da mucosa intestinal, com destruição das microvilosidades e acúmulo de actina no local da adesão. Verifica-se ação nos vasos sangüíneos das microvilosidades, com eliminação de sangue nas fezes.

Embora a *E.coli* do sorotipo O157:H7 seja a mais estudada, cepas de *E.coli* pertencentes a diversos outros sorotipos já foram descritas como produtoras de citotoxinas.

Epidemiologia

O gado é um reservatório natural de EHEC, razão pela qual os alimentos de origem animal, principalmente a carne bovina, parecem ser o principal veículo desse patógeno. Diversos surtos de colite hemorrágica ocorridos nos Estados Unidos, Canadá e Japão foram claramente associados com consumo de hambúrgueres. Por isso, a síndrome provocada por EHEC tem recebido a denominação de “doença do hambúrguer”.

EAggEC (*ESCHERICHIA COLI* ENTEROAGREGATIVA)

Escherichia coli enteroagregativa é uma linhagem patogênica recentemente descrita, sendo poucos os dados disponíveis a respeito desses microrganismos. A patogenicidade parece estar relacionada com adesão à mucosa intestinal, sendo que o modelo de adesão é diferente daquele apresentado por EHEC, EPEC ou EIEC. A adesão ocorre principalmente no cólon, não sendo observada no íleo ou no duodeno, e é manose resistente. A adesão é mediada por fimbrias que são, na verdade, conjunto de microfibrilas associadas em feixes, chamadas BFB (*bundle forming pilus*), que são diferentes das outras fímbrias de adesão. Alguns relatos indicam que cepas de EAggEC são capazes de produzir toxinas, genericamente chamadas de LT e ST de acordo com sua resistência térmica, mas que são genética e imunologicamente diferentes das enterotoxinas produzidas por ETEC. Sabe-se também que EAggEC interfere no metabolismo celular do enterócito, com ação na absorção de sais e eletrólitos.

As cepas de EAggEC parecem estar associadas com casos crônicos de diarréia (diarréia protraída). Sua ocorrência em alimentos ou em casos de surtos de origem alimentar ainda não foi relatada.

SALMONELLA

Características do Microrganismo

O gênero *Salmonella* pertence à família *Enterobacteriaceae* e compreende bacilos Gram-negativos não produtores de esporos. São anaeróbios facultativos, produzem gás a partir de glicose (exceto *S. typhi*) e são capazes de utilizar o citrato como única fonte de carbono. A maioria é móvel, através de flagelos peritríquios, exceção feita à *S. pullorum* e à *S. gallinarum*, que são imóveis.

A taxonomia do gênero *Salmonella* é baseada na composição de seus antígenos de superfície, que são os antígenos somáticos (O), os flagelares (H) e os capsulares (Vi). Os antígenos O são designados por números arábicos (1, 2, 4, etc.). Os antígenos H são designados por letras minúsculas de nosso alfabeto e por números arábicos. Como o número de antígenos H é maior que o de letras do alfabeto, a última letra (z) recebe expoentes numéricos: z_1, z_2, z_3, etc. Só existe um tipo imunológico de antígeno Vi, encontrado somente em *S. typhi, S. dublin* e *S. hirschfeldii.*

O antígeno O localiza-se na fração lipopolissacarídica (LPS) da membrana externa. Essa fração é constituída de um lipídeo, denominado lipídeo A, ligado a uma porção polissacarídica (cerne), de onde partem cadeias monossacarídicas. O lipídeo A é responsável pelo efeito tóxico que o LPS apresenta (endotoxina). A porção intermediária (cerne) é composta por polissacarídeos e por ceto-deoxioctanato (KDO). As cadeias laterais monossacarídicas são compostas de seqüências de açúcares que se repetem duas a seis vezes numa mesma cadeia. A porção polissacarídica do cerne é a mesma em todas as *Salmonella*, mas as cadeias laterais são bastante específicas para as diferentes espécies de *Salmonella*, determinando o antígeno O de cada espécie. Verifica-se, entretanto, que algumas espécies têm antígenos somáticos O comuns. Algumas *Salmonella* não têm antígeno O, e quando cultivadas em meio sólido formam colônias de aspecto irregular (colônias rugosas). Estas *Salmonella* não podem, portanto, ser sorotipadas, recebendo a denominação "não-tipáveis".

Os antígenos H são de natureza protéica, e também são espécie-específicos. Podem apresentar-se sob duas formas genotipicamente diferentes na mesma célula. Esse fenômeno denomina-se "variação de fase", e compreende as fases 1 e 2. Uma cultura de *Salmonella* pode, em uma mesma cultura, apresentar células com antígenos H na fase 1 e na fase 2 simultaneamente, independentemente do tipo de antígeno H da célula que originou essa cultura. Algumas *Salmonella* não apresentam flagelos e são portanto imóveis, enquanto outras podem ter flagelos em uma fase só (monofásico). Entretanto, a maioria das *Salmonella* é bifásica, isto é, apresenta flagelos de fase 1 e de fase 2 simultaneamente.

Os antígenos O e Vi são termorresistentes, não sendo destruídos pelo aquecimento a 100°C por duas horas. Os antígenos H são termolábeis. Para determinação do sorotipo de uma *Salmonella*, os antígenos H que recobrem a célula precisam ser eliminados pelo aquecimento.

Tabela 4.2
Esquema Abreviado de Kauffmann-White para Classificação de *Salmonella*

Sorotipo	Grupo	Fórmula Antigênica		
		Antígeno O	Antígeno H	
			Fase 1	Fase 2
S. paratyphi A	A	1, 2, 12	a	–
S. paratyphi B	B	1, 4, 5, 12	b	1, 2
S. typhimurium		1, 4, 5, 12	i	1, 2
S. agona		4,12	f, g, s	–
S. derby		1, 4, 5, 12	f, g	1, 2*
S. cholerasuis	C_1	6, 7	c	1, 5
S. oranienburg		6, 7	m, t	–
S. infantis		6, 7	r	1, 5
S. newport	C_2	6,8	e, h	1, 2
S. typhi	D_1	9, 12, Vi	d	–
S. anatum	E_1	3, 10	e, h	1, 6

**pode ou não ocorrer*
Fonte: Trabulsi, 1989

Existem várias formas de classificação de *Salmonella*, o que torna bastante confusa a sua compreensão. O esquema de classificação proposto por Kauffman divide o gênero em tipos sorológicos em função dos antígenos O, H e Vi que apresentam. Considerando a importância epidemiológica desta forma de divisão, existe o esquema de identificação prática chamado esquema de Kauffmann-White, que abriga as salmonelas mais freqüentemente associadas à infecção humana (Tabela 4.2).

Outro esquema de classificação de *Salmonella*, proposto por Edwards e Ewing, reconhece apenas três espécies: *S. typhi, S. cholerasuis* e *S. enteritidis*. Esta última espécie abriga todas as demais salmonelas, que são consideradas sorotipos de uma mesma espécie (por exemplo: *Salmonella enteritidis* sorotipo *Typhimurium*).

O esquema de Le Minor, por sua vez, considera que o gênero *Salmonella* é formado por apenas uma espécie (*S.enterica*), com sete subespécies (*choleraesuis, salamae, arizonae, diarizonae, houtenae, bongori* e *indica*). A subespécie *cholerasuis* contém todos os sorotipos da classificação de Edwards e Ewing. Desta forma, um exemplo de grafia correta de acordo com este esquema é: *Salmonella enterica* subsp. *choleraesuis* sorotipo *Typhimurium*, sendo, no entanto, comum observar que as salmonelas são grafadas de forma simplificada, citando-se apenas o gênero e o sorotipo (*Salmonella Typhimurium*). Mais recentemente, Reeves e cols. propuseram que a subespécie *bongori* fosse também considerada uma espécie de *Salmonella.*

As publicações mais importantes na área de microbiologia de alimentos continuam adotando o esquema de Kauffmann e White, razão pela qual este esquema é também adotado neste livro.

Devido a dificuldade de se classificar as salmonelas somente pelos antígenos de superfície que apresentam, outras formas de classificação têm sido propostas e empregadas. As mais importantes são a biotipagem, baseada em reações bioquímicas, a fagotipagem, baseada na sensibilidade a bacteriófagos específicos, e o perfil plasmidial, no qual as salmonelas são classificadas de acordo com os plasmídios (segmentos de ácido deoxirribonucléico extracromossômico) que contém. Essas formas alternativas de classificação são indispensáveis em estudos epidemiológicos.

O pH ótimo para multiplicação das salmonelas fica próximo de 7,0, sendo que valores superiores a 9,0 e inferiores à 4,0 são bactericidas. Dependendo da natureza do ácido utilizado para a acidificação, o pH mínimo pode subir para 5,5. O ácido acético, o ácido propiônico e o ácido butírico são mais inibitórios do que o ácido clorídrico ou o ácido acético, para um mesmo pH. As salmonelas não toleram concentrações de sal superiores a 9%. O nitrito é inibitório e seu efeito é acentuado pelo pH ácido.

A temperatura ideal para multiplicação de *Salmonella* é 35-37°C, sendo a mínima de 5°C e a máxima 47°C. Vários estudos indicam, no entanto, que valores máximo e mínimo dependem do sorotipo.

Características da Doença

As doenças causadas por *Salmonella* costumam ser subdivididas em três grupos: a febre tifóide, causada por *Salmonella typhi*, as febres entéricas, causadas por *Salmonella paratyphi* (A, B e C) e as enterocolites (ou salmoneloses), causadas pelas demais salmonelas.

A febre tifóide só acomete o homem, e normalmente é transmitida por água e alimentos contaminados com material fecal humano. Os sintomas são muito graves, e incluem septicemia (multiplicação da *Salmonella* no sangue), febre alta, diarréia e vômitos. A infecção se inicia com a penetração nas células epiteliais intestinais, invasão da lâmina própria (camada logo abaixo à camada epitelial), e entrada na corrente linfática. Os microrganismos são, então, fagocitados por células de defesa chamadas macrófagos, dentro das quais multiplicam-se. Essa multiplicação causa a destruição dos macrófagos, com a liberação de inúmeras bactérias na corrente circulatória, através da qual podem atingir diversos órgãos, como fígado, baço e vesícula biliar, até estabelecer uma infecção sistêmica. Enquanto está no interior dos macrófagos, *S. typhi* não é destruída por antibióticos, razão pela qual a antibioticoterapia nem sempre é eficiente em um único tratamento.

O reservatório de *S. typhi* é o homem. Algumas pessoas se tornam portadores durante muito tempo, mesmo após a eliminação dos sintomas. Esses portadores costumam ser a principal fonte de contaminação de água e alimentos com *S. typhi*. Alguns casos de febre tifóide foram associados ao consumo de leite cru, mariscos e vegetais crus.

As febres entéricas são bastante semelhantes à febre tifóide, mas os sintomas clínicos são mais brandos. Geralmente ocorrem septicemia, febre, vômitos e diarréia. Enquanto a febre tifóide pode durar de uma a oito semanas, as febres entéricas duram, no máximo, três semanas. Estas doenças também podem ser causadas por consumo de água e alimentos, especialmente leite cru, vegetais crus, mariscos e ovos.

A febre tifóide e as febres entéricas são normalmente tratadas com cloranfenicol ou ampicilina.

As salmoneloses caracterizam-se por sintomas que incluem diarréia, febre, dores abdominais e vômitos. Os sintomas aparecem, em média, 12 a 36 horas após o contacto com o microrganismo, durando entre um e quatro dias. De modo geral, as enterocolites por *Salmonella* não necessitam de tratamento com antibióticos. Em alguns casos, a antibioticoterapia agrava o quadro clínico e pode prolongar o estado de portador. Nas crianças pequenas e recém-nascidos, a salmonelose pode ser bastante grave, já que a *Salmonella* pode atingir a corrente circulatória e provocar lesões em outros órgãos. No adulto, algumas patologias, quando presentes, podem agravar a doença. Por exemplo, a salmonelose em um indivíduo com esquistossomose se caracteriza por bacteremia (circulação do microrganismo pelo sangue), febre de evolução prolongada, anemia e esplenomegalia. Indivíduos aidéticos ou com outras deficiências imunológicas podem ter salmoneloses muito graves. Existem relatos de meningites (principalmente em crianças), osteomielites e problemas renais decorrentes de infecções por *Salmonella*. Em todos esses casos, a antibioticoterapia é indispensável.

Nos animais, as manifestações clínicas são bastante semelhantes. No gado bovino, a doença é caracterizada por febre, fezes diarréicas, anorexia, depressão e redução na produção de leite. Animais infectados podem excretar elevados números de *Salmonella* nas fezes e também no leite e no sangue. Os suínos são particularmente susceptíveis às infecções por *S. choleraesuis* e *S. typhimurium*. Os sintomas clínicos não se limitam à enterocolite, mas freqüentemente evoluem para septicemia, com elevados índices de mortalidade. Também as aves, principalmente jovens, são suscetíveis às infecções por *Salmonella*, sendo este microrganismo responsável por grande perda de animais em granjas.

Mecanismos de Patogenicidade

Diversos estudos têm demonstrado que as salmonelas apresentam simultaneamente múltiplos fatores de virulência quando causam doença no homem. Estes fatores podem agir sinergisticamente ou individualmente.

As infecções começam na mucosa do intestino delgado e do cólon. As salmonelas atravessam a camada epitelial intestinal, alcançam a lâmina própria (camada na qual as células epitelias estão ancoradas), onde proliferam. As salmonelas são fagocitadas pelos monócitos e macrófagos, resultando em resposta inflamatória, decorrente da hiperatividade do sistema reticuloendotelial. Ao contrário do que ocorre na febre tifóide e nas febres entéricas, nas enterocolites a penetração de *Salmonella* fica limitada à lâmina própria. Nestes casos, raramente se observa septicemia ou infecção sistêmica, ficando a infecção restrita à mucosa intestinal. A resposta inflamatória está relacionada também com a liberação de prostaglandinas, que são estimuladoras de adenilciclase, o que resulta em um aumento de secreção de água e eletrólitos, provocando diarréia aquosa.

Nos últimos anos, diversos trabalhos têm sido conduzidos para se verificar a capacidade de *Salmonella* produzir toxinas (citotoxinas e enterotoxinas), além das endotoxinas conhecidas há muito tempo.

As endotoxinas correspondem à fração lipídica do lipopolissacarídeo que compõe a membrana celular externa de *Salmonella* e de outras enterobactérias, e são responsáveis pelo efeito tóxico que essas bactérias apresentam quando sofrem lise celular. O papel das endotoxinas como agentes causadores de diarréia através do acúmulo de fluidos na luz intestinal tem sido bastante questionado.

Os resultados referentes às investigações sobre a existência de uma enterotoxina são bastante controvertidos. Acredita-se que o processo diarréico manifesta-se à custa de uma enterotoxina de natureza protéica, cuja produção é mediada por um plasmídio de 25kDa. Esta enterotoxina é um polipeptídeo simples, que se associa a outras proteínas, formando complexos de peso molecular de cerca de 125kDa. A enterotoxina é semelhante à toxina colérica, pois é ativadora de adenilciclase e estimuladora da liberação de prostaglandinas E_2 de células eucarióticas.

Uma citotoxina, inibidora de síntese protéica em células eucarióticas, parece também estar associada ao processo infeccioso.

Vários sorotipos de *Salmonella* apresentam ainda um plasmídio grande, de 60 a 90kDa, denominado plasmídio de virulência de *Salmonella*. Este plasmídio contém genes (genes *spv*) relacionados com a capacidade de multiplicação desses sorotipos de *Salmonella* dentro dos macrófagos.

Antigamente, acreditava-se que para que um indivíduo adquirisse uma salmonelose de origem alimentar era necessária a ingestão de um número elevado ($>10^8$) de células viáveis de *Salmonella* no alimento. Vários estudos, no entanto, têm demonstrado que diversos fatores podem alterar esse valor. O estabelecimento dos sintomas de salmonelose, bem como a sua gravidade, dependem do sorotipo de *Salmonella* envolvido, da competência dos sistemas de defesa inespecíficos e específicos do indivíduo afetado e das características do alimento envolvido. Assim, por exemplo, em alimentos com elevado teor lipídico, as salmonelas ficam "protegidas" dentro dos glóbulos de gordura, não sendo afetadas pelas enzimas digestivas ou pela acidez gástrica. Nestes casos, doses infectantes de até 50 células por grama podem ser desencadeadoras de doença. Entre alimentos dessa natureza destaca-se o chocolate em barra, envolvido em diversos surtos.

Epidemiologia

Atualmente, *Salmonella* é um dos microrganismos mais freqüentemente envolvidos em casos e surtos de doenças de origem alimentar em diversos países, inclusive Brasil. Na Inglaterra e países vizinhos, 90% dos casos são causados por *Salmonella*. Dados recentes publicados nos Estados Unidos, Canadá e Japão indicam que os relatos de ocorrência de salmonelose de origem alimentar aumentam a cada ano. Nesses países, e também no Brasil, *S. typhimurium* é o sorotipo mais comumente encontrado nos alimentos. A distribuição geográfica dos demais sorotipos parece ser variável. Assim, certos sorotipos como *S. typhimurium* e *S. enteritidis* não têm distribuição geográfica definida, sendo isolados com freqüência semelhante nos diferentes países. Entretanto, outros sorotipos têm distribuição regional mais restrita: *S. derby* é muito comum no México, mas é raro nos Estados Unidos, *S.panama* tem grande importância na Europa e *S. weltewreden* na Ásia. *S.virchow* é freqüentemente isolado de humanos no Reino Unido e na ex-União Soviética. Em um grande estudo realizado com 1,5 milhão de cepas de *Salmonella*, isoladas de material humano e não-humano entre os anos de 1934 e 1975, em 109 países, verificou-se que os sorotipos mais freqüentes eram *S.typhimurium*, *S.enteritidis*, *S.infantis* e *S.heidelberg*. No Brasil, levantamento recém-concluído indicou que *S.typhimurium*, *S.agona*, *S.anatum* e *S.oranienburg* são os quatro sorotipos mais freqüentemente encontrados no homem, em alimentos e amostras ambientais.

Uma faceta interessante da epidemiologia de *Salmonella* é o surgimento e subseqüente desaparecimento de alguns sorotipos em determinadas localidades. Entre os vários casos relatados na literatura, destaca-se o caso do sorotipo *S.hadar*, detectado pela primeira vez em 1954 em Israel. Depois desse isolamento, esse sorotipo passou a ser comum na Inglaterra, tanto em material clínico humano quanto em carne de aves, passando a ser isolado também na França, Canadá e Estados Unidos. Após um período de ocorrência elevada (1975-1979), a freqüência de *S.hadar* na Inglaterra diminuiu bastante, mas é o quinto sorotipo mais comum no Canadá. Outro exemplo é a *S.eastbourne*, raramente isolada nos Estados Unidos e Canadá antes de 1973. Neste ano ocorreu um grande surto internacional envolvendo chocolates contaminados com *S.eastbourne*. Após este surto, o sorotipo praticamente desapareceu.

As salmonelas são amplamente distribuídas na natureza, sendo o trato intestinal do homem e de animais o principal reservatório natural. Entre os animais, as aves (galinhas, perus, patos, gansos) são o reservatório mais importante. Suínos, bovinos, eqüinos e animais silvestres (roedores, anfíbios e répteis) também apresentam salmonelas. Os animais domésticos (cães, gatos, pássaros, etc.) podem ser portadores de salmonelas, representando grande risco, principalmente para crianças. As aves têm um papel especialmente importante, pois podem ser portadores assintomáticos, excretando continuamente salmonelas pelas fezes. Animais nessas condições podem causar contaminações cruzadas de grande importância nos abatedouros de aves.

Inúmeros surtos de toxinfecção alimentar causados por *Salmonella* são conhecidos, envolvendo os mais variados tipos de alimentos. Verifica-se, no entanto, que carne de aves e outros tipos de carne são os mais freqüentemente envolvidos. Salmonelose associada à laticínios é, quase sempre, causada por leite cru ou inadequadamnente pasteurizado e também queijo. Quanto a produtos derivados de ovos, os mais freqüentemente envolvidos em surtos são as saladas à base de ovos, sorvetes e outras sobremesas de fabricação caseira.

Nos últimos anos tem se observado um aumento na incidência de salmonelose causada por *S.enteritidis*, envolvendo ovos e produtos à base de ovos. Este sorotipo tem a peculiariedade de colonizar o canal ovopositor das galinhas, o que causa a contaminação da gema durante a formação do ovo.

Hábitos alimentares podem influenciar consideravelmente a epidemiologia das salmoneloses. Assim, no Iraque, é comum salmonelose humana causada por leite de ovelha e de búfala, que são consumidos após ligeiro aquecimento e conservação em temperatura ambiente. Em países do Oriente Médio, os produtos preparados com gergelim são freqüentemente envolvidos. O consumo de vísceras de animais em determinados países (China, África do Sul, Israel) tem causado vários surtos de salmonelose.

Recentemente foram relatados alguns episódios de salmonelose de origem alimentar associados a viagens aéreas internacionais. Preparação e armazenamento de grandes quantidades de alimentos em cozinhas de aeronaves, manuseio excessivo, controle inadequado da temperatura das câmaras de conservação dos alimentos prontos para o consumo são condições favoráveis para a multiplicação de salmonelas.

As salmoneloses de origem alimentar podem estar limitadas a um único indivíduo ou a um pequeno grupo de indivíduos relacionados, como podem também estar associadas a surtos de grandes proporções, envolvendo milhares de pessoas. É importante lembrar que os animais podem ser afetados por *Salmonella*, resultando em grandes prejuízos para os criadores. Nesse caso, destacam-se as infecções por *S.dublin* no gado bovino, por *S.pullorum* e *S.gallinarum* nas aves, *S.abortus-bovis* no gado ovino e *S.cholerae-suis* nos suínos.

Medidas de Controle

O calor é uma forma eficiente para a destruição de salmonelas nos alimentos. Algumas salmonelas são mais resistentes que outras ao calor (por ex: *S.seftenberg* 775W é 10 a 20 vezes mais resistente que uma salmonela comum). A composição do alimento onde a salmonela está é extremamente importante. A presença de sacarose, por exemplo, pode dobrar a resistência térmica de *S. typhimurium*. A presença de água é também importante, sendo que em ambiente úmido a resistência é muito inferior àquela apresentada em ambiente seco. A diferença pode ser bastante grande: experimentos conduzidos com ovos desidratados e ovos inteiros indicam que a resistência térmica nos ovos desidratados pode ser de até 650 vezes maior do que nos ovos líquidos.

Uma forma interessante para o controle de *Salmonella* em produtos à base de carne de aves é a chamada exclusão competitiva. Neste processo, impede-se que *Salmonella* colonize o trato gastrintestinal das aves ainda na fase inicial de suas vidas. Os animais recém-nascidos são submetidos a um tratamento com culturas microbianas mistas contendo bactérias inócuas, que vão ocupar os sítios de adesão das salmonelas, excluindo-as da flora intestinal dos animais. Desta forma, reduz-se consideravelmente a presença de salmonelas em uma granja, resultando em menor índice de contaminação nos animais ali produzidos. Este processo vem sendo utilizado com grande sucesso em diversos países europeus.

CAMPYLOBACTER JEJUNI

CAMPYLOBACTER COLI

CAMPYLOBACTER LARI

Características do Microrganismo

Embora várias espécies de *Campylobacter* estejam associadas à doença, *C. jejuni, C. coli* e *C. lari* (anteriormente denominado *Campylobacter* NARTC e *C. laridis*) são as espécies mais freqüentemente isoladas em casos de gastrenterite humana.

Recentemente foi proposta a criação da família *Campylobacteriaceae* para abrigar as inúmeras espécies de *Campylobacter*. Entre suas principais características destacam-se: forma de bacilos curvos, espiralados, muito finos e compridos (0,2 a 0,5nm de largura e 0,5 a 5nm de comprimento), Gram-negativos, móveis com único flagelo polar que apresenta de duas a três vezes o comprimento da célula. O flagelo é responsável pelo seu movimento característico em saca-rolha ou em vaivém. Em culturas jovens é possível a observação da morfologia em asa de gaivota. Não formam esporos e culturas de vários dias adquirem morfologia cocóide, correspondente a formas não-cultiváveis. São quimiorganotróficos e não fermentam nem oxidam açúcares, obtendo energia a partir de aminoácidos ou de componentes intermediários do ciclo do ácido tricarboxílico. São oxidase positivos e redutores de nitrato. As espécies *C. coli* e *C. lari* são bastante semelhantes a *C. jejuni*, sendo a diferenciação entre elas baseada apenas em testes bioquímicos: *C. coli* não é capaz de hidrolisar hipurato e *C. lari* é capaz de crescimento em presença de 30µg de ácido nalidíxico.

A característica mais marcante do gênero *Campylobacter* é a microaerofilia, requerendo tensão baixa de oxigênio para sua multiplicação. O crescimento é inibido quando a concentração de O_2 é menor que 3% e maior que 15%, sendo 5% a concentração ideal. Além disso, são capnofílicos, ou seja, requerem cerca de 10% de CO_2 para sua multiplicação.

C. jejuni, *C. coli* e *C. lari* crescem em faixa bastante estreita de temperatura, que varia entre 30°C e 47°C, com um ótimo de 42°C, razão pela qual são, muitas vezes, denominados campilobacters termofílicos.

Essas bactérias são altamente sensíveis ao sal, sendo essa sensibilidade variável em função da temperatura. Assim, não se multiplicam em meios contendo 2% de NaCl, quando mantidos a 30°C ou 35°C. A 4°C, são sensíveis a 1% de NaCl. São também bastante sensíveis ao pH ácido e à desidratação.

Características da Doença

A infecção por *C. jejuni* pode manifestar-se de várias formas, sendo a enterocolite a mais comum. A sintomatologia da campilobacteriose é clinicamente semelhante à causada por diversos outros patógenos entéricos. O período de incubação varia normalmente de dois a cinco dias, podendo se estender até 10 dias. A doença caracteriza-se por causar diarréia acompanhada de febre baixa e dores abdominais. Em alguns casos, a febre pode ser alta e as fezes podem conter sangue, leucócitos e muco. Vômitos são raros. A fase aguda da diarréia dura dois a três dias, mas as dores abdominais podem persistir por até três semanas.

C. coli e *C. lari* comportam-se de maneira semelhante a *C. jejuni* com relação à doença que provocam.

Mecanismo de Patogenicidade

O mecanismo pelo qual *C.jejuni* causa doença ainda não está suficientemente esclarecido. Resultados obtidos até o momento indicam que sua patogenicidade é multifatorial. A adesão à mucosa intestinal é indispensável. Já foi demonstrado que algumas cepas de *C. jejuni* são capazes de produzir toxinas. Entre as toxinas produzidas por *C.jejuni* destaca-se uma enterotoxina termolábil (semelhante à toxina colérica) e citotoxinas. Muitos pacientes apresentam sangue e muco nas fezes, o que sugere um mecanismo invasivo do cólon. Em alguns casos, C.*jejuni* penetra na mucosa intestinal, multiplicando-se na lâmina própria, tal como ocorre com *Salmonella* spp. e *Yersinia enterocolitica*.

Epidemiologia

C. jejuni tem sido caracterizado como agente de enterocolite em diversas partes do mundo. Nos Estados Unidos, acredita-se que seja mais freqüente que *Salmonella* e *Shigella* juntos. Na Inglaterra, a freqüência estimada é semelhante à de *Salmonella*, e vem aumentando ultimamente. No Brasil, tem-se demonstrado que *C. jejuni* é também um importante agente de gastrenterite aguda e crônica, afetando principalmente crianças. Nos países em desenvolvimento, a enterocolite é endêmica e a freqüência de casos assintomáticos é elevada.

C. jejuni e C. *coli* são microrganismos comensais do trato gastrintestinal de uma grande variedade de animais domésticos e silvestres. São isolados de bovinos, suínos, gatos, cães, roedores e, principalmente, de aves (pombos, frangos, patos, perus), com freqüência que varia de 30% a 100%. *C. lari* faz parte da flora intestinal de gaivotas e de outras aves de ambientes aquáticos e, menos freqüentemente, de mamíferos. *C. coli* é comum em suínos. Os animais representam, portanto, a fonte mais importante de transmissão destes patógenos.

Além da transmissão através do contato direto com animais contaminados, *C.jejuni* e *C. coli* podem ser transmitidos por portadores com infecções ativas. A transmissão pode ser indireta através da ingestão de água e alimentos contaminados. A maioria dos surtos já descritos foi associada ao consumo de leite cru, proveniente tanto de bovinos quanto de outros animais. Acredita-se que a contaminação do leite seja decorrente de contaminação com fezes, devido a condições precárias de higiene durante a ordenha dos animais. Mastite bovina por *Campylobacter* spp também pode ser causa de contaminação de leite cru. O leite pasteurizado não representa um veículo importante, visto que

Campylobacter não resiste à pasteurização. Carnes de aves e de outros animais, inadequadamente preparadas, têm sido incriminadas também.

Inúmeros trabalhos têm sido conduzidos com o propósito de se observar a ocorrência de *Campylobacter* em alimentos, em várias partes do mundo. Esses microrganismos são isolados freqüentemente de carne de frango recém-abatido. A freqüência, nesse caso, é mais baixa quando as carnes são refrigeradas ou congeladas. *Campylobacter* pode ser facilmente isolado de miúdos de frango, como fígado, moela, etc. O isolamento a partir de leite cru é difícil, apesar de este alimento ser o veículo mais comum em casos de surtos. A carne bovina e suína, bem como seus derivados, também representam uma fonte importante.

Medidas de Controle

São rapidamente destruídos pelo calor, não sobrevivendo aos processos de tratamento térmico utilizados em alimentos. Não sobrevivem ao processo de pasteurização ($D_{55°C}$ = 0,7 a 1min), nem ao aquecimento a 60°C por 10 minutos. São inativados mais rapidamente em alimentos conservados em geladeira (4°C) do que naqueles conservados em temperatura ambiente. A 25°C a eliminação é mais rápida que a 30°C. Campilobacters são altamente sensíveis ao congelamento de alimentos. No entanto, após a redução brusca que ocorre no início do congelamento, as células sobreviventes podem permancer viáveis durante muitas semanas.

Devido a sua alta sensibilidade aos processos corriqueiros de tratamento dos alimentos, acredita-se que sua presença em alimentos prontos para consumo seja conseqüência de contaminações cruzadas com alimentos crus, principalmente carnes de aves.

SHIGELLA

Características do Microrganismo

Bactérias do gênero *Shigella* são bacilos Gram-negativos, não formadores de esporos, pertencentes à família *Enterobacteriaceae*. Este gênero é constituído por quatro espécies. Cada uma delas possui distintos sorogrupos: *S. dysenteriae* (sorogrupo A), *S. flexneri* (sorogrupo B), *S. boydii* (sorogrupo C) e *S. sonnei* (sorogrupo D). Estudos com DNA, no entanto, revelam que as quatro espécies estão intimamente relacionadas com *E. coli*. A diferença marcante entre elas, e que faz com que permaneçam em gêneros separados, apesar destas conclusões, é que as shigelas causam disenteria, enquanto que o mesmo não ocorre com a maioria das cepas de *E. coli*.

A temperatura ótima de crescimento é 37^{0}C, mas cresce na faixa de 10°C a 40°C. Toleram concentrações de sal de 5% a 6% e são relativamente sensíveis ao calor.

São microrganismos adaptados ao homem e primatas. A doença é disseminada através da via fecal-oral, mas algumas vezes o alimento e a água entram nesta rota.

Características da Doença

Shigella spp causa uma doença denominada disenteria, um tipo de diarréia na qual as fezes apresentam sangue e muco.

O período de incubação da doença é de um a sete dias, geralmente inferior a quatro dias. O número de microrganismos necessários para causar a infecção em adulto é de 10 a 10^2 organismos.

Os sintomas variam muito em intensidade: desde uma infecção assintomática ou fraca, sem febre, até uma disenteria fulminante caracterizada por fezes muco-sanguinolentas, com o paciente apresentando fezes, desidratação, tenesmos, toxemia, e até convulsões em crianças com menos de quatro anos.

Epidemiologia

Apesar da maioria dos casos de shigelose ser disseminada através da transmissão pessoa a pessoa, já foram relatados muitos surtos de infecção ocasionados pela ingestão de alimentos ou água contaminados. Esta contaminação, no entanto, é sempre em virtude da presença de fezes humanas provenientes, geralmente, das mãos de um indivíduo assintomático ou com a doença em forma branda, não diagnosticada.

No Brasil, as shigelas são os principais agentes de enterocolite, sendo *S. flexneri* e *S. sonnei* isolados mais freqüentemente.

A shigelose está sempre associada à higiene pessoal e condições sanitárias deficientes. As instituições para doentes mentais, comunidades urbanas de baixas condições sócio-econômicas e creches infantis são considerados locais de alto risco.

Mecanismo de Patogenicidade

As células de *Shigella* spp, além de aderir às células epiteliais da mucosa do intestino grosso, mais especificamente, do íleo terminal e cólon, atuam invadindo e multiplicando-se no interior dessas células, destruindo-as durante o processo. Contudo, raramente, ou muito raramente, atingem a lâmina própria. Para que a invasão ocorra, é necessária a presença de um plasmídeo com PM de 100 a 140MDa.

Shigella dysenteriae produz uma toxina — toxina de Shiga — que apresenta uma subunidade A (enzima) ligada a cinco subunidades B. A subunidade A tem PM de 32kDa e a B de 7,7kDa. As subunidades B da toxina de Shiga reconhecem um glicolipídeo presente na superfície da célula hospedeira ao qual se liga. Após este evento, ela é internalizada por endocitose. A toxina pára a síntese protéica da célula hospedeira.

A toxina de Shiga apresenta várias atividades tóxicas: atua como uma enterotoxina na alça ligada de coelho; como uma neurotoxina causando paralisia em camundongos e coelhos e, em cultura de células de mamíferos, age como uma citotoxina. Embora esta toxina possa contribuir, de alguma forma, para danificar a mucosa intestinal, seu principal papel parece estar relacionado a síndrome de uremia hemolítica (HUS) decorrente da complicação da shigelose. Nesta síndrome ocorre a falência renal que algumas vezes se desenvolve em crianças, poucos dias após um ataque de disenteria, podendo ser fatal.

Medidas de Controle

As medidas de controle e prevenção da shigelose de origem alimentar estão relacionadas com a boa higiene pessoal e educação dos manipuladores de alimento. A contaminação de alimentos ou água com *Shigella* spp indica contaminação recente com fezes humanas, devido a fragilidade desse microrganismo.

YERSINIA ENTEROCOLITICA

Características do Microrganismo

As bactérias do gênero *Yersinia* pertencem à família *Enterobacteriaceae* e, atualmente, as seguintes espécies são reconhecidas: *Y. pestis*, *Y. pseudotuberculosis*, *Y. enterocolitica*, *Y. frederiksenii*, *Y. kristensenii*, *Y. intermedia*, *Y. aldovae*, *Y. rohdei*, *Y. bercovieri*, *Y. mollaretii*, *Y. ruckeri*.

Baseado em suas características bioquímicas, as cepas de *Y. enterocolitica* são classificadas em biótipos que diferem em número e testes bioquímicos.

Essas bactérias apresentam 57 antígenos somáticos “O”, 19 flagelares “H”, além de antígenos capsulares “K”. São lisadas por fagos e esses podem ser ativos para as espécies relacionadas: *Y.*

frederiksenii, Y. kristensenii, Y. intermedia, Y. aldovae, Y. rohdei, Y. bercovieri e *Y. mollarettii*. Há dois esquemas de fagotipagem. Um terceiro foi proposto por pesquisadores norte-americanos, uma vez que os esquemas europeus não são muito ativos para cepas do sorotipo O8, mais comumente isoladas nos Estados Unidos. A fagotipagem é importante ferramenta nos estudos epidemiológicos.

Características da Doença

A fonte de infecção é, provavelmente, a via oral, tendo, portanto, os alimentos e a água uma grande importância na transmissão da doença.

A região do trato intestinal afetada é a ileocecal, provocando enterite, ileíte terminal e linfadenite mesentérica. No caso de enterite, os sintomas mais comuns são febre, às vezes sanguinolentas, diarréia e dores abdominais. Náusea e vômito são freqüentes.

Infecções extra-intestinais por *Y. enterocolitica* podem ocorrer, entre elas, septicemia, artrite, síndrome de Reiter, eritema nodoso, endocardite, glomerulonefrite e lúpus eritematoso.

Epidemiologia

Apesar de ser uma bactéria amplamente distribuída na natureza, apenas alguns sorotipos são patogênicos para o homem e prevalecem em suínos. Esses sorotipos são O3, O5, O8 e O9, sendo a *Y. enterocolitica*, sorotipo O3, fagotipo VIII, o mais comum no Brasil.

Suínos são considerados a principal fonte de sorotipos patogênicos de *Y. enterocolitica* para o homem, uma vez que o intestino e a faringe de recém-nascidos são facilmente colonizados, tornando-os portadores.

Outros animais dos quais já foi isolada são vacas, chinchilas, coelhos, cobaias, macacos, peixes, aves, carneiros e cavalos.

Y. enterocolitica é uma bactéria psicrotrófica e, portanto, os alimentos refrigerados de origem animal tornam-se importante fator de risco para o consumidor. Esse fato pode ser exemplificado por dois dos maiores surtos de infecção de origem alimentar, onde os veículos transmissores foram leite pasteurizado e, no outro, leite achocolatado.

Essa bactéria tem sido isolada de diversos alimentos em diferentes países, inclusive no Brasil. Entre esses alimentos podem ser citados: carnes de diferentes origens e seus derivados, leite cru e pasteurizado, produtos de laticínios e verduras. Entre as carnes, as línguas suínas, principalmente, apresentam alto índice de positividade para *Y. enterocolitica* sorotipo O3, que é patogênico.

O isolamento de *Y. enterocolitica* de amostras de leite pasteurizado é decorrente, provavelmente, de uma contaminação pós-processamento e não devido a sua resistência à temperatura de pasteurização.

Em relação a água, já se constatou a presença de *Y. enterocolitica* em diversas amostras, tendo em alguns casos sido ligada, epidemiologicamente, a surtos de infecção.

Mecanismo de Patogenicidade

A patogenicidade das cepas virulentas de *Y. enterocolitica* ocorre através da invasão da mucosa intestinal provocando os sintomas característicos de gastrenterite.

Essa bactéria apresenta afinidade pelas placas de Peyer e, provavelmente, atravessa a mucosa intestinal através das células M. Ao atingir o tecido subjacente, as células bacterianas penetram nos nódulos linfáticos mesentéricos onde se multiplicam, provocando resposta inflamatória e conseqüente dor abdominal.

Algumas cepas de *Y. enterocolitica* são capazes de causar dor abdominal tão intensa que leva a confundir essa infecção com uma apendicite. Essas cepas são as que se multiplicam mais intensamente nas placas de Peyer provocando, portanto, uma resposta inflamatória também mais intensa. A maioria das infecções é autolimitante, uma vez que a resposta do hospedeiro é capaz de conter a multiplicação e eliminar as bactérias, através da ação dos polimorfonucleares.

Algumas cepas de *Y. enterocolitica* produzem uma enterotoxina termoestável (Yst), semelhante a de *E. coli,* que estimula a atividade da guanilciclase. Entretanto, como ela não é produzida a temperaturas acima de 30°C, uma vez que o gene responsável pela sua produção só é expresso a 26°C, seu papel na patogenicidade é considerado nulo. Outro aspecto que contribui para corroborar com tal fato é que várias cepas patogênicas, apresentando outros fatores de virulência, não são produtoras da toxina.

A virulência de *Y. enterocolitica* manifesta-se através de plasmídios de virulência. As três espécies patogênicas de *Yersinia* (*Y. pestis, Y. pseudotuberculosis e Y. enterocolitica*) apresentam plasmídios de 70 a 75kbp, responsáveis por um número de genes que contribuem para a sua virulência. Os produtos desses genes classificam-se em quatro categorias: a) proteínas de adesão/invasão (adesinas/invasinas) (*YadA*); b) excreção de proteínas antifagocíticas (*Yops*); c) proteínas envolvidas no processamento e excreção de *Yops* (*Ysc*) e proteínas reguladoras.

Na primeira etapa da infecção por *Y. enterocolitica* e *Y. pseudotuberculosis* ocorre a ligação da bactéria à superfície apical das células da mucosa intestinal, seguida pelo engolfamento da bactéria por essas células e a invasão da mucosa atingindo, então, o tecido subjacente quando é liberada por exocitose.

Foram inicialmente identificados dois fatores de invasão: a invasina codificada pelo gene inv e o Ail (*attachment-invasion locus*). Mais recentemente foi identificado um terceiro fator que auxilia na invasão. Esse fator, uma adesina, é codificado por um gene denominado YadA (*Yersinia adherence*).

Medidas de Controle

Como os animais são importantes reservatórios de *Yersinia* spp e os suínos particularmente de *Y. enterocolitica,* a medida de controle mais importante a ser considerada é a eliminação do microrganismo presente nesses animais.

A conscientização dos manipuladores de alimentos, quanto a higiene pessoal, também é importante no controle desta doença.

Uma vez que a água pode ser um veículo de transmissão, inclusive a utilizada na indústria de alimentos, o uso de água não tratada, de qualquer fonte, na produção de alimentos acarretará, sempre, um certo risco.

VIBRIO CHOLERAE

Características do Microrganismo

O gênero *Vibrio* pertence à família *Vibrionaceae,* com seus membros sendo caracterizados como bacilos Gram-negativos, retos ou curvos; são móveis devido a presença de um único flagelo polar; produzem oxidase e catalase e fermentam glicose sem produção de gás. Das 38 espécies que fazem parte do gênero, 10 são consideradas patogênicas para o homem.

V. cholerae apresenta antígenos de parede O sendo a espécie dividida em mais de 100 sorogrupos diferentes. Até recentemente, associava-se à epidemia de cólera somente as cepas capazes de produzir toxina e pertencentes ao sorogrupo O1. Por essa razão, as cepas de *V. cholerae* eram classificadas em *V. cholerae* O1 e *V. cholerae* não O1. Entretanto, em 1993, houve o primeiro relato de uma nova doença, semelhante à cólera, na região da Índia e Bangladesh. Estudos revelaram que esse microrganismo não pertencia a nenhum dos sorogrupos previamente descritos para *V. cholerae,* mas a um novo sorogrupo, ao qual foi dado a designação O139 e o sinônimo Bengal.

As cepas de *V. cholerae* são, ainda, caracterizadas por vários biotipos. Dois são os biotipos de *V. cholerae* mais importantes, ambos responsáveis por infecções que não são diferenciadas clinicamente — o clássico e o El Tor. Esses biotipos são geralmente diferenciados através da aglutinação de eritrócitos de galinhas, hemólise, reação de Voges-Proskauer e sensibilidade a polimixina B. O biotipo clássico foi o responsável pelas epidemias de cólera ocorridas antes de 1950. A presente epidemia é causada pelo biotipo El Tor de *V. cholera* O1. Cada biotipo é ainda classificado nos sorotipos Inaba, Ogawa e Hikojima, de acordo com os fatores do antígeno que apresentam. O antígeno O é composto dos fatores A, B e C; o sorotipo Inaba consiste dos fatores A e C, enquanto o Ogawa é constituído pelos fatores A e B. O sorotipo Hikojima apresenta os três fatores simultaneamente. Já foi relatada a conversão do sorotipo Ogawa em Inaba e Inaba em Ogawa.

Características da Doença

A cólera é uma doença presente na Índia desde tempos imemoriais. No entanto, só foi reconhecida em 1817 quando se espalhou por outros países, causando a Primeira Pandemia. A Segunda Pandemia teve início em 1829, quando o vibrião colérico disseminou-se através da Europa atingindo, em 1832, a América do Norte. A Terceira Pandemia, iniciada em 1852, foi estudada por John Snow que esclareceu vários fatos relacionados à doença. A Quarta Pandemia durou de 1864 a 1875; a Quinta de 1887 a 1896 e a Sexta foi de 1902 a 1923.

Em 1961, teve início a Sétima Pandemia que dura até o momento. Nesta, o agente causador é o *V. cholerae* O1, biotipo El Tor, sorotipo Inaba. Casos esporádicos vêm ocorrendo em todo o mundo, sendo considerada a epidemia que atingiu a maior extensão geográfica e teve a mais longa duração. Em 1991, atingiu a América do Sul, com os primeiros casos ocorrendo no Peru e posteriormente disseminando-se para outros países, como Brasil, Argentina, Bolívia, Equador, Colômbia e Chile.

A epidemia de cólera causada por *V. cholerae* O139, iniciada em fins de 1992, talvez possa vir a ser considerada a Oitava Pandemia, caso outros surtos da doença continuem a ocorrer. Partindo da Índia e Bangladesh, o microrganismo disseminou-se pelo Paquistão, Nepal, China, Tailândia, Casaquistão, Afeganistão e Malásia.

O período de incubação da cólera varia de seis horas a cinco dias. As pessoas infectadas com o vibrião podem ou não apresentar sintomatologia ou, ainda, apresentar diarréia moderada ou diarréia aquosa e profusa. Nos casos mais severos pode haver perda de mais de 1 litro de fezes por hora, levando à perda rápida de líquido, colapso circulatório e à morte, quando na ausência de terapia.

Nos casos causados por *V. cholerae* não O1, a diarréia tende a ser mais moderada do que a provocada por cepas do sorogrupo O1. O período de incubação varia de seis horas a três dias. Cepas do sorotipo não O1 já foram isoladas do sangue, ferida, bile, líquido cérebro-espinal. As do sorogrupo O1, ao contrário, só têm sido isoladas de fezes.

A terapia indicada é a reposição de fluidos, através da injeção intravenosa de solução de lactato de Ringer ou outra solução semelhante. Nos casos moderados, usa-se a reidratação oral. O antibiótico de escolha é a tetraciclina.

Mecanismo de Patogenicidade

V. cholerae penetra no organismo humano através da via oral e, após vencer a acidez estomacal, atravessa o piloro atingindo o intestino delgado. Nesse local produz uma exotoxina — toxina da cólera- que atua nas células da mucosa intestinal localizadas na cripta das vilosidades. Essas células da mucosa apresentam bombas de transporte de íons (Na^+, Cl^-, HCO_3^-, K^+), que normalmente mantêm um forte controle sobre o fluxo de íons através da mucosa intestinal. Sob condições normais, esse fluxo é do lúmen para o tecido, resultando em um ganho de água para o interior do tecido. A presença da toxina colérica altera esse balanço, provocando a diminuição do fluxo de íons Na^+ para o interior do tecido, causando um aumento no fluxo de íons Cl^- (e água) do tecido para o lúmen, resultando em diarréia intensa e alteração no balanço de eletrólitos.

V. cholerae apresenta um único flagelo polar que movimenta a bactéria em direção à mucosa intestinal. A aderência da bactéria à essa mucosa ocorre através de longos filamentos — *pili* — presentes em sua superfície. Esses *pili* foram denominados *Tcp pili* (para *toxin coregulated pili*) porque os genes que codificam a produção dessas estruturas são regulados de maneira análoga aos genes que codificam a produção da toxina colérica. Ao contrário do que ocorre na *E. coli*, cujos *pili* encontram-se distribuídos pela superfície da bactéria, neste caso essas estruturas localizam-se em apenas uma porção da superfície bacteriana. No entanto, desconhece-se até o momento se a localização dos *pili* tem papel especial na colonização da superfície da mucosa.

Determinadas proteínas da membrana externa parecem ser também importantes na colonização, uma vez que cepas mutantes, nas quais essas proteínas estão ausentes, apresentam menor capacidade de colonização do trato intestinal de animais. Tais proteínas são codificadas por um grupo de genes denominado genes de fator acessório de colonização (*Acf*).

V. cholerae secreta uma protease dependente de Ca e Zn, denominada mucinase, que degrada diversos tipos de proteínas, inclusive a fibronectina, lactoferrina e a própria toxina colérica. A provável função dessa proteína é permitir o desligamento do *V. cholerae* da célula hospedeira, ao qual a bactéria se encontra aderida. Esse desligamento pode ser importante, pois pode permitir a adesão da célula bacteriana a novas células da mucosa.

A importância da toxina como fator de virulência é indiscutível. Cepas mutantes de *V. cholerae* não produtoras dessa toxina não causam a diarréia característica, apesar de provocarem uma forma branda de diarréia devido, provavelmente, à presença de outras toxinas.

A toxina colérica é do tipo A-B, contendo uma subunidade A e cinco subunidades idênticas B. Os pesos moleculares são de 27 kDa para a subunidade A e de 11,7 kDa para a B.

As subunidades A e B são secretadas no periplasma onde se ligam posteriormente, e são liberadas no fluido externo, através de um mecanismo desconhecido. Quando intacta, a subunidade A é enzimaticamente inativa, requerendo a sua divisão em fragmentos A_1 e A_2, que são unidos por ligações dissulfeto. Durante essa separação ocorre, provavelmente, a liberação da toxina no fluido extracelular.

A toxina excretada adere às células apicais da mucosa do hospedeiro através dos gangliosídeos GM_1 da célula hospedeira. Em seguida, a subunidade A_1 é liberada da toxina, provavelmente pela redução da ligação sulfeto que a liga ao fragmento A_2, e penetra na célula do hospedeiro por mecanismo não totalmente elucidado. Até o momento, o que melhor explica essa penetração é a inserção das cinco subunidades B na célula hospedeira, formando um poro através do qual a subunidade A_1 penetra.

A subunidade A_1 da toxina colérica promove a ADP-ribosilação de uma proteína de membrana chamada Gs. Essa proteína pertence à família das proteínas G, responsáveis pela regulação de várias funções da célula eucariótica, sendo a Gs a que regula a atividade da adenilciclase da célula hospedeira. Portanto, é ela que determina o nível de AMP cíclico (cAMP) dessa célula. As proteínas G são denominadas de fatores de ribosilação de ADP (*ARFs*). Quando a subunidade A_1 da toxina colérica está presente ela promove a ADP ribosilação da proteína Gs, com conseqüente bloqueio do controle realizado pela proteína G, elevando, de forma incontrolável, os níveis de cAMP. O efeito mais importante dessa alteração ocorre na atividade dos transportadores de íons Na e Cl produzindo o desequilíbrio hidrolítico associado à toxina colérica.

Recentemente, outras toxinas produzidas por *V. cholerae* foram descritas. Sua descoberta foi causada pela observação de que cepas mutantes não-produtoras da toxina colérica continuavam causando diarréia em voluntários. As toxinas recentemente estudadas são:

Zot. Esta enterotoxina rompe as junções (*zona occludens*) que ligam fortemente as células da mucosa e são responsáveis pela integridade da sua membrana. Essas junções formam uma barreira tão eficiente que mesmo os íons não conseguem se difundir facilmente entre as células da mucosa. Conseqüentemente, os íons necessitam ser transportados por bombas de íons específicas através das membranas, o que permite o controle do fluxo de íons e água através da mucosa intestinal, responsável pela capacidade do corpo de reter água. A ruptura dessas junções permite, portanto, o rompimento do balanço iônico causando a diarréia. Esta toxina recebeu o nome de Zot (*zona occludens toxin*).

Toxina ACE. Esta toxina não está relacionada à toxina colérica e nem à Zot, tendo recebido o nome de enterotoxina colérica acessória (ACE = *acessory cholera enterotoxin*). Causa diarréia em animais, sendo desconhecido seu papel no homem.

Apesar destas toxinas não serem responsáveis pela diarréia característica associada à cólera, elas podem estar relacionadas à colonização bacteriana do intestino.

Epidemiologia

Em algumas regiões do globo terrestre, a cólera ainda é uma doença endêmica, como ocorre na Índia e partes da Ásia e África.

O reservatório da bactéria, comprovado até o momento, é o homem, sendo que o ciclo de transmissão homem-meio ambiente mantém a doença.

Em áreas endêmicas, a água contaminada com fezes torna-se, provavelmente, o veículo de infecção. Em surtos, no entanto, pode haver associação com uma fonte comum de alimento.

Tanto o sorogrupo O1 como o não O1 encontram-se amplamente distribuídos na natureza, já tendo sido isolados de águas de estuário e pântanos salgados de áreas litorâneas com clima temperado.

Além disso, o *V. cholerae* sobrevive por longos períodos em água de mar não esterilizada (sete dias) e esterilizada (25 dias). Em frutos do mar sobrevive por 45 dias. Esses períodos de tempo, no entanto, variam conforme a temperatura de armazenamento, sendo que a refrigeração tende a prolongá-los.

Medidas de Controle

A prevenção de epidemias de cólera é baseada principalmente na infra-estrutura de saneamento básico adequado, além das boas práticas de higiene pessoal do indivíduo.

A cocção adequada de alimentos marinhos e a prevenção de uma recontaminação desses alimentos após o processamento também auxiliarão na prevenção da doença.

Os indivíduos altamente suscetíveis, como aqueles com doenças hepáticas ou que estejam em tratamento com drogas imunossupressoras ou quimioterapia, devem evitar o consumo de alimentos marinhos crus e águas recreacionais, onde os víbrios fazem parte da microbiota normal.

VIBRIO PARAHAEMOLYTICUS

Características do Microrganismo

É um bacilo reto ou curvo, Gram-negativo, não formador de esporo, apresentando um flagelo polar, pertencente à família *Vibrionaceae*. No entanto, desenvolve flagelos laterais quando cresce em meio sólido.

V. parahaemolyticus é uma bactéria facultativa anaeróbia com metabolismo tanto respiratório como fermentativo. Tem como aceptor de elétrons o O_2 molecular. A Tabela 4.3 apresenta as reações bioquímicas que diferenciam *V. parahaemolyticus* de outros microrganismos relacionados.

As cepas isoladas de casos clínicos de gastrenterite são hemolíticas, enquanto que as provenientes de águas marinhas não apresentam esta característica no meio de Wagatsuma. Este meio é composto por hemácias humanas e ágar, entre outras substâncias. A hemólise ocorre devido à produção de uma hemolisina extracelular termoestável que recebeu o nome de fenômeno de Kanagawa, distinguindo-a de outros fatores hemolíticos presentes em *Vibrio* spp.

Em relação às suas características antigênicas, *V. parahaemolyticus* apresenta três tipos de antígenos: somático termoestável — O (11 grupos), capsular termolábil — K (65 grupos) e o antígeno flagelar H.

O antígeno K é um polissacarídeo ácido cuja estrutura apresenta diversos açúcares, entre eles pentoses, hexoses e hexosaminas. O antígeno O é um lipopolissacarídeo que contém açúcar, galactose, glucosamina, heptose, fósforo, éster de ácido graxo e compostos nitrogenados.

Estudos sorológicos realizados com um grande número de cepas demonstraram que com poucas exceções, em uma cepa, cada antígeno K associa-se a um único antígeno O.

A temperatura ótima de crescimento de *V. parahaemolyticus*, em meio de cultura, é de 37^0C. No entanto, esta bactéria cresce na faixa de 5^0C a 43^0C, dependendo do pH do meio de cultura.

Tabela 4.3
Reações Bioquímicas Diferenciadoras de *V. alginolyticus, V. parahaemolyticus* e *V. vulnificus*

Característica	*Espécies*		
	V. alginolyticus	V. parahaemolyticus	V. vulnificus
Fermentação			
Celobiose	–	V	+
Lactose	–	–	+
Salicina	–	–	+
Sacarose	+	–	–
L-arabinose	–	+	–
Crescimento			
NaCl 8%	+	+	–
NaCl 10%	+	–	–
Voges-Proskauer	+	–	–

Símbolos:+, quase todas as cepas positivas (90% ou mais); V, variação de cepa para cepa (26-74% positivas); –, quase nenhuma cepa positiva (0-10%).

O pH mínimo de crescimento a 5°C em caldo tripticase-soja com 3% de NaCl é de 7,3, mas este valor eleva-se para 7,6 na concentração salina de 7%. O crescimento ocorre em uma ampla faixa de pH: de 5 a 11, sendo o ótimo entre 7,5-8,5.

A presença de NaCl é imprescindível para o crescimento desta bactéria, sendo 0,5% a concentração limitante nos substratos. A concentração de 3%, correspondente a uma atividade de água de 0,992, propicia excelente crescimento desta bactéria.

O tempo de geração é curto, tanto quando se desenvolve em meio de cultura como em alimentos. A 37°C em caldo infusão de cérebro e coração, suplementado com 2,5% de NaCl, apresenta tempo de geração de 8-9 minutos; em frutos do mar verificou-se que a multiplicação foi igualmente rápida. Em polvo cozido, este tempo foi de 12 minutos, a 30°C. Em temperaturas de refrigeração, 12°C, a bactéria desenvolve-se, podendo aumentar cinco ciclos logarítmicos em uma semana. Portanto, verifica-se que este microrganismo, quando mantido sob refrigeração inadequada por períodos curtos, pode atingir números elevados.

V. parahaemolyticus é um microrganismo relativamente frágil, sendo muito sensível à desidratação e ao calor. Estudos realizados demonstraram que em amostras de homogeneizados de ostras, aquecidos a 60°C e 80°C, havia poucos sobreviventes após 15 minutos. Quando se aumentou a temperatura para 100°C, nenhuma cepa foi recuperada.

A sensibilidade ao frio é amplamente reconhecida. Mesmo assim, há controvérsia entre os pesquisadores que se dedicam ao estudo dessa bactéria sobre qual é a melhor temperatura para sua estocagem. Enquanto alguns deles registram uma rápida inativação à temperatura entre 1°C e 7°C, outros verificaram que tal fenômeno ocorria principalmente entre -2°C e -3°C.

Essa bactéria é halófila facultativa, isolada de águas litorâneas e alimentos de origem marinha.

Características da Doença

O consumo de peixes, crustáceos e moluscos contaminados com *V. parahaemolyticus*, na maioria das vezes, provoca no ser humano gastrenterite branda, com duração de dois a três dias. Nestes casos, temos os seguintes sintomas: diarréia, cãibras abdominais, náusea, vômito, dor de cabeça, febre baixa e calafrios. Nos casos mais severos, em vez de diarréia, ocorre disenteria com fezes mucóides e sangüinolentas, podendo haver então nos casos mais graves, necessidade de hospitalização. O uso do antibiótico tetraciclina aliado a uma terapia de suporte com reidratação é recomendado.

O período de incubação varia de quatro a 96 horas.

V. parahaemolytiicus pode causar infecções extra-intestinais, tendo sido isolado de feridas das extremidades dos olhos, ouvido e do sangue.

Epidemiologia

O primeiro surto de toxinfecção causado por *V. parahaemolyticus* data de 1950, quando o microrganismo foi isolado de um alimento japonês *shirasu* constituído por sardinha fervida em salmoura, parcialmente desidratada, e das fezes de pacientes na cidade de Osaka, Japão. Neste surto ocorreram 20 óbitos entre os 272 casos.

Vários são os relatos sobre o isolamento dessa bactéria a partir de amostras de água do mar e estuários, peixes e frutos do mar. Raros são aqueles sobre seu isolamento a partir de águas doces e peixes de água doce, concluindo-se que o teor salino destas amostras provavelmente era alto.

A freqüência de isolamento é maior durante os meses de verão, quando a temperatura da água é mais elevada.

No Brasil, cepas de *V. parahaemolyticus* Kanagawa-negativa foram isoladas de ostras coletadas no litoral de São Paulo. As isoladas de crustáceos e moluscos provenientes da baía de Sepetiba, RJ, e as isoladas de caudas de lagostas, coletadas na feira do pescado de Fortaleza, Ceará, apresentaram reação positiva de Kanagawa.

Em relação aos surtos, a maioria resultou do consumo de alimentos marinhos crus ou parcialmente cozidos. Entre eles podem ser citados os alimentos de origem japonesa como *sushi*, caranguejo, camarão e moluscos.

O índice de contaminação de um alimento é relativamente baixo, tendo sido relatados índices inferiores a 10^2/g em peixes recém-pescados.

Pesquisas realizadas indicam que o número de cepas Kanagawa-positivas presentes no meio ambiente é extremamente baixo.

Para que ocorra a infecção, o indivíduo deve ingerir um alimento contaminado com 10^5-10^7UFC com reação Kanagawa-positiva por grama do alimento. Contudo, devido aos baixos índices de contaminação dos alimentos, para que este número seja atingido é necessário que o alimento tenha sido manipulado em temperaturas abusivas. Neste caso pode ter ocorrido ou o crescimento de toda a população ou ter havido aumento apenas na população formada por células virulentas, quer por transformação genética de cepas avirulentas (Kanagawa-negativas) ou por seleção e colonização das cepas virulentas (Kanagawa-positivas) *in vivo*.

Mecanismo de Patogenicidade

Pesquisas realizadas demonstraram a existência de pelo menos quatro constituintes hemolíticos em *V. parahaemolyticus*: hemolisina termoestável direta (*thermostable direct hemolysin* — Tdh), hemolisinas termolábeis, fosfolipase A e lisofosfolipase. Enquanto que a hemolisina termolábil é encontrada em diferentes cepas de *V. parahaemolyticus*, a Tdh é responsável pelo fenômeno de Kanagawa.

A hemolisina de Kanagawa é uma molécula protéica termoestável, suscetível à tripsina, com PM aparentemente de 4.4000 daltons. A proteína é composta por 18 aminoácidos e tem ponto isoelétrico de 4,9. Tanto a seqüência de nucleotídeos como a de aminoácidos já foram determinadas. Para a produção desta hemolisina, o pH do meio deve estar entre 5,5 e 6,5. O meio de Wagatsuma contém manitol que, após sua fermentação pelas cepas bacterianas, provoca a redução do valor do pH.

A dose mínima da hemolisina de Kanagawa purificada é de 0,1ug, sendo que sua atividade tóxica foi observada tanto *in vivo* como *in vitro*.

Apesar dos estudos realizados nos últimos 20 anos serem suficientemente esclarecedores quanto ao papel da hemolisina de Kanagawa na patogenia da gastrenterite causada por *V. parahaemolyticus*, vários pesquisadores têm questionado se esta citotoxina é, realmente, o único fator de virulência. Entre os vários aspectos levados em consideração, estão: 1) a grande quantidade de hemolisina purificada necessária para dilatar a alça de intestino de coelho (125-250μg, enquanto que para a toxina colérica é de 0,5μg); 2) as cepas Kanagawa-negativas estão sempre presentes entre as isoladas de pacientes com gastrenterite e, principalmente, tanto o anti-soro para a hemolisina termoestável direta (Kanagawa), como para a enterotoxina de *V. cholerae* não previnem o acúmulo de fluído provocado por *V. parahaemolyticus* nas alças ligadas de íleo de coelho.

Cepas de *V. parahaemolyticus* são capazes de aderir à superfície epitelial da mucosa e penetrar no epitélio intestinal produzindo bacteremia em coelhos recém-nascidos, em jejum, além de se conseguir isolar cepas Kanagawa-positivas de cultura de fígado e baço. Outros testes realizados com cepas Kanagawa-positivas e Kanagawa-negativas demonstraram a mesma capacidade de aderência e invasão.

Até o momento, no entanto, a hemolisina de Kanagawa — termoestável — é considerada o principal fator de virulência para *V. parahaemolyticus*. Ela é letal, citotóxica e cardiotrópica. Resumindo, é uma enterotoxina citotóxica.

Medidas de Controle

As medidas de controle baseiam-se, no que diz respeito a produtos de origem marinha, no cozimento, na refrigeração e no congelamento adequados de maneira a impedir que a bactéria atinja números elevados através de sua multiplicação. Se, por acaso, cepas patogênicas encontram-se presentes, existe a possibilidade de haver produção de hemolisina de Kanagawa, a qual uma vez formada permanecerá intacta, com pouca perda de sua atividade hemolítica ou letal.

VIBRIO VULNIFICUS

Características do Microrganismo

Vibrio vulnificus é uma bactéria que se apresenta na forma de bastonetes Gram-negativos, algumas vezes em forma de vírgula, pertencente à família *Vibrionaceae*.

Após estudos de hibridização de DNA, esses víbrios, que eram anteriormente conhecidos como víbrios lactose-positivos, devido à característica que os diferenciava das espécies *V. parahaemolyticus* e *V. alginolyticus*, passaram a ser denominados *V. vulnificus* (do termo latino *vulnifica* que significa ferida).

V. vulnificus é uma bactéria que se desenvolve facilmente em vários meios de cultura. É um microrganismo halófilo e suas necessidades em relação aos sais são satisfeitas através da adição de NaCl ao meio, em concentrações na faixa de 1% a 3%; em concentrações superiores a 6% não há crescimento. A temperatura ótima de crescimento é de 37°C, com tempo de geração de 22 a 30 minutos.

Como o ambiente marinho é o hábitat natural de víbrios causadores de doença, estas bactérias são, portanto, contaminantes naturais de alimentos de origem marinha, o que torna impossível a prevenção da contaminação de produtos crus.

Características da Doença

V. vulnificus é um dos patógenos humanos que apresenta maior poder de invasão e mortalidade. Os primeiros relatos sobre a doença provocada por esse microrganismo relacionam-se às infecções de feridas e não a infecções de origem alimentar.

V. vulnificus apresenta duas vias de entrada no organismo humano. Uma delas é através da ingestão de alimentos marinhos, sendo as ostras o principal alimento envolvido em casos de septicemia primária, com alta taxa de mortalidade. A segunda via de entrada é através de lesões presentes na epiderme. Tais lesões podem ser tão pequenas quanto uma picada de inseto. Contrariamente à septicemia primária, as infecções das feridas apresentam baixa taxa de mortalidade, podendo, porém, levar à amputação do membro afetado.

Septicemia Primária e Gastrenterite. O reservatório primário de *V. vulnificus* é a água do mar, e os indivíduos acometidos pela doença relatam a ingestão de alimentos marinhos crus, principalmente ostras, conforme citado anteriormente.

O período de incubação da doença pode ser muito curto, variando de sete horas a alguns dias, com período médio entre 16 e 38 horas.

Os sintomas mais importantes não são aqueles normalmente relacionados às infecções de origem alimentar como diarréias, vômitos e dores abdominais, mas sim febre, calafrios, náuseas e hipotensão.

O isolamento de *V. vulnificus* de culturas de fezes de individuos infectados é raro e, quando tal ocorre, é freqüentemente de indivíduos sem diarréia.

O desenvolvimento de lesões secundárias geralmente ocorre nos casos de septicemia primária. Estas lesões aparecem, de modo geral, nas extremidades e o tecido tende a necrosar.

Os indivíduos que desenvolvem a septicemia primária normalmente apresentam doenças crônicas, sendo as mais comuns aquelas relacionadas a problemas hepáticos ou hematológicos. Os agentes imunossupressores e doenças crônicas renais também são fatores de risco.

Existem relatos de que a morte ocorre entre duas e 24 horas após a admissão hospitalar, mas às vezes demora até seis semanas. A maioria dos casos acontece mesmo após intenso uso de antibióticos, com a tetraciclina sendo o mais eficiente.

A faixa etária dos indivíduos acometidos encontra-se na faixa de 50 anos, sendo os do sexo masculino os mais atingidos.

Recentemente, foram descritos casos de gastrenterite caracterizados por vômito, diarréia ou dores abdominais com culturas positivas de fezes e negativas de sangue. Não há relatos de morte devido a essa forma de infecção.

Infecções de Feridas. Como já citado, além de provocar doenças de origem alimentar, *V. vulnificus* provoca infecções em feridas ao penetrar em lesões da pele. Tais lesões estão, em 89% dos casos, associadas a água do mar e/ou frutos do mar. Pequenos orifícios em virtude de mordidas de caranguejos ou qualquer outro animal marinho, além dos provocados por utensílios utilizados na limpeza de frutos do mar ou de conchas, são considerados excelentes portas de entrada para esse microrganismo.

O período médio de incubação é de 12 horas, quatro horas sendo o mais curto.

Os primeiros sintomas são dor intensa, eritema e edema no local de entrada que rapidamente evolui para lesões e vesículas. Outros sintomas são semelhantes àqueles da septicemia primária, como febre e calafrios. Partes das lesões tornam-se necrosadas, envolvendo o tecido subcutâneo acompanhada por toxicidade sistêmica severa ou celulite.

Neste caso particular das infecções por *V. vulnificus*, a necrose freqüentemente estende-se para o músculo esquelético causando extenso dano ao tecido, o que leva à amputação do membro. Contrariamente à septicemia primária, neste caso não se verifica o desenvolvimento de lesões secundárias.

A taxa de mortalidade pode atingir até 43% dos casos.

Mecanismo de Patogenicidade

O mecanismo de patogenicidade de *V. vulnificus* é o de invasão.

Os fatores de virulência responsáveis pelo desencadeamento tão rápido dessas infecções fatais ainda não estão totalmente elucidados. No entanto, uma variedade de fatores tem sido implicada como determinante de virulência do *V. vulnificus* em modelos animais. Entre esses fatores estão incluídos:

Efeito do Ferro. Células de *V. vulnificus* crescem melhor em meios suplementados com uma fonte de ferro, como o radical heme, por exemplo. Um número significante de infecções humanas com este microrganismo ocorre em pacientes com hematocromatose ou alcoolismo, em que há aproximadamente 100% de saturação de transferrina de soro.

Citotoxina-Hemolisina. É uma toxina extracelular, antigênica, termolábil com atividade citolítica contra eritrócitos de mamíferos (hemolítica), e contra células de ovário de hamster chinês (CHO).

Esta citolisina tem peso molecular de 50,8kDa, apresentando uma DL_{50} para camundongos de 3µg/kg, após injeção intravenosa.

Essa toxina pode estar envolvida na produção das lesões cutâneas, características das infecções por *V. vulnificus*, como demonstrado pela degradação de algumas células e indução da liberação de histamina. No entanto, parece que a importância desta citolisina na patogenia das infecções por *V. vulnificus* é menor do que a de outros fatores, uma vez que cepas tornadas citolisina-negativa através de transposon, não foram afetadas no seu potencial de virulência. Além disso, cepas citolisina-positiva e citolisina-negativa apresentaram a mesma DL_{50}.

Papel da Cápsula. V. vulnificus apresenta duas morfologias coloniais distintas, designadas como opaca e translúcida. As opacas são encapsuladas, geralmente virulentas a camundongos. São soro-resistentes e podem utilizar o ferro ligado a transferrina para crescimento. As cepas que originam colônias translúcidas não apresentam cápsulas, são menos virulentas, são sensíveis ao soro e podem não se desenvolver em meios com ferro limitado, mesmo na presença de transferrina que esteja 100% saturada.

Medidas de Controle

O número de *V. vulnificus* na água aumenta quando a temperatura está na faixa de 13°C a 22°C. Deve-se, portanto, evitar o consumo de alimentos marinhos crus durante os meses de verão. Para que o número desta bactéria seja mantido baixo, é necessário que, logo após terem sido pescados ou colhidos, os alimentos sejam mantidos sob refrigeração ou ainda colocados em gelo, de forma a mantê-los em temperaturas inferiores a 5°C até serem consumidos. O tratamento com diacetil em concentração de 50ppm auxilia na redução do número dessa bactéria.

O aquecimento a temperaturas internas de 70°C destrói rapidamente todos os víbrios. Portanto, o cozimento adequado de todos os alimentos marinhos para consumo garante a segurança destes alimentos, não havendo relatos que associam o consumo de frutos do mar cozidos com casos humanos de infecções por *V. vulnificus*. A prevenção de infecções de feridas, por outro lado, parece ser mais difícil, uma vez que estas infecções podem ocorrer em pessoas aparentemente saudáveis.

AEROMONAS HYDROPHILA

Características do Microrganismo

As evidências quanto ao envolvimento de *Aeromonas* spp na etiologia de doenças gastrintestinais em seres humanos têm aumentado nos últimos anos. Por outro lado, seu papel como causador de infecções em hospedeiros imunodeprimidos já está bem determinado.

Apesar de até o momento não haver relatos sobre surtos de infecção alimentar causados por *A. hydrophila*, a sua presença em fezes de pacientes com diarréia, enteropatogenicidade apresentada em modelos animais e sua presença em vários alimentos levam a suspeitar de um agente infeccioso de origem alimentar.

Como *Plesiomonas*, o gênero *Aeromonas* também pertence à família *Vibrionaceae*, e apresenta dois grupos distintos: o primeiro é formado pela espécie *A. salmonicida*, microrganismo psicrotrófico e imóvel, sorologicamente homogêneo e parasita sob condições naturais, patogênico para peixes, incapaz de crescer a 37°C e não patogênico para o homem. O segundo grupo é formado por espécies móveis deste gênero e inclui *A. hydrophila*, *A. caviae* e *A. sobria*.

As espécies móveis do gênero *Aeromonas* são bacilos Gram-negativos, anaeróbios facultativos, com comprimento de 1-4,4µ e largura de 0,4-1,0µ. Seu flagelo é polar, geralmente monotríquio, com comprimento de 1,7µ. São heterotróficas, produtoras de oxidase e catalase e fermentadoras de carboidratos, com produção de ácido e gás.

Essas espécies são mesófilas, com temperatura ótima de crescimento de 28°C e máxima de 42°C. Muitas cepas multiplicam-se a 5°C tornando esse microrganismo especial no que se refere à saúde pública, uma vez que essa temperatura é considerada adequada para o controle do desenvolvimento de patógenos de origem alimentar.

As espécies de *Aeromonas* são tolerantes ao sal, desenvolvendo-se na presença de 4% de NaCl quando a temperatura de crescimento é de 28°C. Sabe-se, no entanto, que em concentrações de NaCl superiores a 1,5%, a velocidade de crescimento é menor. A tolerância ao sal é diminuída quando a temperatura é de 5°C.

A faixa de pH para seu crescimento é de 4,0-10,0, sendo mais tolerantes a ácidos na temperatura de 28°C do que a de 4°C.

Características da Doença

A. hydrophila e *A. sobria* são causadores de dois tipos de doença gastrintestinal, sendo que a mais comum apresenta características semelhantes à da cólera, com diarréia aquosa e febre moderada. O segundo tipo é caracterizado pela presença de muco e sangue nas fezes.

A diarréia provocada por *Aeromonas* spp geralmente é moderada e restrita. Porém, têm sido relatados casos severos de ambos os tipos de gastrenterite.

Outras infecções podem ser causadas por *Aeromonas* spp: septicemia, meningite e infecções em feridas e nos tratos respiratório e urinário.

Epidemiologia

As espécies móveis de *Aeromonas* spp são microrganismos aquáticos que ocorrem em águas doces, marinhas e estuários. Estudos realizados demonstram sua presença em maior número em águas fluentes ou salgadas do que em águas calmas ou doces. *A. hydrophila* foi isolada de amostras de água cujo pH está na faixa de 5,2 — 9,8 e temperaturas de 4°C a 45°C.

Essa bactéria também tem sido isolada de amostras de água clorada e de fezes de animais como vacas, carneiros, cavalos e porcos.

Em alimentos estão presentes nos de origem animal como peixes, camarões, ostras, caranguejos, carnes, frangos e leite cru, além de carne de porco e de vaca embaladas a vácuo, carnes cozidas, saladas pré-preparadas e água mineral engarrafada.

Como já citado, apesar de não haver relato de surto confirmado de origem alimentar por *A. hydrophila*, essa bactéria tem sido associada a casos esporádicos de gastrenterite.

Dois surtos ocorridos nos Estados Unidos, em 1982 e 1983, parecem ter sido causados por *Aeromonas hydrophila*.

Mecanismo de Patogenicidade

Cepas de *A. hydrophila* produzem dois tipos de enterotoxina: uma citotônica, semelhante à da cólera, e uma citotoxina. Já foi observada a ocorrência das duas simultaneamente.

A enterotoxina citotônica, separada das hemolisinas produzidas por *A. hydrophila* através do ponto isoelétrico e filtração em gel, provoca o arredondamento das células Y-1 (células da adrenal de camundongo), sem a destruição das mesmas, e estimula a síntese de AMP cíclico e secreção de esteróides nestas células. Além disso, provocam o acúmulo de fluidos em alça de íleo de coelho. Essa enterotoxina é inativada quando aquecida a 60°C por 20 minutos, mas estável se o aquecimento for a 56°C por 10 minutos. O peso molecular é de aproximadamente 15kDa e o ponto isoelétrico localiza-se entre 4,2 e 4,6.

No entanto, existem consideráveis evidências de que o principal fator de virulência seja a citotoxina, uma vez que causa não só o arredondamento das células, mas também a morte do tecido celular, apresentando ainda atividade biológica em camundongo recém-nascido e em alça de íleo de coelho.

Algumas cepas de *A. hydrophila* produtoras de beta-hemolisinas foram capazes de provocar acúmulo em alças ligadas de íleo de coelho, mas não provocaram diarréia em seres humanos quando ingeridas em níveis de 10^{10} unidades formadoras de colônias. A explicação mais provável para tal fenômeno é que as cepas enterotoxigênicas devem apresentar propriedades adicionais, tais como poder de invasão ou aderência à mucosa intestinal para causar diarréia.

Medidas de Controle

Devido às características psicrotróficas de *A. hydrophila*, o armazenamento à temperatura de refrigeração não é, por si só, um método adequado de prevenção da transmissão desta bactéria pelos alimentos. Conseqüentemente, outros métodos como o termoprocessamento são necessários.

PLESIOMONAS SHIGELLOIDES

Características do Microrganismo

O gênero *Plesiomonas* é composto por bacilos Gram-negativos, anaeróbios facultativos, catalase e oxidase positivos e fermentadores de açúcares.

Quando isolada pela primeira vez, em 1947, *P. shigelloides* foi classificada na família *Enterobacteriaceae*. Atualmente, pertence à família *Vibrionaceae*, juntamente com os gêneros *Aeromonas* e *Vibrio*.

As suspeitas sobre a sua patogenicidade datam de 40 anos atrás. Encontra-se amplamente disseminada e, informações recentes indicam ser a responsável por infecções oportunistas que, muitas vezes, resultam em morte. Além disso, pode causar gastrenterite moderada. Em muitos aspectos, esse microrganismo não é diferente de outros oportunistas, tais como *V. vulnificus*, *L. monocytogenes* e vários fungos.

O gênero *Plesiomonas* é facilmente diferenciado de outros pertencentes à família *Vibrionaceae*, em virtude da fermentação do inositol e da ausência de hidrolases extracelulares.

P. shigelloides não produz hemólise em ágar sangue e alguns pesquisadores observaram a presença de corpúsculos de inclusão (polifosfatos), que podem ser úteis na identificação do microrganismo.

Sorologicamente, o gênero *Plesiomonas* apresenta vários antígenos O e alguns H. Recentemente, foi demonstrada a presença de um antígeno enterobacteriano comum (CA), em culturas desta bactéria, sugerindo ser este microrganismo fortemente ligado à família *Enterobacteriaceae*.

Características da Doença

Os sintomas da gastrenterite causada por *P. shigelloides* são semelhantes aos de outras infecções causadas por bactérias Gram-negativas: diarréia (94%), dores abdominais (74%), náusea (72%), calafrios (49%), febre (37%), cefaléia (34%) e vômito (33%). Esses sintomas permanecem por uma semana ou mais. O período de incubação é de um a dois dias.

O tratamento da diarréia consiste no aumento da ingestão de líquidos e eletrólitos, uma vez que as fezes são aquosas e sem sangue. A antibioticoterapia é feita empregando-se cloranfenicol, gentamicina ou tetraciclina.

Epidemiologia

P. shigelloides já foi identificada como um dos agentes patogênicos ou único agente em estudos epidemiológicos sobre causas de diarréia.

Os alimentos que têm sido incriminados em surtos de enterite por bactérias desse gênero são: peixe salgado, caranguejos, ostras cruas ou assadas.

A água, não só para beber, como também para fins recreacionais, também tem sido relacionada a surtos causando não só enterite, como também outras infecções.

Os reservatórios dos microrganismos desse gênero incluem os seres humanos, aves, peixes, répteis, crustáceos e mamíferos.

Mecanismos de Patogenicidade

Os mecanismos de enteropatogenicidade de *P. shigelloides* ainda encontram-se em estudo. Contudo, poucas são as dúvidas relativas às infecções extra-intestinais.

Os testes da alça ligada de intestinos de coelho, Sereny, ensaio de camundongo recém-nascido são negativos para culturas de *Plesiomonas* e seus filtrados. Por outro lado, existem alguns relatos sobre a produção de toxinas termoestáveis e termolábeis por algumas cepas dessa bactéria, além de já ter sido isolada uma endotoxina que é um lipopolissacarídeo. Esta endotoxina é pirogênica para coelhos e letal para coelhos e camundongos.

Fungos Produtores de Micotoxinas

Os fungos são indesejáveis nos alimentos porque são capazes de produzir uma grande variedade de enzimas que, agindo sobre os alimentos, provocam a sua deterioração. Além disso, muitos fungos podem produzir metabólitos tóxicos quando estão se multiplicando nos alimentos. Estes metabólitos recebem a denominação genérica de "micotoxinas", e correspondem a produtos metabólicos secundários que, quando ingeridos com os alimentos, causam alterações biológicas prejudiciais tanto no homem como nos animais (micotoxicoses).

Casos de intoxicações por micotoxinas são conhecidos desde a Idade Média e atualmente acredita-se que mais de 100 substâncias tóxicas diferentes podem ser produzidas por, pelo menos, 80 espécies diferentes de bolores. Alguns bolores são capazes de produzir mais de uma micotoxina.

Por motivos didáticos, as micotoxinas e as micotoxicoses serão classificadas nos seguintes grupos:

a) Toxinas e micotoxicoses por *Aspergillus* spp.
b) Toxinas e micotoxicoses por *Penicillium* spp.
c) Toxinas e micotoxicoses por *Fusarium* spp.
d) Toxinas e micotoxicoses por *Claviceps* spp.

Toxinas e Micotoxicoses por *Aspergillus* spp

As aflatoxinas são as micotoxinas mais estudadas. São produzidas principalmente pelo *A. flavus* e *A. parasiticus*. São conhecidas as aflatoxinas B_1 e B_2, que recebem essa denominação por emitirem fluorescência azul (*blue*) quando expostas à luz ultravioleta de ondas longas, as aflatoxinas G_1 e G_2, que apresentam fluorescência verde (*green*) nessas condições, e a aflatoxina M, isolada de leite (*milk*). Estes compostos são derivados da cumarina, apresentando diferentes graus de hidroxilação.

A produção de aflatoxinas é favorecida pela temperatura de 23°C a 26°C, sendo produzida em maior quantidade quando o substrato é rico em carboidratos, gorduras e proteínas. As aflatoxinas são comumente encontradas no amendoim, semente de algodão, castanhas e grãos de outros cereais como milho.

As aflatoxinas podem ter atividade tóxica aguda em diversos animais (patos, coelhos, cachorros, cobaias), e pequenas quantidades são suficientes para causar danos hepáticos e hemorragias no trato gastrintestinal e na cavidade peritoneal. Além disso, as aflatoxinas têm propriedades hepatocarcinogênicas. Quando ingeridas em doses subletais, os animais apresentam hiperplasia biliar, isto é, uma multiplicação exagerada de células na região do duto biliar no fígado. Adicionalmente, há um acúmulo de gordura no fígado, responsável pela coloração amarelada deste órgão.

O emprego do calor na forma em que costuma ser utilizado no processamento de alimentos não causa a inativação completa das aflatoxinas. Assim, quando amendoins são torrados, a atividade das aflatoxinas B_1 e B_2 pode ser reduzida em 70% e 45%, respectivamente. O emprego de agentes químicos inativadores pode ser eficiente. A circulação de amônia sobre os grãos de milho durante o armazenamento tem se mostrado eficiente para inativação das aflatoxinas, mas apresenta o inconveniente de alterar a coloração dos grãos. O emprego de sulfitos e de bissulfitos no tratamento dos grãos parece ser eficiente para inativação dessas toxinas.

As ocratoxinas são produzidas principalmente pelo *A. alutaceus* (anteriormente denominado *A.ochraceus*), e são ésteres derivados da L-β-fenilalanina, sendo as mais importantes as ocratoxinas A e B. O *A. alutaceus* é um contaminante comum de nozes, castanhas, grãos de cereais (cevada, milho, trigo, aveia, soja, arroz, amendoim), frutas cítricas, algodão, pimenta-do-reino e alguns produtos fermentados orientais à base de peixe.

A ocratoxina A causa lesões renais e hepáticas em animais. No fígado causa acúmulo de gorduras e alterações nas mitocôndrias. Nos rins, seu efeito se dá por obstrução tubular. Poucas são as informações a respeito da ocratoxina B. Sabe-se que é menos tóxica que a ocratoxina A e que raramente é detectada em cereais.

A esterigmatocistina é outra micotoxina produzida por fungos desse gênero (*A. versicolor*, *A. nidulans* e *A. rugulosus*). Como as aflatoxinas, é hepatocarcinogênica, sendo conhecidos pelo menos oito compostos derivados diferentes, com ação por inibição de síntese de DNA. Sua ocorrência foi relatada em trigo, aveia e café.

Toxinas e Micotoxicoses por *Penicillium spp*

Inúmeras toxinas diferentes produzidas por fungos do gênero *Penicillium* são conhecidas.

A rubratoxina, produzida pelo *P. rubrum*, provoca doenças hemorrágicas em animais (aves, suínos, gado bovino). Sua produção está associada à produção de pigmentos vermelhos. O cereal mais comumente envolvido é o milho.

A patulina, produzida pelo *P. expansum*, *P. claviforme* e *P. urticae*, tem ação antibiótica. Sua produção ocorre principalmente em frutas em deterioração. Esta micotoxina é estável em condições ácidas, razão pela qual tem sido encontrada em sucos de frutas, principalmente maçãs.

A citrinina, produzida pelo *P. citrinum* e por outros bolores desse gênero, e a citreoviridina, produzida pelo *P. citreoviridae*, são encontradas em alguns alimentos fermentados consumidos pelos orientais, principalmente o arroz amarelo, cuja coloração é conseqüência da produção de pigmentos amarelos pelos bolores mencionados. A citrinina afeta os rins e causa doenças que se assemelham à glomerulonefrose e nefrose tóxica em animais experimentalmente inoculados. Animais inoculados com citreoviridina apresentam convulsões, paralisia dos membros traseiros, vômitos, problemas respiratórios e cardiovasculares.

Acido penicílico é também uma micotoxina de interesse e é produzida pelo *P. puberulum*, envolvendo principalmente o milho. Sua ação biológica é semelhante à da patulina.

Muitas outras toxinas produzidas por fungos do gênero *Penicillium* são conhecidas: luteosquirina, cicloclorotina, islanditoxina, eritrosquinina, rugulosina, ácido micofenólico, decumbina, ácido beta-nitropropanóico, ácido ciclopiazônico, griseofulvina, xantocilina, viridicatina, ácido viridicático, ciclopenina e ciclopenol.

Toxinas e Micotoxicoses por *Fusarium spp*

Os bolores do gênero *Fusarium* (*F. gramineum*, *F. tricinctum* e *F.moniliforme*) podem produzir pelo menos três tipos de micotoxinas: os tricotecenos, as fumonisinas e a zearalenona.

Os tricotecenos são sesquiterpenóides, sendo conhecidos cerca de 140 compostos diferentes. São os responsáveis por uma síndrome denominada ATA (aleucia tóxica alimentar). Estas micotoxinas são produzidas principalmente no trigo, cevada, aveia, centeio e milho, e sua produção é dependente das condições climáticas, ocorrendo principalmente quando a colheita é feita nos meses de inverno, quando a temperatura é mais baixa. Vários casos de micotoxicoses dessa natureza foram relatados após a II Guerra Mundial. Um desses casos ocorreu na Rússia em 1940 e provocou a morte de centenas de pessoas devido ao consumo de produtos assados preparados com milho armazenado por longo tempo a baixa temperatura.

A aleucia tóxica alimentar é uma doença grave e caracteriza-se por causar a destruição da medula óssea. Poucas horas após a ingestão do cereal contaminado, aparecem sintomas de queimação na boca, faringe, esôfago e estômago, seguida de gastrenterite caracterizada por vômitos e diarréia, que pode durar vários dias. Na fase seguinte aparecem os problemas sangüíneos: leucemia, agranulocitose, anemia e redução do número de plaquetas. A pele fica marcada por petéquias hemorrágicas subcutâneas, que evoluem para a necrose da pele e dos músculos imediatamente abaixo. Em seguida, os pulmões são também afetados com o surgimento de abcessos e hemorragias e o resultado final é a morte do indivíduo afetado. A taxa de mortalidade é bastante elevada (80%).

Os tricotecenos não são destruídos pelo aquecimento a 100°C, e podem permanecer ativos nos grãos por até seis anos. Tratamento com ácidos e álcalis também não afeta a atividade dessas toxinas.

As fumonisinas, produzidas pelo *F. moniliforme*, estão associadas a leucoencefalomalácia eqüina (LEME) e edema pulmonar em suínos (EPS).

A zearalenona, produzida pelo *F. graminearum*, é uma micotoxina que constitui um sério problema em rações à base de milho, representando um sério risco à criação de animais. Apresenta propriedades estrogênicas e causa o que se denomina "sindrome estrogênica" dos suínos e também de outros animais. Em fêmeas, a vulva fica edemaciada e, em casos graves, pode haver prolapso vaginal. Os ovários são também afetados, podendo ocorrer aborto. Nos machos observam-se atrofia dos testículos e aumento das glândulas mamárias.

A produção de zearalenona no milho e em outros cereais é favorecida por temperaturas alternadas (dias quentes, noites frias) e pelo excesso de umidade durante o armazenamento de grãos.

Toxinas e Micotoxicoses por *Claviceps spp*

Algumas espécies de *Claviceps* (*C. purpurea* e *C. paspali*) causam uma micotoxicose denominada ergotismo. Surtos de ergotismo foram muito comuns na história da humanidade e durante séculos sua ocorrência esteve associada ao consumo de cereais embolorados. Hoje em dia essas micotoxicoses são muito raras.

Duas formas de ergotismo são conhecidas:

— Ergotismo gangrenoso, que causa uma sensação de queimação nos pés e nas mãos, razão pelo qual antigamente esta doença era denominada "fogo-de-santo-antônio" e era encarada como um castigo divino. Há uma diminuição gradativa do fluxo sangüíneo para os pés e mãos, resultando em gangrena. Em casos graves, é necessária a amputação dos membros afetados.

— Ergotismo convulsivo, que é devido à ação neurotóxica do ergot. A forma convulsiva inicia-se com alucinações e, em casos graves, pode levar à morte.

O princípio ativo tóxico produzido por esses fungos recebe a denominação genérica de ergot, e é formado por pelo menos nove compostos ativos diferentes. São polipeptídeos derivados do ácido lisérgico (LSD).

O ergotismo está mais comumente associado ao consumo de alguns cereais, principalmente centeio, aveia, cevada e trigo. O fungo produz na planta uma estrutura de aspecto granuloso (*sclerotium*), de coloração marrom-avermelhada, que contém o material tóxico. Estes grãos podem ser contados e alguns países têm especificações para o número máximo tolerado nos cereais.

VIROSES DE ORIGEM ALIMENTAR

Características Gerais dos Vírus

Os vírus são considerados parasitas intracelulares obrigatórios, podendo parasitar não só animais e vegetais como também bactérias, fungos e algas. Para a síntese dos componentes necessários à sua estrutura, os vírus utilizam-se dos sistemas enzimáticos da célula parasitada. Cada partícula viral é constituída por um cerne de ácido nucléico (DNA ou RNA, nunca ambos), recoberto por uma camada protéica chamada cápside. O conjunto ácido nucléico-envólucro protéico constitui o nucleocápside.

A cápside é formada por múltiplas subunidades morfológicas denominadas capsômeros. Alguns vírus possuem ainda um envoltório de natureza glicoprotéica e/ou lipídica, que, às vezes, apresenta espículas salientes que lembram espinhos.

Os vírus têm tamanho bastante reduzido, variando entre 10 e 200nm. A grande maioria dos vírus tem seus elementos organizados segundo estruturas helicoidais e isométricas. Nos vírus de estrutura helicoidal os capsômeros organizam-se segundo simetria helicoidal, dispondo-se o ácido nucléico na parte interna das unidades protéicas, associado às mesmas. Nos vírus de estrutura isométrica, os capsômeros organizam-se segundo simetria icosaédrica, isto é, formando um corpo de 20 faces triangulares equiláteras, 12 vértices e 30 arestas. A grande maioria dos vírus de interesse em alimentos tem estrutura icosaédrica.

Os vírus são classificados de acordo com a natureza do ácido nucléico viral: RNA ou DNA. Os vírus de interesse em alimentos são todos RNA, normalmente de fita simples.

A multiplicação dos vírus ocorre inteiramente dentro da célula parasitada. O ciclo envolve as seguintes etapas: adsorção, penetração, desnudação, transcrição, tradução, replicação, maturação e liberação. A *adsorção* à célula hospedeira depende da existência de receptores específicos na membrana celular, em geral de natureza glicoprotéica, e também de estruturas especiais na partícula viral que podem ser as espículas ou ainda peptídeos na superfície viral. A *penetração* é mediada ou pela invaginação da membrana celular em volta da partícula viral ou pela fusão do invólucro viral com a própria membrana celular ou ainda pela simples penetração do vírus através da membrana celular. Na *desnudação*, o envoltório da partícula viral é removido pela ação de enzimas celulares e o ácido nucléico é liberado. Na transcrição, a partícula viral utiliza os mecanismos celulares para sintetizar m-RNA (RNA mensageiro), necessário para o processo de síntese protéica. Nos vírus RNA, o RNA viral pode funcionar como m-RNA ou ainda ser copiado para formar m-RNA à custa da ação de uma enzima RNA polimerase RNA dependente. Um terceiro mecanismo que pode ocorrer em certos vírus RNA envolve a ação de uma enzima chamada transcriptase reversa, que sintetiza DNA a partir de RNA viral. Nos vírus DNA, o DNA precisa ser transcrito para RNA, através de mecanismos que dependem das características do genoma viral. Na *tradução*, uma vez sintetizado, o m-RNA liga-se aos ribossomos celulares iniciando a síntese das proteínas virais. Na *replicação*, o genoma viral dá origem a novos genomas, e, na *maturação*, estes novos genomas acoplam-se às proteínas virais para formar novas partículas virais. Na *liberação*, a célula hospedeira sofre uma lise celular, liberando grandes aglomerados de partículas virais. Alguns tipos de vírus não causam essa lise celular, podendo permanecer associados indefinidamente à célula hospedeira.

Os vírus podem ser transmitidos diretamente de um hospedeiro para outro, podendo haver envolvimento de água e/ou alimentos na transmissão ("veículos"). Podem também ser transmitidos por via indireta, através de "vetores", que podem ser animais (vetores biológicos) ou mecânicos (fomites).

Vírus de Importância em Alimentos

As doenças virais humanas causadas pelo consumo de água e alimentos são relativamente poucas, merecendo destaque a hepatite A, a poliomielite e as gastrenterites por rotavírus e por vírus Norwalk. No Brasil, as estatísticas são poucas, mas nos Estados Unidos as viroses correspondem a cerca de 2% do total dos surtos de origem alimentar.

Hepatite A

O vírus da hepatite A é um vírus RNA de fita simples, pertencente ao grupo dos enterovírus. A hepatite A, anteriormente denominada hepatite infecciosa, transmite-se pela via fecal-oral, sendo a água e os alimentos contaminados os principais veículos durante as epidemias. Entre os alimentos, merecem destaque os moluscos bivalves, que podem contaminar-se durante seu cultivo em águas contaminadas. O consumo de moluscos crus tem sido incriminado em diversos casos de hepatite A, assim como saladas cruas. Na hepatite, o vírus atinge a mucosa intestinal e passa para o fígado pela via sangüínea do sistema porta. As lesões hepáticas consistem em necrose celular do parênquima hepático, proliferação nas células de Kupfer, com acúmulo de macrófagos, linfócitos e leucócitos nas áreas de necrose. O período de incubação varia de dois a seis meses. os paciente mantém sua capacidade infectante durante um período de duas a três semanas antes do aparecimento da icterícia (acúmulo de bilirrubina no sangue, responsável pela coloração amarelada da pele dos doentes), e duas semanas após a regressão deste sintoma. O vírus da hepatite A tem elevada resistência ao calor, suportando temperaturas de 60°C por meia hora.

Poliomielite

A poliomielite é uma virose do sistema nervoso, causada por um vírus que tem como hospedeiro natural o homem e como hábitat o intestino, sem risco para o hospedeiro quando este tem anticorpos em níveis protetores. Na ausência destes anticorpos, os vírus atingem o sistema nervoso central, atingindo as células da medula óssea, que são destruídas. Embora atualmente não ocorra em países desenvolvidos, vários casos de poliomielite causada por consumo de leite cru foram relatados entre os anos 1914 e 1950, nos Estados Unidos. Atualmente, esta doença está praticamente erradicada em muitos países devido ao advento de vacinas eficientes, à melhora nas condições de higiene durante a produção de alimentos e à pasteurização do leite. Água, verduras cruas e mariscos são também importantes vias de transmissão. É importante ressaltar que os poliovírus são excepcionalmente resistentes: sobrevivem em água não tratada por até 160 dias, em solo por até 120 dias e em mariscos por até 90 dias.

Gastrenterites por Rotavírus

Os rotavírus são vírus RNA de fita dupla, e causam gastrenterite principalmente em crianças com idade inferior a seis anos. Os rotavírus causam alterações no fluxo de água e eletrólitos no nível de mucosa intestinal, além de interferir no processo de reabsorção de fluidos intestinais, resultando em diarréia. Os vírus causam também lesões nas células do intestino delgado, principalmente nas da parede lateral e do topo das vilosidades. O processo infeccioso instala-se em cerca de 48 horas, regredindo após três a cinco dias. Os vírus, no entanto, podem ser eliminados por muitos dias após terem cessado os sintomas (até 40 dias). As gastrenterites por rotavírus são mais comuns nos meses de inverno. Água e alimentos podem ser importantes veículos de transmissão dos rotavírus.

Gastrenterites por Vírus Norwalk

Os vírus Norwalk são vírus RNA de fita simples, e tem esse nome devido à cidade norte-americana em que causaram um grande surto em 1968. Sua morfologia não é muito bem definida. Esses vírus são causadores de gastrenterites semelhantes àquelas causadas pelos rotavírus, mas são mais freqüentes no verão, e têm duração mais curta: 12 a 48 horas. O período de incubação é de 48 horas, e são afetados tanto adultos quanto crianças. Vários relatos de surtos de origem alimentar indicam que água, vegetais crus e pescado são os veículos mais importantes.

Medidas de Controle

A contaminação de alimentos com vírus pode ser primária e secundária. Exemplos de alimentos com contaminação primária são os vegetais que se contaminam nas plantações irrigadas com águas servidas ou fertilizadas com adubo humano, carnes provenientes de animais doentes e moluscos cultivados em águas contaminadas. A contaminação secundária ocorre durante o processamento, armazenamento, distribuição e preparação final dos alimentos, podendo ser indireta, através de vetores, ou direta, através de manipuladores. Estes últimos constituem-se no elemento de maior importância na contaminação de alimentos por vírus.

Detecção em Alimentos

Os testes laboratoriais de pesquisa de vírus em alimentos empregam culturas celulares obtidas de tecidos normais e tecidos neoplásicos e também o estudo morfológico das partículas virais nos alimentos através de microscopia eletrônica ou raios X. Estas técnicas são muito trabalhosas e de pouca aplicação para alimentos, sendo a presença dos vírus usualmente determinada de forma indireta, através da pesquisa de microrganismos indicadores de contaminação fecal. Convém lembrar que a correlação entre estas determinações tem sido bastante questionada.

BIBLIOGRAFIA

1. Alberto MJ, Ansaruzzaman M, Bardhan PK et al. A large epidemic of cholera-like disease in Bangladesh caused by *Vibrio cholerae* O139. Lancet 342:387-390, 1993.
2. Cliver DO (ed.). Foodborne diseases. Academic Press, San Diego, 395 p. 1990.
3. Doyle MP (ed.). Foodborne bacterial pathogens. Marcel Dekker. New York, 796 p. 1989.
4. Farber JM, Peterkin PI. *Listeria monocytogenes*: a foodborne pathogen. Microbiol. Rev. 55:476-511, 1991.
5. Hauschild AHW, Dodds KL. *Clostridium botulinum*: ecology and control in foods. Marcel Dekker, New York, 412 p, 1993.
6. Jay JM. Modern food microbiology. AVI. New York, 4th ed. 701 p, 1992.
7. Jones D. Current classification of the genus *Listeria*. In: Book of Abstracts 11th International Symposium on problems of Listeriosis. Copenhagen. p.7-8, 11-14 May, 1992.
8. Klontz KC, Lieb S, Screiber M et al. Syndromes of *Vibrio vulnificus* infections. Ann. Intern. Med. 109:318-323, 1988.
9. Ryser ET, Marth EM. *Listeria*, listeriosis, and food safety. Marcel Dekker, New York, 632p, 1991.
10. Sneath PHA, Mair NS, Sharpe ME, Holt JG (ed.). Bergey's Manual of Systematic Bacteriology. v.2 Williams and Wilkins Co. Baltimore, p.1235-1245, 1986.

5 Alterações Químicas Causadas por Microrganismos

Mariza Landgraf

O desenvolvimento de microrganismos nos alimentos pode levar a alterações em sua composição química, em suas propriedades organolépticas ou ainda na sua estrutura. Este processo, conhecido pelo homem desde há muito tempo, recebe o nome de deterioração ou biodeterioração. Os alimentos não são os únicos a sofrerem esse processo, mas outros materiais, como algodão, papel, madeira e, até mesmo, o aço também podem ser atacados. Em conseqüência, bilhões de dólares são perdidos anualmente.

Os casos mais comuns de biodeterioração são encontrados na produção agrícola e entre os alimentos, sendo as bactérias, os fungos, os roedores, os insetos e as doenças em vegetais os principais agentes causadores. Entre as doenças vegetais, podem ser citados o cancro cítrico e a antracnose na banana. Bactérias são responsáveis não apenas pela deterioração de carnes, leite e derivados, mas também pela perda de alimentos decorrente da presença de patógenos, como a *Salmonella*, que coloca em risco a saúde da população. Fungos são causadores da destruição de cereais. Nuvens de gafanhotos destroem colheitas inteiras de vegetais.

Este capítulo abrange, de modo geral, os aspectos bioquímicos das alterações causadas pelos microrganismos nos alimentos. No Capítulo 6, serão apresentadas as diversas alterações que podem ocorrer em diferentes grupos de alimentos.

DEGRADAÇÃO DE COMPONENTES QUÍMICOS DOS ALIMENTOS

CARBOIDRATOS

Os microrganismos metabolizam os carboidratos a fim de obter energia para o seu crescimento. A metabolização desses substratos pode ocorrer na presença de oxigênio — metabolismo oxidativo — quando há predominância de bactérias aeróbias ou anaeróbias facultativas, com produção de H_2O e CO_2 e sem o acúmulo excessivo de produtos intermediários, ou na ausência de oxigênio — metabolismo fermentativo — quando as bactérias anaeróbias estritas ou facultativas utilizam os carboidratos, acumulando os produtos intermediários ou finais e, conseqüentemente, afetando as características organolépticas do alimento.

Outras reações bioquímicas, como a glicólise anaeróbia, inversão da sacarose e a oxidação da glicose a ácido glicônico, também podem ocorrer.

Monossacarídios

Os monossacarídios, quando metabolizados pelo processo fermentativo — geralmente pela via de Embden-Meyerhof —, transformam-se em ácido pirúvico como substância intermediária e,

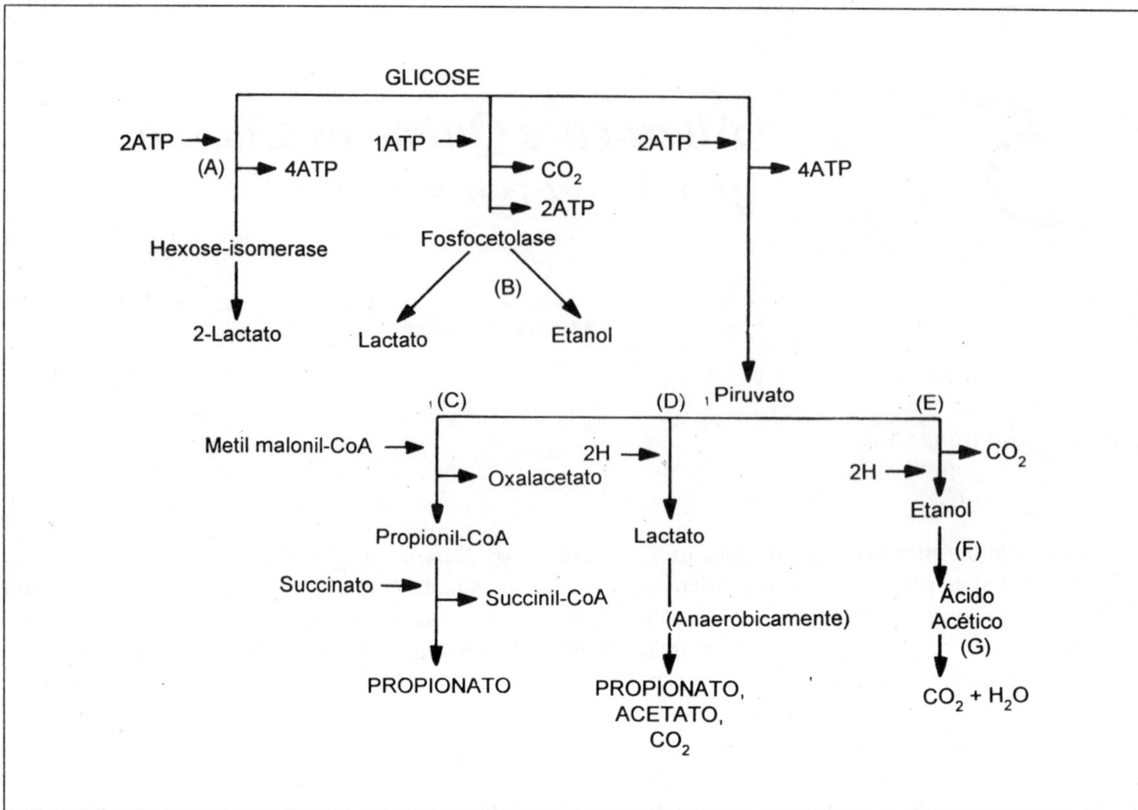

Fig. 5.1 — *Vias gerais para a produção de alguns produtos de fermentação a partir da glicose, por diversos microrganismos. A: láticos homofermentadores. B: Láticos heterofermentadores. C e D: Propionibacterium. E: Saccharomyces. F: Acetobacter* spp. *G: Acetobacter superoxidantes (Jay, 1992).*

conforme as condições nutricionais existentes, esse ácido é transformado em diferentes compostos químicos.

A Fig. 5.1 apresenta as diversas vias para a produção de alguns produtos de fermentação da glicose por vários microrganismos.

De acordo com o tipo de produto final formado, os processos de fermentação podem ser classificadas nos seguintes grupos:

Fermentação Lática

Realizada pelas bactérias pertencentes ao *grupo lático* ou *bactérias láticas.* Fazem parte deste grupo os seguintes gêneros bacterianos: *Lactobacillus, Leuconostoc, Pediococcus, Streptococcus, Lactococcus, Enterococcus, Carnobacterium* e *Vagococcus.*

Nesta fermentação há produção de ácido lático, podendo ser do tipo *homolática*, com maior quantidade desse componente em relação aos demais produtos formados, como diacetil, etanol e CO_2, ou *heterolática*, quando as proporções desses produtos são, praticamente, as mesmas.

As bactérias homofermentadoras, quando metabolizam pentoses podem mudar o padrão de fermentação produzindo além de ácido lático, também ácido acético.

Todos os membros dos gêneros *Pediococcus, Streptococcus, Lactococcus* e *Vagococcus* são homofermentadores, juntamente com algumas espécies de *Lactobacillus*. O gênero *Leuconostoc* e alguns lactobacilos são heterofermentadores. Estes são mais importantes do que os homofermentadores por produzirem substâncias responsáveis pelo aroma e sabor, tais como acetaldeído e diacetil.

As diferenças entre homo- e heterofermentadores têm base genética e fisiológica. Os homoláticos apresentam as enzimas aldolase e hexose-isomerase, mas não apresentam a fosfocetolase. Utilizam a via de Embden-Meyerhof-Parnas para produzir duas moléculas de lactato para uma de glicose. Já os heteroláticos apresentam a fosfocetolase, mas não a aldolase e a hexose-isomerase e, em vez de utilizarem a via de Embden-Meyerhof-Parnas na degradação de glicose, usam ou a do monofosfato-hexose ou a via das pentoses. Algumas características de cada gênero de bactéria lática são apresentadas a seguir.

Streptococcus. As bactérias pertencentes a esse gênero são homoláticas. Devido às alterações na sistemática bacteriana, várias espécies pertencentes a esse gênero foram reclassificadas. As espécies remanescentes foram divididas em dois grupos:

— *piogenes:* engloba as espécies patogênicas para o homem e animais, entre elas *S. pyogenes* (patógeno humano) e *S. agalactiae* (patógeno animal), que são encontradas no leite cru;

— *viridans:* a espécie *S. salivarus* subespécie *thermophilus* é empregada na produção de queijos — suíço e mozarela — e também de iogurtes.

Carnobacterium. São bacilos Gram-positivos, catalase negativa. As quatro espécies reconhecidas até o momento são: *C. divergens* (anteriormente *Lactobacillus divergens*), *C. piscicola* (anteriormente *L. piscicola*), *C. gallinarum* e *C. mobile*. Como já mencionado, são heterofermentadores, com a maioria crescendo a 0°C e nenhum a 45°C. Produzem gás a partir da glicose. Ao contrário dos lactobacilos, não crescem em meio com acetato e não sintetizam ácido oléico. São encontrados em carnes embaladas a vácuo e produtos semelhantes, bem como carnes de peixe e de frango.

Lactococcus. Esse gênero contém algumas espécies que anteriormente pertenciam aos gêneros *Streptococcus* (grupo sorológico N de Lancefield) e *Lactobacillus*. Crescem a 10°C mas não a 45°C. O principal produto de fermentação é o ácido L-lático. As espécies reconhecidas são: *Lactococcus lactis* subespécie *lactis* (anteriormente *Streptococcus lactis* subespécie *lactis*), *Lactococcus lactis* subespécie *cremoris* (anteriormente *S. lactis* subespécie *cremoris*), *L. lactis* subespécie *hordinae* (anteriormente *Lactobacillus hordinae*), *L. lactis* subespécie *diacetilactis* (anteriormente *S. lactis* subespécie *diacetilactis*), *L. garviae* (anteriormente *S. garviae*), *L. plantarum* (anteriormente *S. plantarum*) e *L. raffinolactis* (anteriormente *S. raffinolactis*).

As subespécies *lactis* e *cremoris* de *L. lactis* são utilizadas como culturas *starters* na produção de queijo e de alguns tipos de manteiga. A subespécie *lactis* está sempre relacionada ao azedamento do leite cru.

Pediococcus. São homofermentadores, com bom crescimento em salmouras com concentração de até 5,5% de NaCl. No entanto, o crescimento torna-se bem reduzido em concentrações de 10%. A faixa de temperatura para seu crescimento é de 7°C a 45°C. Essas bactérias já foram isoladas de vegetais em salmoura e de bebidas alcoólicas em processo de deterioração devido à produção de diacetil, substância indesejável neste caso. Em decorrência do aroma desagradável, o diacetil é inaceitável, principalmente em sucos cítricos.

Leuconostoc. São cocos Gram-positivos, catalase negativa, heterofermentadores. *L. mesenteroides* subespécie *dextranicum* e *L. mesenteroides* subespécie *cremoris* atuam sobre o ácido cítrico do leite e produzem substâncias flavorizantes.

Algumas características das espécies de *Leuconostoc* que as tornam importantes em alimentos são:

— produzem diacetil e outras substâncias aromatizantes;

— toleram concentrações salinas altas, o que lhes permite iniciar a fermentação lática, por exemplo, em chucrute, produzindo quantidade de ácido suficiente para inibir as bactérias não-láticas;

— toleram altas concentrações de açúcares crescendo, portanto, em xaropes, misturas para sorvetes etc.;

— produzem gás (CO_2) em quantidades consideráveis, a partir de açúcares, provocando o aparecimento de orifícios ("olhos") em queijos, deterioração em xaropes e outros alimentos com alto teor de açúcar, além de participarem da fermentação de alguns queijos;

— produzem alta quantidade de mucilagem em meios contendo açúcares. Conseqüentemente, são utilizados na produção de dextrana, mas, na indústria açucareira, tanto de cana-de-açúcar como na de beterraba, essa mucilagem é altamente prejudicial, pois pode bloquear uma linha de produção devido ao entupimento do encanamento.

Lactobacillus. São bacilos Gram-positivos e catalase negativa. Os *Lactobacillus* isolados de alimentos são microaerófilos existindo, no entanto, cepas anaeróbias, principalmente em fezes humanas e rúmen. Ocorrem na maioria dos vegetais juntamente com outras bactérias láticas e também em laticínios. Recentemente foi descrita a espécie *L. suebicus* isolada de pastas de pêra e maçã, capaz de crescer em pH 2,8 e em 12% a 16% de etanol.

Esse gênero apresenta espécies homoláticas e heteroláticas. São importantes em alimentos porque:

— apresentam capacidade de fermentar açúcares com produção de quantidade considerável de ácido lático. São, portanto, utilizados na produção de laticínios e de vegetais fermentados. No entanto, são microrganismos que causam a deterioração de vinhos e cervejas;

— são produtores de gás e outros produtos voláteis (espécies heterofermentadoras) podendo provocar a deterioração de alimentos como queijo suíço (*L. fermentum*) ou de vinhos (*L. hilgardii*);

— a maioria é termodúrica, sobrevivendo à pasteurização e outros processamentos térmicos, podendo causar a deterioração nos alimentos submetidos a esses processos, como acontece com o coalho do queijo suíço ou queijos similares;

— são ainda úteis na determinação de vitaminas em alimentos, uma vez que são incapazes de sintetizá-las. Apresentam grande dificuldade para se desenvolver em alimentos com baixo teor vitamínico.

Algumas espécies de *Lactobacillus*, por crescerem a temperaturas de refrigeração, já foram isoladas de alimentos cárneos embutidos, como é o caso do *L. viridescens*, que causa o esverdeamento desses produtos.

Fermentação Alcoólica

Neste tipo de fermentação, característico de leveduras e bactérias do gênero *Zymomonas*, o piruvato é convertido a CO_2 e acetaldeído, sendo este reduzido a etanol.

Entre os microrganismos fermentadores produtores de álcool, as leveduras do gênero *Saccharomyces* são as mais importantes. Os microrganismos desse gênero encontram-se amplamente distribuídos na natureza, estando associados tanto à deterioração como à produção de alimentos. Como deteriorantes, são causadores de alterações em frutas e produtos derivados, açúcar, maionese, molhos para salada, laticínios, vinagre e mel. Na produção de alimentos, tomam parte no processo fermentativo de produção de cerveja (*S. cerevisiae*), de produtos de panificação (*S. uvarum*) e vegetais fermentados, por exemplo.

Embora não seja o único responsável pela fermentação alcoólica de seivas de plantas das Américas Central e do Sul, Ásia e África, *Zymomonas* é sempre o microrganismo dominante, sendo provavelmente o responsável pela formação da maioria do álcool (produto desejado) nas bebidas. Esse microrganismo é também responsável por deterioração de sucos de frutas como cidra de maçã e de peras. Pode ser, além disso, constituinte da microbiota deteriorante de cerveja. Neste alimento é responsável pelo sabor desagradável de "maçã podre" devido a traços de acetaldeído e H_2S produzidos.

Como as bactérias acéticas utilizam o etanol oxidando-o a ácido acético, essas bactérias podem depender da atividade da *Zymomonas* que fermenta glicose produzindo o substrato de seu crescimento, o etanol.

Fermentação Ácida Mista ou Fórmica

Os produtos desse tipo de fermentação são ácido lático, ácido acético, ácido succínico e ácido fórmico. Essa via fermentativa é utilizada pela maioria das bactérias pertencentes à família *Enterobacteriaceae*.

Durante essa fermentação, em alguns casos, há acúmulo de ácido e o pH atinge valores inferiores a seis levando, então, alguns gêneros bacterianos a produzirem a enzima hidrogenilase fórmica que transformará o ácido fórmico em $CO_2 + H_2$. Os gêneros *Escherichia*, *Salmonella*, *Proteus* são produtores de gás. O gênero *Shigella*, por exemplo, não produz gás, apesar de produzir ácido.

Fermentação Butanodióica

Basicamente ocorre a mesma reação que na fermentação mista, porém com menor produção de ácido. O aceptor de elétrons, neste caso, é a acetoína (butanodiol), que é reduzida a 2,3 butilenoglicol. Os produtos formados nesta fermentação são neutros. Quando o 2,3 butilenoglicol é exposto ao ar, ocorre oxidação e parte é transformada, novamente, em acetoína.

Serratia, *Enterobacter* e *Bacillus* são alguns dos gêneros que utilizam essa via fermentativa. A presença de *Serratia* em alimentos causa o aparecimento da cor vermelha em sua superfície, sendo *S. marcescens* a espécie mais comum. *Enterobacter* é um dos membros do grupo coliforme utilizado como indicador de higiene. *B. polymyxa* e *B. macerans* são importantes deteriorantes em ervilhas, aspargos, espinafre, pêssegos e tomates enlatados. Como apresentam baixa resistência térmica, a via de entrada desses microrganismos ocorre, provavelmente, através de pontos de vazamento existentes na costura da lata.

Fermentação Butírica

Nesse processo há predominância da formação de ácido butírico, além de ácido acético, CO_2, H_2, acetona, isopropanol e n-butanol. As bactérias envolvidas são denominadas *bactérias butíricas*. A fermentação butírica é realizada por certos anaeróbios estritos, sendo típica do gênero *Clostridium*.

Nesse gênero há espécies patogênicas veiculadas por alimentos, como *C. botulinum* e *C. perfringens*, e espécies não-patogênicas. As espécies *C. butyricum* e *C. pasteurianum* são importantes agentes deteriorantes de alimentos ácidos ou de média acidez envasados ou enlatados, termoprocessados. Devido à formação de gases — CO_2 e H_2 —, ocorre o estufamento da lata. Existem espécies que também são putrefativas como *C. sporogenes*, *C. putrefaciens* e *C. botulinum*.

Fermentação Propiônica

Realizada pelas *bactérias propiônicas*. Os produtos finais são ácido propiônico, ácidos acético e succínico, além do CO_2. Durante a produção do queijo tipo suíço, essa fermentação ocorre após a fermentação lática e coagulação da caseína. O ácido propiônico contribui para o sabor e o aroma, enquanto o CO_2 formado é responsável pelos orifícios, característicos desse queijo.

Esse tipo de fermentação é feito por *Propionibacterium*, sendo que algumas espécies são também capazes de produzir pigmentos, que podem causar mudanças de coloração em queijos.

Polissacarídios

Poucos microrganismos são capazes de hidrolisar polissacarídios.

Entre os polissacarídios hidrolisáveis por microrganismos, os mais importantes são:

Amido. É um componente de reserva de várias plantas. Devido a enzimas extracelulares como diástase e amilase, produzidas por determinadas bactérias e bolores (*microrganismos amilolíticos*), o amido pode ser hidrolisado diretamente à glicose ou ser transformado em compostos intermediários, como a maltose. Exemplo: *Bacillus*.

Celulose. A celulose é considerada uma substância fibrosa primária em plantas. Poucas espécies bacterianas metabolizam este polissacarídio, ao contrário do que ocorre com os bolores. São denominadas *bactérias celulolíticas* e produzem celulases, que degradam a celulose diretamente à glicose ou a produtos intermediários, como a celobiose. A presença de substâncias que são mais facilmente metabolizadas, como a glicose, reprime a produção de celulases. Exemplo: *Clostridium*.

Pectinas. São polímeros de ácido galacturônico com grupos carboxilas esterificados por radicais metila. As pectinas são encontradas nas paredes celulares e espaços intercelulares dos tecidos vegetais.

As pectinas encontram-se, na maioria das vezes, ligadas à celulose, formando um complexo insolúvel em água, a protopectina. Durante o amadurecimento das frutas ocorre a quebra dessa molécula, havendo liberação da pectina.

Alguns microrganismos, chamados *pectinolíticos*, produzem em vegetais a deterioração denominada "podridão mole", decorrente justamente da produção de enzimas pécticas por esses microrganismos. Essas enzimas são: pectinesterase, poligalacturonidase e pectato-transeliminase. Exemplo: *Erwinia* spp.

SUBSTÂNCIAS INTERMEDIÁRIAS DO METABOLISMO DE CARBOIDRATOS

Algumas bactérias utilizam os compostos intermediários formados durante o metabolismo de carboidratos, ocasionando alterações nos alimentos. Podem ser citadas:

1 —Bactérias acéticas ou produtoras de ácido acético: são bactérias que realizam uma oxidação incompleta de álcoois, provocando o acúmulo de ácidos orgânicos como produto final. O ácido acético é produzido quando se tem o etanol como substrato.

Outra propriedade importante das bactérias produtoras de ácido acético é sua alta tolerância a condições ácidas, com muitas cepas sendo capazes de se desenvolver em pH inferior a 5.

Os gêneros pertencentes a esse grupo são: *Gluconobacter* e *Acetobacter*. Este, diferentemente do anterior, é ainda capaz de oxidar o ácido acético a CO_2 e H_2O. Essa diferença está relacionada com a presença do ciclo completo do ácido cítrico no gênero *Acetobacter*. Devido a essas diferenças no potencial oxidativo, os gluconobacters são algumas vezes denominados suboxidativos e os acetobacters de superoxidativos.

As bactérias do ácido acético são freqüentemente isoladas de vinhos e sucos de frutas com álcool, como cidra, e, provavelmente, desenvolvem-se em frutos e flores ricos em açúcares, onde é comum a fermentação alcoólica mediada por leveduras.

Culturas de bactérias acéticas são empregadas na produção de vinagre. Ao mesmo tempo, são importantes agentes da deterioração de alimentos ácidos.

2 —Descarboxilação de ácido pirúvico: essa reação leva à formação de acetaldeído e CO_2. O acetaldeído pode, entre outras reações, ser condensado formando acetoína (ou acetilmetilcarbinol). Este composto pode ser oxidado a diacetil, que é responsável pelo aroma de manteiga bastante pronunciado em sucos cítricos, por exemplo.

PROTEÍNAS

As proteínas são cadeias de aminoácidos unidos por ligações peptídicas que podem ser destruídas por hidrólise catalisada por enzimas. De maneira geral, as proteínas são degradadas, através de proteinases a peptídeos e em seguida aminoácidos, através de peptidases.

Os microrganismos só conseguem aproveitar as moléculas menores de proteína, os peptídios, e não a proteína intacta, pois esta não consegue atravessar a membrana celular. Para tanto, alguns microrganismos tais como *Clostridium, Bacillus* e *Pseudomonas,* e, ocasionalmente, espécies de outros gêneros, secretam enzimas extracelulares que rapidamente hidrolisam moléculas de proteínas a peptídios solúveis e aminoácidos. Algumas bactérias secretam enzimas que hidrolisam uma grande variedade de substrato protéico; outras secretam enzimas que preferencialmente hidrolisam gelatina ou colágeno. Essas gelatinases e colagenases são de importância em produtos cárneos.

A putrefação, um tipo de biodeterioração protéica, facilmente detectada, resulta da ação de microrganismos sobre aminoácidos, nucleotídios e outros compostos nitrogenados de baixo peso molecular. Nesta reação ocorre a formação de substâncias de odor pútrido (mercaptanas, aminas etc.). A ruptura da molécula protéica provoca, entre outros defeitos no alimento, alterações na textura, como o amolecimento dos tecidos, e alterações no aroma. Quanto mais avançado estiver o processo de deterioração, mais marcantes serão as alterações verificadas nos alimentos.

Somente após a utilização dos compostos de baixo peso molecular disponíveis é que os microrganismos irão atacar as proteínas de maior peso molecular.

Dependendo do tipo de microrganismo, da temperatura, da quantidade de O_2 disponível e das possíveis substâncias inibitórias presentes, a degradação dos aminoácidos pode ocorrer através da:

— *desaminação oxidativa ou redutora*: a desaminação oxidativa produz amônia e alfa-cetoácidos correspondentes, sendo estes utilizados como fonte de energia pelos microrganismos. A desaminação redutora é realizada somente por anaeróbios estritos, produzindo amônia e ácidos orgânicos. Algumas vezes, a deterioração de pescados é detectada através da produção de ácidos orgânicos voláteis de baixo peso molecular, tais como ácidos fórmico, acético, propiônico, butírico e outros;

— *desaminação redutora e oxidativa:* essa reação é conhecida como reação de Stickland. Os clostrídios metabolizam aminoácidos através dessa reação, que envolve a combinação da desaminação oxidativa da L-alanina com a desaminação redutora de um outro aminoácido, glicina por exemplo, dando como produtos ácido acético, CO_2 e amônia. Além da alanina, outros aminoácidos, como valina, leucina e isoleucina, podem atuar como doadores de hidrogênio na reação de Stickland, formando ácido isobutírico, ácido isovalérico e ácido alfa-metilbutírico como produtos finais, respectivamente.

Somente a glicina, a prolina e a hidroxiprolina são redutivamente clivadas através da reação de Stickland, com a prolina e a hidroxiprolina sendo convertidas, respectivamente, aos ácidos γ-aminovalérico e γ-amino-α-hidroxivalérico.

— *descarboxilação:* há remoção do grupamento carboxila por enzimas descarboxilases específicas. A descarboxilação anaeróbia produz diferentes aminas. As mais conhecidas são histamina, cadaverina e putrescina provenientes, respectivamente, dos aminoácidos histidina, lisina e ornitina. Essas aminas são voláteis e utilizadas como índice químico da qualidade do pescado;

— *produção de H_2S*: esta substância, produzida a partir de aminoácidos contendo enxofre em sua molécula, como cisteína ou metionina, é conhecida devido ao odor característico de ovo podre que confere a produtos protéicos deteriorados. Entre as bactérias produtoras de H_2S, *Desulfotomaculum nigrificans* é uma das mais conhecidas como deteriorante de alimentos envasados ou enlatados, produzindo H_2S a partir da cisteína;

— *decomposição do radical do aminoácido*: neste tipo de deterioração, os microrganismos produzem substâncias características, como o indol, a partir do triptofano. O indol é usado como índice químico de qualidade do pescado.

Outras substâncias nitrogenadas não-protéicas também são utilizadas pelos microrganismos. As amidas, imidas e uréia podem ser transformadas em grande quantidade de amônia; guanidina e creatina, quando degradadas, originam uréia e amônia e a biodeterioração de aminas, purinas e pirimidinas leva à produção de uréia.

Entre as substâncias nitrogenadas não-protéicas, a redução do óxido de trimetilamina (TMAO) a trimetilamina (TMA) é de grande importância na avaliação da qualidade do pescado, uma vez que apresenta aroma característico e pronunciado.

Ao contrário do que ocorre na deterioração de carboidratos, na qual há uma queda do pH devido à produção de ácidos, na biodeterioração protéica verifica-se, ao contrário, uma elevação do pH. Essas alterações nos valores do pH são indicadoras da degradação dessas substâncias.

LIPÍDIOS

Os principais lipídios presentes em alimentos são ésteres de glicerol e ácidos graxos, denominados triglicerídios. A estrutura geral é apresentada na Fig. 5.2.

Os radicais R_1, R_2 e R_3 são ácidos graxos, que podem ser idênticos ou não nas três posições.

Os óleos puros e as gorduras não são atacados por microrganismos, uma vez que eles não crescem na ausência de água. No entanto, nos alimentos gordurosos que também contêm água, a situação é diferente. Uma vez que a interação entre água e gordura é baixa, a existência de uma fase aquosa associada à gordura é suficiente para o desenvolvimento microbiano. É o que acontece em alimentos como margarina, manteiga e creme de leite.

As gorduras podem ser transformadas por reações de hidrólise, oxidação e outros processos, em compostos que acarretam modificações agradáveis ou não no aroma do alimento.

A deterioração da gordura é conhecida como rancificação. Existem dois tipos de rancificação: a hidrolítica, geralmente de origem enzimática podendo ser causada por microrganismos, e a oxidativa, que não depende da ação de microrganismos.

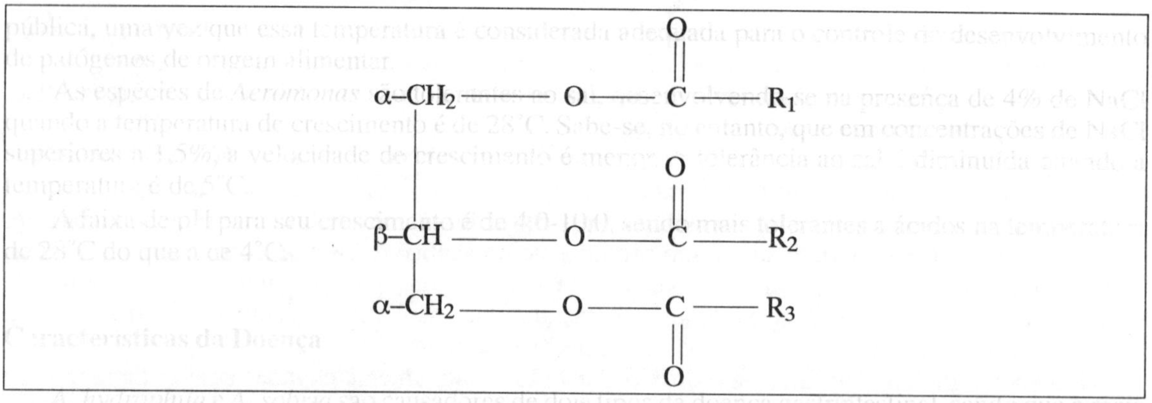

Fig. 5.2 —*Estrutura geral dos triglicerídios.*

Algumas bactérias como *Pseudomonas fragi, P. fluorescens*, fungos (por exemplo, *Penicillium roqueforti, Rhizopus oligosporus, Thamnidium elegans*) e leveduras, como *Candida lipolytica* e *C. fresenii*, produzem lipases que liberam ácidos graxos nas posições 1-3 ou α-α' de um triglicerídio muito mais rapidamente do que na posição 2 ou β da molécula do triglicerídio.

Outros microrganismos, no entanto, como *Aspergillus flavus, Staphylococcus aureus* e *Geotrichum candidum*, hidrolisam, de preferência, os grupamentos de ácido graxo ligados na posição 2 ou β do triglicerídio.

Microrganismos lipolíticos produzem cetonas metiladas e ácidos graxos voláteis a partir de óleos e gorduras. Entre eles podem ser citados *C. lipolytica, P. roqueforti, G. candidum* e micrococos que produzem cetonas metiladas juntamente com seus álcoois secundários correspondentes. Essas substâncias originam-se diretamente do metabolismo de ácidos graxos livres liberados pela β-oxidação, resultando no β-cetoácido correspondente. Este β-cetoácido pode, então, sofrer uma descarboxilação originando a metilcetona correspondente ou a acetil-coA e ácidos graxos de cadeia menor por clivagem. As moléculas de acetil-coA são subseqüentemente oxidadas a CO_2 através do ciclo do ácido tricarboxílico.

A rancificação oxidativa produz substâncias com aroma pronunciado e desagradável devido à decomposição dos hidroperóxidos em compostos carbonílicos (misturas de cetonas e aldeídos saturados e insaturados). Na rancificação hidrolítica ocorre a liberação de ácidos graxos das moléculas de triglicerídios, sendo que os de cadeia curta, como o butírico, capróico e caprílico, causam odores estranhos nos alimentos nos quais estão presentes.

Os fosfolipídios são hidrolisados por enzimas específicas — as fosfolipases — que recebem diferentes letras em sua designação: fosfolipase A, fosfolipase B, fosfolipase C e fosfolipase D, dependendo da ligação éster na qual ela age. As fosfolipases A e B clivam ésteres de ácidos graxos, enquanto que as fosfolipases C e D hidrolisam ligações éster-fosfato.

OUTRAS DETERIORAÇÕES

Entre outras deteriorações ou alterações que ocorrem devido ao crescimento microbiano, levando à rejeição do alimento, podem ser citadas as modificações na viscosidade e as alterações de cor devido à produção de pigmentos ou ao crescimento do micélio de bolores.

ALTERAÇÕES NA VISCOSIDADE

Assim como alguns microrganismos são capazes de hidrolisar polissacarídios, existem aqueles que realizam o processo inverso, isto é, polimerizam dissacarídios sintetizando os polissacarídios. *Leuconostoc mesenteroides, B. subtilis* e *E. coli*, por exemplo, utilizam sacarose e maltose para a produção de amiloses e dextranas. Essas substâncias alteram o alimento, produzindo limo superficial em alimentos sólidos ou alterando a viscosidade dos alimentos líquidos. No leite, por exemplo, o crescimento de *Enterobacter aerogenes* e *Alcaligenes* causa o aumento da viscosidade. *L. mesenteroides*, *B. subtilis* e *E. coli* alteram a viscosidade do leite e de sucos concentrados. Cepas de *Lactobacillus plantarum*, por exemplo, afetam principalmente bebidas — cerveja — e produtos de origem vegetal, como chucrute e outros. As *Pseudomonas* provocam o aparecimento de limosidade superficial em carnes frescas refrigeradas.

Alterações na Coloração

As alterações na coloração do alimento podem ser provocadas por diversos gêneros bacterianos produtores de pigmentos. Esses pigmentos, quando hidrossolúveis, difundem-se pela água livre do alimento podendo ser visualizados não apenas no local do crescimento bacteriano mas também em outros pontos. Os lipossolúveis, por sua vez, só serão visíveis nos pontos onde houver crescimento bacteriano.

Entre as bactérias produtoras de pigmentos podem ser citadas as do gênero *Serratia*, pertencentes à família *Enterobacteriaceae*, cujos pigmentos, insolúveis em água, variam do róseo ao vermelho. Pigmentos de cor amarela, laranja ou vermelha, também insolúveis em água, são produzidos por *Flavobacterium*. Violaceína, substância insolúvel em água de cor violeta, é produzida por *Chromobacterium*. Os gêneros *Halococcus* e *Halobacterium*, halófilos importantes na deterioração de produtos cárneos e de pescados, desidratados e salgados, produzem pigmento denominado bactorubeína, de cor que varia do róseo ao vermelho.

As bactérias do gênero *Pseudomonas* são importantes no que se refere à deterioração de alimentos, produzindo pigmentos de diferente natureza e coloração. Entre eles tem-se os pigmentos fluorescentes de coloração amarelo-esverdeada quando sob luz ultravioleta em comprimento de onda inferior a 260 nm, e os não-fluorescentes, de coloração verde (clororafina), laranja (fenazina) ou azul (piocianina). Todos esses pigmentos são hidrossolúveis.

Alterações Devidas ao Crescimento de Bolores e Leveduras

Os bolores e leveduras apresentam características fisiológicas similares, conforme visto anteriormente.

Ao se comparar a velocidade de multiplicação de bactérias, bolores e leveduras constata-se que as primeiras apresentam o menor tempo de geração. Por isso, são os principais agentes deteriorantes quando o alimento oferece condições ideais para sua multiplicação. Se, no entanto, existirem condições seletivas, como pH ácido, atividade de água inferior a 0,94, temperatura entre 25-28°C e substrato rico em carboidratos, os microrganismos predominantes serão as leveduras.

As leveduras apresentam duas características distintas: podem ser deterioradoras ou promotoras do processo tecnológico. Um exemplo típico é o *Saccharomyces cerevisiae*, utilizado na obtenção de vinhos e álcool etílico, mas, quando presente em sucos de frutas ou bebidas carbonatadas, pode ser agente deteriorante.

Os vegetais são o hábitat desses microrganismos, uma vez que são ricos em carboidratos, substâncias importantes para seu desenvolvimento.

A ação das leveduras sobre as proteínas e outras substâncias nitrogenadas é praticamente nula. Por outro lado alguns gêneros, como *Candida* e *Torulopsis*, são capazes de atuar sobre os lipídios.

A utilização dos carboidratos pode ser em aerobiose ou anaerobiose, num processo respiratório ou oxidativo.

Leveduras oxidativas, também conhecidas como *film yeasts*, apresentam-se rugosas e brancas, crescendo na superfície de alimentos ácidos como picles e sucos envasados em jarras de vidro, além de também aparecerem na superfície de dornas ou tanques de fermentação. Essas leveduras, ao utilizarem ácidos orgânicos e álcoois, elevam o pH do produto. Podem ser citadas espécies dos gêneros *Pichia*, *Hansenula*, *Debaryomyces*, *Candida* e *Trichosporon*. Com a elevação do pH pode ocorrer o desenvolvimento de microrganismos pouco resistentes a ácidos, como é o caso dos patógenos, entre eles de *C. botulinum* em picles e outros alimentos ácidos.

Entre as leveduras, o *Zigosaccharomyces bailii* é uma das mais estudadas como agente de deterioração. É uma levedura osmófila, crescendo em meios com até 70% de glicose, além de tolerar concentrações moderadas de etanol, 10% de NaCl e apresentar resistência a alguns conservadores químicos, como benzoato e sorbato de sódio.

Os bolores, por serem em absoluta maioria microrganismos aeróbios, apresentam apenas metabolismo oxidativo, com CO_2 e H_2O como produtos finais do metabolismo de carboidratos.

Estes microrganismos, ao contrário das leveduras, são ativos produtores de enzimas capazes de hidrolisar os polissacarídios — amido e pectina, por exemplo —, sendo algumas espécies do gênero *Aspergillus* importantes nesse tipo de deterioração. *Byssochlamys*, bolor com a peculiaridade de se desenvolver em anaerobiose, causa deterioração em vegetais envasados, devido à sua atividade pectinolítica. Alguns bolores também são produtores de proteinases extracelulares, e espécies dos gêneros *Alternaria, Aspergillus, Penicillium, Mucor* e *Rhizopus* apresentam atividade lipolítica.

Os bolores tornam o alimento inaceitável para o consumo quando seu crescimento, representado pelo micélio, é visível. O micélio é uma massa de hifas que pode apresentar diferentes aspectos: seco e pulverulento, úmido, gelatinoso, compacto ou não, com aparência cotonosa; pode ser incolor ou colorido com tonalidades de vermelho, amarelo, castanho, verde cinza ou preto.

Outro grupo de bolor importante é o que provoca deterioração em grãos ou cereais armazenados. São os "bolores de armazenamento". Exemplo: *Aspergillus glaucus, A. candidus, A. flavus* e *Penicillium* spp. Algumas espécies produzem micotoxinas tornando importante o controle da proliferação desses microrganismos em alimentos.

Os bolores são responsáveis por grandes perdas nas produções de frutas, cereais e hortaliças, por serem agentes fitopatogênicos.

A presença de micélio, de fragmentos de hifas e de esporos em alimentos industrializados é razão para a rejeição do produto, uma vez que tal fato indica utilização de matéria-prima de má qualidade ou falhas higiênicas durante o processamento.

Alguns bolores são psicrotróficos, provocando a deterioração de alimentos refrigerados. Exemplos: espécies de *Penicillium, Cladosporium, Trichothecium* e *Aspergillus*. Os alimentos salgados e parcialmente desidratados podem ser deteriorados por espécies halófilas de bolores, como é o caso da alteração denominada *dun* em bacalhau salgado, ocasionada por *Sporendonema expizoun*. Essa alteração é caracterizada principalmente por pequenos tufos ou pontos de cor preta ou castanho na superfície do alimento.

BIBLIOGRAFIA

1. Banwart GJ. Basic food microbiology. 2nd ed. New York, AVI, p. 431, 1989.
2. Brock TD, Madigan MT, Martinko JM, Parker J. Biology of microorganisms. 7th ed. Englewood Cliffs, Prentice-Hall International, Inc., 909p, 1994.
3. Eskin NA, Henderson HM, Townsend RJ. Biochemistry of foods. Academic Press, p.153-217, 1971.
4. Holt JG, Bruns MA, Caldwell BJ, Pease CD. Steadman's Bergey's bacteria words. Williams & Wilkins, Baltimore, 1992.
5. Jay MJ. Modern food microbiology. 4th ed. AVI New York, 701p., 1992.
6. Leitão MFF. Microbiologia de alimentos. In: Roitmam Travassos LR, Azevedo JL. Tratado de Microbiologia. Manole São Paulo, p.3-81, 1988.

6 Deterioração Microbiana de Alimentos

Mariza Landgraf

DETERIORAÇÃO DE LEITE E DERIVADOS

O leite é um excelente meio de cultura para os microrganismos devido a suas características intrínsecas, como alta atividade de água, pH próximo ao neutro e riqueza em nutrientes. As substâncias inibitórias para os microrganismos, como lactoperoxidase e aglutininas, presentes em leite cru recém-ordenhado, são inativadas rapidamente.

A contaminação do leite pode ocorrer durante a ordenha, porém as principais fontes de contaminação são os equipamentos utilizados durante a manipulação, o transporte, o processamento e o armazenamento.

A qualidade de todos os produtos derivados do leite dependerá, basicamente, das condições microbiológicas da matéria-prima.

No leite e seus derivados são verificados os seguintes defeitos microbiológicos:

Sabores e Odores Estranhos

Tanto o sabor como o odor do leite são delicados e facilmente alteráveis. O aparecimento de sabores e de odores estranhos no leite e derivados é decorrente da multiplicação de microrganismos que resistiram ao processo de pasteurização ou de microrganismos que contaminaram o produto depois do processamento térmico.

O sabor e odor ácidos são devidos a reações de fermentação de açúcares por bactérias presentes nesses produtos, como por exemplo, a fermentação lática e a fermentação butírica.

O sabor amargo é decorrente da presença de peptídios devidos à proteólise, enquanto que o sabor e o aroma de ranço são devidos à oxidação ou hidrólise da gordura do leite e derivados.

Aroma de caramelo ou queimado, semelhante ao de leite cozido, pode ser provocado por cepas de *Lactobacillus lactis* var. *maltigenes*.

Odor de estábulo é causado pelo desenvolvimento de *Enterobacter*, o de batata por *Pseudomonas mucidolens* e o de peixe por *Aeromonas hydrophila*.

Alterações na Cor

A cor do leite ou de seu creme está diretamente relacionada às suas características físicas e composição química. As alterações de cor podem ser devidas a outras reações químicas ocorridas anteriormente ao processamento ou ao crescimento de microrganismos produtores de pigmento. Entre as cores que podem aparecer no leite, podem ser citadas:

— azul — crescimento de *Pseudomonas syncyanea*;

— amarela — *P. syncyanea* pode causar essa cor na porção cremosa, concomitantemente à lipólise e proteólise. O gênero *Flavobacterium* também produz pigmento amarelo;

— vermelha — *Serratia marcescens* e *Micrococcus roseus*, além de algumas leveduras que, ao crescerem, produzem colônias vermelhas ou rosas na superfície do leite ou do seu creme.

Rancidez

As bactérias, através de suas enzimas lipolíticas, atuam sobre as gorduras hidrolisando-as e/ou oxidando-as. Alguns dos produtos dessas reações são cetonas, aldeídos e ácidos, no caso de oxidação, e ácidos graxos e glicerol, no caso da hidrólise. Estes compostos são responsáveis pelo odor e sabor característicos da rancificação. Os gêneros causadores são: *Pseudomonas*, *Alcaligenes*, *Bacillus*, *Proteus*, *Clostridium*, além de bolores e leveduras.

Alterações na Viscosidade

Este tipo de alteração ocorre em leite, creme ou soro de leite. O material capsular das células bacterianas apresenta, geralmente, aspecto mucilaginoso, sendo que a sua produção é mais intensa em baixas temperaturas. O aumento da viscosidade pode se dar na superfície do leite, devido ao crescimento de *Alcaligenes viscolatis* ou, então, dispersa por todo o interior do líquido, devido ao desenvolvimento de *Enterobacter spp*, *Klebsiella oxytoca*, *Lactococcus lactis*, *Lactobacillus spp*.

Produção de Gás

Este defeito normalmente é acompanhado pela acidificação do leite e derivados. As principais bactérias produtoras de gás são os coliformes, *Clostridium spp*, algumas espécies do gênero *Bacillus* com produção de CO_2 e H_2, além de bactérias propiônicas e heteroláticas que produzem apenas CO_2.

No leite, no estado líquido, a produção de gás é visualizada pela formação de espuma na superfície. No leite cru, os principais causadores desse problema são as bactérias do grupo dos coliformes, enquanto que no pasteurizado são as espécies de *Bacillus* e *Clostridium*. Em queijos, os responsáveis são as bactérias propiônicas, e no leite condensado, as leveduras fermentadoras da sacarose.

DETERIORAÇÃO DE CARNES E DERIVADOS

Assim como o leite, a carne também apresenta uma composição química que a torna excelente meio de cultura. Apresenta alta atividade de água, é um alimento rico em substâncias nitrogenadas, minerais e fatores de crescimento. Além disso, o pH é favorável para a maioria dos microrganismos.

A quantidade e os tipos de microrganismos que se desenvolverão na carne dependerão das condições de abate a que o animal foi submetido, das condições de estresse nesse momento, etc.

Os tipos mais comuns de deterioração de carnes podem ser classificados de acordo com a atmosfera que envolve os produtos e se são provocados por bactérias, bolores ou leveduras. A temperatura é outro fator de importância que influenciará o tipo de deterioração. Assim, a carne refrigerada será deteriorada por microrganismos que crescem nessas temperaturas, incluindo muitos daqueles capazes de produzir limosidade superficial, alterações na cor e pontos de crescimento superficial. Por outro lado, os microrganismos putrefativos requerem temperaturas mais elevadas.

ALTERAÇÕES EM CONDIÇÕES DE AEROBIOSE

Em condições de aerobiose os microrganismos podem ocasionar os seguintes defeitos:

LIMOSIDADE SUPERFICIAL

Os gêneros de microrganismo responsáveis por essa deterioração estão relacionados com a temperatura de armazenamento e com a quantidade de água disponível. Um exemplo disso é o desenvolvimento de microrganismos do grupo *Pseudomonas-Alcaligenes* em alimentos com alta atividade de água mantidos em temperaturas de refrigeração, enquanto que em alimentos com menor atividade de água como salsichas e lingüiças, os causadores dessa alteração serão os micrococos e as leveduras, e, nos alimentos com menor atividade de água, serão os bolores.

Por outro lado, em temperaturas próximas à do ambiente, os micrococos e outros mesófilos desenvolver-se-ão. Na Tabela 6.1, são apresentados os números de microrganismos necessários para provocar o aparecimento de limosidade e odor estranho em carnes e derivados.

ALTERAÇÕES NA COR DOS PIGMENTOS DA CARNE (HEMEPIGMENTOS)

Os pigmentos presentes na carne são constituídos, principalmente, por duas proteínas: a hemoglobina, que é o pigmento do sangue, e a mioglobina, que é o pigmento dos músculos. No tecido muscular, com boa irrigação sangüínea, a mioglobina constitui de 80% a 90% do pigmento total.

Esses dois pigmentos apresentam estruturas similares, exceto em relação ao tamanho, uma vez que a molécula de mioglobina é 1/4 do tamanho da molécula da hemoglobina. A mioglobina consiste de uma porção protéica, denominada globina (é uma proteína globular), e de uma porção não-protéica, denominada "anel heme". A porção heme do pigmento é importante na determinação da cor da carne, uma vez que esta depende, parcialmente, do estado químico do ferro presente nesse anel.

Os pigmentos da carne podem reagir com diversos substratos resultando em alterações na sua cor. Essas reações, no entanto, dependerão da forma em que o ferro se encontra no anel heme. No estado oxidado, o ferro (íon férrico — Fe^{+++}) é incapaz de reagir com outras moléculas, inclusive com o oxigênio molecular. Na forma reduzida (íon ferroso — Fe^{++}), esse elemento reage rapidamente com a água e com o oxigênio molecular. Por isso, é importante que as condições reduzidas sejam mantidas no tecido muscular, pois o oxigênio reage com o ferro reduzido na mioglobina originando a cor vermelha, tão desejada na carne fresca.

A Fig. 6.1 mostra as alterações químicas dos hemepigmentos durante o processamento e cura da carne.

A cor vermelha da carne pode adquirir tons de verde, marrom ou cinza, devidos à produção, por bactérias, de H_2S, compostos oxidantes, como peróxidos, por exemplo.

Em carnes vermelhas processadas, dois tipos de esverdeamento podem ocorrer, sendo um causado pela H_2O_2 e o outro pelo H_2S. No caso do esverdeamento pela H_2O_2, que ocorre em alguns tipos de salsichas e outras carnes curadas e embaladas a vácuo, esse defeito geralmente aparece após a exposição desses produtos ao ar. Na presença do ar, há formação de H_2O_2 que reage com nitroso-hemecromo produzindo uma porfirina oxidada esverdeada. O esverdeamento também ocorre em

Tabela 6.1
Número de Microrganismos no Momento do Aparecimento do Odor e Limosidade em Alimentos Protéicos

Alimento	*Números*	
	Odor Evidente	*Limosidade Evidente*
Carne de frango	$2{,}5\text{-}100 \times 10^6/cm^2$	$10\text{-}60 \times 10^6/cm^2$
Carne de vaca	$1{,}2\text{-}100 \times 10^6/cm^2$	$3\text{-}300 \times 10^6/cm^2$
Salsichas	$1{,}0\text{-}1{,}3 \times 10^8/cm^2$	$1{,}3 \times 10^8/cm^2$
Peixe	$1{,}0\text{-}130 \times 10^6/cm^2$	
Ovos ou ovos líquidos	$10 \times 10^6/g$	

Fonte: Frazier & Westhoff, 1988.

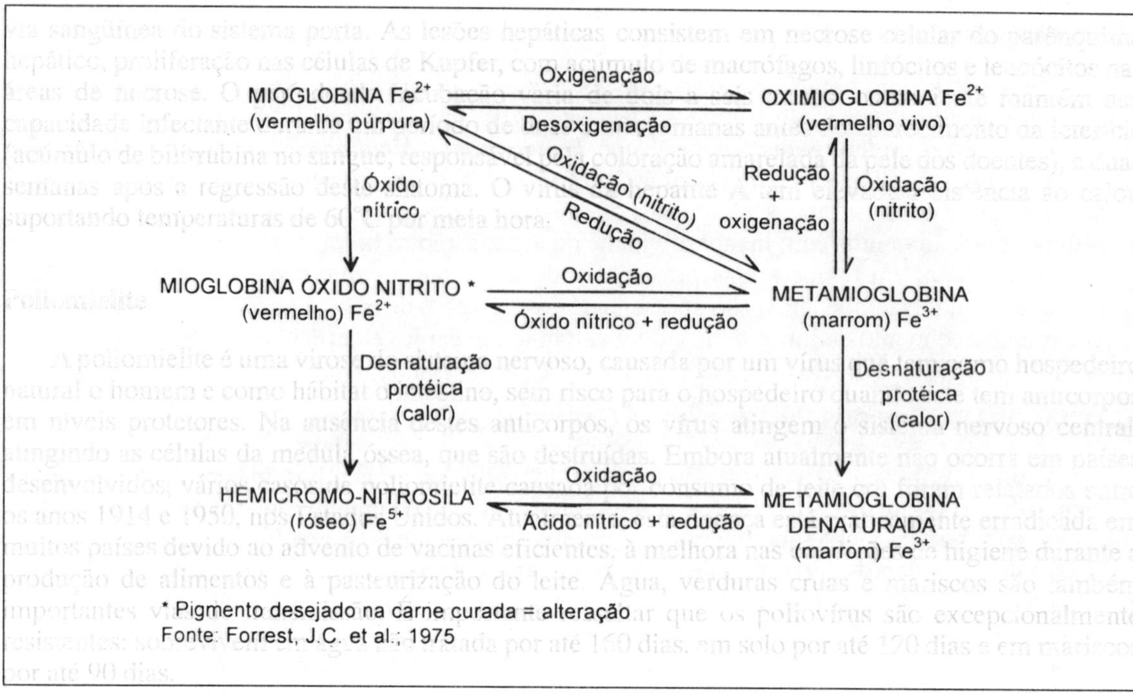

Fig. 6.1 —*Reações dos hemepigmentos durante a cura e o processamento da carne.*

decorrência do crescimento de microrganismos no centro do produto, onde o baixo potencial de óxido-redução propicia o acúmulo de H_2O_2. Apesar de o *Lactobacillus viridescens* ser o microrganismo mais comum nesse tipo de esverdeamento, outros também podem estar envolvidos como *Leuconostocs, Enterococcus faecium* e *Enterococcus faecalis*. Essa deterioração pode ainda ser causada por bactérias produtoras de H_2O_2 como *Lactobacillus fructivorans* e *Lactobacillus jensenii*. O esverdeamento não torna o produto perigoso quando ingerido.

O esverdeamento causado pela produção de H_2S ocorre geralmente em carnes vermelhas frescas quando armazenadas em embalagens a vácuo ou impermeáveis a trocas gasosas e mantidas a temperaturas entre 1°C e 5°C. O H_2S reage com pigmento normal de carne (mioglobina) para formar a sulfomioglobina, de coloração verde. Em carnes cujo pH encontra-se abaixo de 6,0, esse tipo de esverdeamento não ocorre. Entre os microrganismos causadores desse defeito, podem ser citados: *Pseudomonas mephitica, Shewanella putrefaciens, Lactobacillus sake.*

Rancificação

Os microrganismos lipolíticos podem causar tanto lipólise, através da ação de lipases, como acelerar a oxidação de gorduras presentes na carne por intermédio de oxidases. Contudo, a maioria dos problemas relacionados à rancificação da carne não é de origem microbiana.

Os principais microrganismos lipolíticos causadores da deterioração de gorduras na carne são as pseudomonas e outros Gram-negativos, *Bacillus*, leveduras e bolores. Esses mesmos microrganismos também são ativos na degradação oxidativa de ácidos graxos.

Os ácidos graxos livres liberados pela hidrólise das gorduras são inibitórios para uma grande variedade de microrganismos. Tem sido observado que a população microbiana total de um produto cárneo rancificado tende a diminuir conforme a rancificação se desenvolve. Os peróxidos produzidos durante a oxidação dos ácidos graxos insaturados também são tóxicos para muitos microrganismos, podendo produzir um efeito similar. O mecanismo pelo qual uma bactéria oxida os ácidos graxos é a β-oxidação que remove fragmentos com dois carbonos. Qualquer sistema bacteriano que produza peróxido catalisará a oxidação química dos ácidos graxos na carne.

Aldeídos e ácidos, substâncias produzidas durante a oxidação, transmitem à carne sabor e odor estranhos. Através da hidrólise da gordura há liberação de ácidos graxos que também podem ser responsáveis por sabor e odor estranhos.

FOSFORESCÊNCIA

Apesar de ser um defeito raro, pode ser causado por bactérias luminescentes ou fosforescentes que crescem na superfície da carne. Ex.: *Photobacterium*.

ALTERAÇÕES NA COR

Essas alterações podem ser ocasionadas por:

Bactérias Produtoras de Pigmentos

Serratia marcescens ou qualquer outra bactéria produtora de pigmento vermelho provoca o surgimento de pontos vermelhos; *Ps. syncyanea* transmite cor azul à superfície do produto.

Leveduras Produtoras de Pigmentos

Devido aos pigmentos que produzem, provocam o aparecimento das seguintes cores: branco, creme, rosa ou marrom.

Bolores

Pontos brancos são conseqüência do crescimento de vários bolores, sendo o *Sporotrichum carnis* o mais comum. Os esporos verdes de diversas espécies de *Penicillium* provocam o aparecimento de pontos verdes.

ODORES E SABORES ESTRANHOS

Os odores e sabores estranhos geralmente são perceptíveis nas carnes antes que qualquer outro sinal de deterioração o seja. Os ácidos voláteis como o fórmico, acético, butírico e propiônico são responsáveis pelo odor ácido. A expressão "aroma de geladeira" é usada para designar, de maneira indefinida, um sabor adulterado.

O crescimento de bolores pode tornar a superfície da carne viscosa, pegajosa. Além disso, quando a carne é armazenada em temperaturas próximas à do congelamento, pode ocorrer a formação de micélio cotonoso, sem esporulação, de coloração branca, denominado *whiskers*. Os principais agentes dessa deterioração são espécies de *Thamnidium*, *Mucor* e *Rhizopus*.

ALTERAÇÕES EM CONDIÇÕES DE ANAEROBIOSE

São causadas por bactérias aeróbias facultativas e anaeróbias que crescem no interior da carne. As principais alterações são:

Acidificação. Resulta, principalmente, do acúmulo de ácidos orgânicos (fórmico, acético, propiônico) durante a degradação enzimática bacteriana de moléculas complexas. A proteólise, sem putrefação, causada por bactérias anaeróbias ou facultativas, por exemplo, espécies de *Clostridium* butíricos e coliformes, também pode contribuir para a acidificação.

Putrefação. A verdadeira putrefação significa a decomposição anaeróbia de proteínas com produção de compostos de aroma desagradável como H_2S, indol, escatol, putrescina, cadaverina, etc.

O gênero bacteriano mais comum causador desse tipo de deterioração é o *Clostridium*, embora as bactérias aeróbias facultativas também possam estar envolvidas.

Odores ou Sabores Estranhos. Recebem diversos nomes. No entanto, todos são considerados termos indefinidos. Por exemplo: o termo inglês *bone taint* refere-se a carnes e está relacionado à acidificação ou à putrefação próxima ao osso, principalmente em presuntos. De um modo geral, significa putrefação.

A deterioração de produtos cárneos depende tanto da sua composição como da temperatura em que o produto é mantido. As bactérias láticas estão presentes em quase todo tipo de produto cárneo fresco ou curado, com crescimento também em temperaturas de refrigeração. Enquanto que em alguns tipos de embutidos, salame, por exemplo, a fermentação lática é estimulada, em outros casos ela pode ser responsável pela formação de limo (secreção viscosa) superficial ou no interior, principalmente se houver sacarose no produto. Além disso, a fermentação lática pode causar o esverdeamento do produto e também sua acidificação quando há produção de ácido lático e outros ácidos em excesso.

Carnes Curadas

O sucesso do processo de cura de uma peça de carne depende da sua carga microbiana e do fato de apresentar ou não deterioração incipiente. Qualquer alteração nos pigmentos da carne pode resultar em um produto curado de coloração alterada, assim como a deterioração incipiente levará a um produto de aparência, sabor e odor alterados.

A manipulação inadequada das carnes curadas também leva à deterioração, o mesmo acontecendo com o armazenamento prolongado.

Os sais utilizados no processo de cura enquanto auxiliam na inibição de alguns microrganismos, como é o caso do nitrito em relação aos anaeróbios, podem também favorecer o crescimento de outras bactérias Gram-positivas ($NaNO_2$ favorece o crescimento de bactérias láticas em alguns embutidos), bolores e leveduras. Os sais de cura apresentam as seguintes vantagens, do ponto de vista microbiológico:

— favorecem o crescimento de bactérias Gram-positivas, leveduras e bolores em relação às Gram-negativas, que são as principais deterioradoras das carnes;

— reduzem o processamento térmico necessário para produzir produtos cárneos estáveis.

Os principais defeitos microbiológicos nas carnes curadas são a formação de limo superficial e o emboloramento. Como visto anteriormente, o limo é resultante do exuberante crescimento microbiano, principalmente de bactérias láticas (*Lactobacillus, Streptococcus, Leuconostoc*), *Micrococcus* spp e leveduras. Esses microrganismos crescem à temperatura de refrigeração, na superfície dos produtos cárneos curados que apresentam umidade adequada. Não crescem se a superfície está seca. Contaminam o produto após o processamento. Infelizmente, a umidade necessária ao crescimento bacteriano é a mesma que a superfície necessita para ter um bom aspecto.

O uso de embalagens a vácuo ou películas envolventes impermeáveis ao oxigênio auxilia no controle do emboloramento. Além disso, o armazenamento em baixas temperaturas retarda o crescimento de bolores.

DETERIORAÇÃO DE FRANGOS

As bactérias são as principais causadoras da deterioração desse alimento, sendo o conteúdo intestinal a fonte primária desses microrganismos. A maioria delas cresce na superfície (pele, parte interna da cavidade do corpo e qualquer superfície cortada), com os produtos de decomposição difundindo-se vagarosamente para o interior da carne. Odores estranhos podem ser notados quando a contagem bacteriana atinge, aproximadamente, 2,5 milhões de UFC/cm^2. Em frango eviscerado, mantido a 10°C ou abaixo, a deterioração ocorre, principalmente, por *Pseudomonas* e leveduras (*Torulopsis* e *Rhodotorula*). Acima dessa temperatura, tem-se o crescimento de *Alcaligenes* spp e *Flavobacterium* spp. Com o tempo, aparece limosidade na superfície da carne e, dependendo da quantidade de íons de ferro na água de lavagem, há produção do pigmento pioverdina pelas pseudomonas.

Odores alterados são comuns em pedaços de frango refrigerados, causados principalmente por *Pseudomonas* spp, embora espécies de *Alcaligenes* também possam estar envolvidas.

DETERIORAÇÃO DE PESCADO E FRUTOS DO MAR

O pescado é uma das principais fontes de proteína do ser humano. É também um dos alimentos mais suscetíveis à deterioração devido à atividade de água elevada, composição química, teor de gorduras insaturadas facilmente oxidáveis e, principalmente, ao pH próximo da neutralidade.

A composição química do pescado varia em função da espécie, época do ano e condições de alimentação. O teor de carboidratos é desprezível na maioria dos pescados, com exceção dos moluscos. Por isso, a deterioração desses alimentos é caracterizada pela utilização de substâncias nitrogenadas, principalmente as não-protéicas, o que resulta na elevação do pH. Entre essas substâncias nitrogenadas não-protéicas devem ser ressaltadas, entre outras, óxido de trimetilamina (TMAO), aminoácidos, bases nitrogenadas voláteis, ácido úrico e uréia, que apresentam teores variados conforme a espécie de peixe. Assim, por exemplo, enquanto o cação e o tubarão apresentam 275mg% de TMAO, o bacalhau apresenta 95mg%, e o arenque, apenas 40mg%. Os pescados de água doce não apresentam essa substância.

A deterioração de pescados pode ocorrer através de autólise, oxidação, atividade bacteriana ou ainda pela combinação desses três processos. O processo de autólise ocorre devido à:

— ação dos sucos digestivos: esses sucos, de natureza ácida, com muitas enzimas proteolíticas, atravessam a parede intestinal após a morte do pescado, indo atuar sobre os tecidos musculares, provocando sua decomposição e facilitando a disseminação de microrganismos do trato intestinal. Essas enzimas também atacam e perfuram as vísceras, o que acelera a deterioração;

— ação das enzimas dos tecidos: além das enzimas dos sucos digestivos, também as dos tecidos e da pele levam ao amolecimento e desintegração da carne, facilitando conseqüentemente a disseminação dos microrganismos contaminantes.

A oxidação das gorduras insaturadas durante o armazenamento provoca alterações no aroma ou coloração do pescado.

O desenvolvimento microbiano, ao lado dos processos de deterioração citados, contribui para acelerar as alterações do pescado durante o seu armazenamento.

Na carne de peixe, a deterioração ocorre mais rapidamente do que em outros produtos cárneos, devido não só à autólise, como também ao pH próximo à neutralidade, o que favorece o desenvolvimento microbiano.

A microbiota do pescado é influenciada pelo seu hábitat, sendo um dos principais fatores de seleção a temperatura, uma vez que ela raramente ultrapassa 20°C ao longo do ano. Por isso, as condições são mais favoráveis ao desenvolvimento de uma microbiota psicrotrófica do que a uma estritamente mesófila.

A composição química do pescado também influencia o desenvolvimento microbiano. Verifica-se, neste alimento, o desenvolvimento de microrganismos capazes de utilizar substâncias nitrogenadas, protéicas ou não.

Entre os gêneros que fazem parte da microbiota natural do pescado podem ser citados *Pseudomonas, Moraxella, Shewanella, Flavobacterium, Vibrio* e *Micrococcus.* Os mais importantes na deterioração desses alimentos são os gêneros *Pseudomonas* e *Shewanella,* principais responsáveis pelas alterações organolépticas do pescado devido à formação de trimetilamina, ésteres, substâncias voláteis redutoras e outros compostos com aroma pronunciado. As espécies principais envolvidas no processo são *P. fluorescens, P. fragi* e *Shewanella putrefaciens.* Esses gêneros são importantes devido não só à sua natureza psicrotrófica, mas principalmente pela capacidade que têm de utilizar, para o seu desenvolvimento, substâncias nitrogenadas não-protéicas.

As reações enzimáticas que ocorrem nos tecidos do pescado após a sua morte produzem várias substâncias nitrogenadas não-protéicas (aminoácidos livres, creatina, uréia e óxido de trimetilamina), que serão utilizadas pelas bactérias.

As maiores alterações químicas decorrentes da deterioração dos pescados são: produção de bases nitrogenadas voláteis — particularmente trimetilamina, que, ao contrário da TMAO que é inodora, apresenta aroma característico — e amônia decorrente da desaminação oxidativa de compostos não-protéicos (uréia e creatina).

Outros compostos voláteis, também importantes na deterioração de pescados, mas produzidos em menores quantidades são metil e etilmercaptanas, dimetil-sulfeto, H_2S, diacetil, acetaldeído, butanal, etanal, acetona, metanol e etanol. H_2S, dimetil-sulfeto e metilmercaptana apresentam um limiar de detecção muito baixo (40, 0,50 e 0,05µcg/kg, respectivamente). Os principais substratos na formação desses compostos são os aminoácidos sulfurados como metionina e cisteína. A glicina, a leucina e a serina, por sua vez, possibilitam a formação de ésteres dos ácidos acético, propiônico e butírico, responsáveis por odores de frutas causados pelo desenvolvimento de *Pseudomonas* spp.

Uma vez tendo esgotados os substratos nitrogenados não-protéicos, as bactérias passam a atuar sobre as proteínas ocasionando alterações mais profundas, como o amolecimento dos tecidos e o aumento na concentração de compostos de odor nauseante. O processo deteriorativo de origem bacteriana pode ser resumido nas seguintes etapas:

— aminoácidos e outras substâncias nitrogenadas não-protéicas são utilizados pelos microrganismos logo após o término do *rigor mortis*;

— *Pseudomonas* e *Shewanella*, principalmente, desenvolvem-se utilizando rapidamente os compostos anteriores, originando produtos com aroma desagradável e alterando a composição do substrato;

— como conseqüência da etapa anterior, cessa a repressão de proteinases, tendo início o processo proteolítico, levando ao aumento ou reposição de aminoácidos no substrato;

— a produção de bases e compostos voláteis, bem como a de H_2S e outros compostos, é aumentada, acelerando a decomposição do pescado.

O pescado salgado é deteriorado por bactérias halotolerantes, como *Micrococcus*, ou halofílicas dos gêneros *Halococcus* e *Halobacterium* causadores de alterações na cor, sendo o vermelhão o tipo mais comum dessa alteração.

Os crustáceos apresentam maior porcentagem de carboidratos do que os pescados. Entre os crustáceos, os mais consumidos são os camarões, lagostas e caranguejos.

A microbiota de crustáceos recém-capturados reflete a qualidade da água em que estavam e da água de lavagem, as condições higiênicas de manipulação, etc. Os microrganismos presentes na microbiota são os mesmos encontrados em peixes com *Pseudomonas* spp, *Acinetobacter-Moraxella* e leveduras, sendo predominantes na deterioração desses alimentos.

A deterioração de crustáceos parece ser bastante similar à do peixe, começando nas partes externas devido à anatomia desses organismos. A presença de altas quantidades de aminoácidos livres torna-os extremamente suscetíveis ao rápido ataque da microbiota deteriorante. Como nos pescados, a deterioração é acompanhada pela produção de grandes quantidades de bases nitrogenadas voláteis. Algumas dessas bases originam-se da redução do óxido de trimetilamina presente nos crustáceos.

Os moluscos (ostras, mariscos, lulas) apresentam em sua carne alto teor de carboidrato, quando comparados aos pescados e crustáceos, e menor teor de nitrogênio total. O carboidrato encontra-se principalmente na forma de glicogênio. Conseqüentemente, a deterioração apresenta um padrão diferente em relação ao visto anteriormente.

A microbiota destes alimentos também varia com a qualidade da água em que se encontravam, da água de lavagem e outros fatores. Os gêneros bacterianos isolados de ostras deterioradas são: *Serratia*, *Pseudomonas*, *Proteus*, *Clostridium*, *Shewanella*, *Escherichia*, *Enterobacter*, *Flavobacterium*, entre outros. Conforme o processo deteriorativo avança, há predomínio dos gêneros *Pseudomonas e Acinetobacter-Moraxella* spp, com enterococos, lactobacilos e leveduras dominando os últimos estágios da deterioração.

Devido ao alto nível de glicogênio, a deterioração de moluscos é essencialmente fermentativa, e alguns pesquisadores propõem a seguinte escala de pH como base na determinação da qualidade microbiológica de ostras:

pH 6,2-5,9 = boa
pH 5,8 = inadequada (*off*)
pH 5,7-5,5 = inadequada (*musty*)
pH 5,2 e abaixo = deteriorada (azedo ou putrido)

Em lulas, ao contrário do que ocorre em mariscos e ostras, verifica-se durante a deterioração o aumento das bases voláteis nitrogenadas, como ocorre nos crustáceos.

DETERIORAÇÃO DE OVOS

A maioria dos ovos é estéril, pelo menos em sua parte interna. No entanto, as cascas tornam-se logo contaminadas por matéria fecal da ave, da gaiola ou do ninho. Essa contaminação pode ocorrer também pela água de lavagem, pela manipulação ou ainda pela embalagem utilizada. O tipo de microrganismo contaminante isolado da casca é variado. Verifica-se que, na microbiota normal, há predomínio de Gram-positivos, enquanto que no ovo deteriorado ocorre a substituição por Gram-negativos.

O ovo tem várias maneiras de se proteger da invasão microbiana. A casca e a cutícula de revestimento retardam a entrada dos microrganismos. As membranas internas também servem como barreira mecânica. Durante o envelhecimento do ovo ocorrem alterações nas membranas, favorecendo a deterioração.

Além das barreiras físicas, existem as químicas. Entre estas podem ser citadas a albumina, que é uma substância inadequada como meio de cultura, pois além do pH ser alto, variando de 9 a 10, existe a baixa disponibilidade de compostos nitrogenados. As ligações das proteínas com a riboflavina, e da avidina com a biotina, tornam esses compostos indisponíveis para os microrganismos.

A deterioração dos ovos pode ser visualizada através de sua aparência geral ou pela iluminação com luz transmitida, mas alguns defeitos só poderão ser notados se o ovo for quebrado.

No ovo fresco, pode-se verificar rachaduras, vazamentos, perda do frescor ou brilho, manchas de sujeira no exterior, além de sangue coagulado. Qualquer rachadura, fenda na casca ou sujeira no ovo favorecerão a deterioração durante o armazenamento.

Para provocar alterações de origem microbiana em ovos cujas cascas estão intactas, é necessário que:

- o microrganismo contamine a casca;
- o microrganismo atravesse os poros da casca atingindo as membranas;
- o microrganismo ultrapasse as membranas atingindo a clara do ovo;
- o microrganismo seja capaz de se desenvolver na clara do ovo, apesar de todas as condições desfavoráveis anteriormente citadas, atingindo, então, a gema onde se multiplica rapidamente, completando o processo de deterioração.

Algumas vezes, os microrganismos são incapazes de se multiplicar na clara, mas alcançam a gema do ovo, caso esta apresente algum ponto de união com a membrana celular interna.

A deterioração dos ovos é mais de origem bacteriana do que fúngica. Entre as bactérias, as mais importantes são:

Pseudomonas fluorescens, que provocam o aparecimento de pontos verdes na clara. Ovos em estado adiantado de deterioração apresentam fluorescência quando observados sob luz ultravioleta.

Pseudomonas, *Acinetobacter*, *Alcaligenes* e certas bactérias do grupo dos coliformes, que provocam alterações de cor na gema com o aparecimento de pontos coloridos. Em estágios mais avançados há a desintegração da gema.

Proteus spp, que estão envolvidos com o desenvolvimento de pontos negros que evoluem até o escurecimento da gema e sua posterior desintegração. Outras bactérias envolvidas com esse tipo de deterioração são algumas espécies de *Pseudomonas* e *Aeromonas*.

Além de alterações de cor, todas essas bactérias também provocam alterações no odor, que podem ser classificadas como ausência de odor característico (*P. fluorescens*), odor pouco detectável, odor frutado, altamente ofensivo (*Pseudomonas, Alcaligenes, Acinetobacter*) e odor pútrido com evidente produção de H_2S e desenvolvimento de pressão devido à produção de gás.

Os defeitos decorrentes da deterioração fúngica recebem nomes de acordo com o estágio de crescimento em que esses microrganismos se encontram. Assim, o emboloramento no estágio inicial de crescimento recebe o nome de *cabeça de alfinete,* porque é pequeno e compacto, aparecendo, geralmente, na parte interna da casca. A cor desses pontos varia com a cor dos esporos do fungo: *Penicillium* spp provocam o aparecimento de pontos amarelos, azuis ou verdes no interior da casca.

Em atmosferas com alto teor de umidade, vários tipos de bolor causam a *deterioração fúngica superficial.* Bolores causadores da deterioração de ovos incluem espécies de *Penicillium, Cladosporium, Sporotrichum, Mucor, Thamnidium, Botrytis, Alternaria* e outros. O resultado final é a podridão fúngica, com o micélio atingindo o interior do ovo através de seus poros ou ranhuras. Podem ocorrer também a geleificação da clara e o surgimento de manchas coloridas produzidas por *Sporotrichum* (mancha vermelha) e *Cladosporium* (manchas negras).

DETERIORAÇÃO DE ALIMENTOS ENVASADOS OU ENLATADOS

Os alimentos enlatados ou envasados não deveriam sofrer deterioração microbiana, pois são submetidos a processamento térmico. Entretanto, por razões diversas, algumas vezes a deterioração ocorre. As principais causas para isso são:

— deterioração pré-processamento ou incipiente;

— contaminação do alimento enlatado através de falhas nas costuras (também conhecido como vazamento);

— resfriamento inadequado;

— subprocessamento.

A contaminação do alimento enlatado através de falhas nas costuras, durante a fase de resfriamento, é caracterizada pela microbiota composta por bactérias não formadoras de esporos que não sobreviveriam ao tratamento térmico.

De acordo com o valor de seu pH, os alimentos envasados, termicamente processados, classificam-se em:

— alimentos de baixa acidez com pH acima de 4,5;

— alimentos ácidos com pH na faixa de 4,0 a 4,5;

— alimentos muito ácidos com pH inferior a 4,0.

O valor 4,5 para a divisão entre os alimentos de baixa acidez e alimentos ácidos é considerado devido ao crescimento e produção de toxina por algumas cepas de *Clostridium botulinum* em alimentos com pH próximo a 4,6.

Os *alimentos de baixa acidez (pH>4,5)* podem ser deteriorados por:

— bactérias termófilas do grupo *flat sour* — *B. stearothermophilus, B. coagulans*, por exemplo. São bactérias fermentadoras de carboidratos, não produtoras de gás. Conseqüentemente, a lata alterada apresenta-se com as extremidades planas, podendo haver ou não perda de vácuo durante o armazenamento do produto. A aparência do produto é normal, mas o sabor é ácido devido ao fato de o pH estar bem abaixo do normal. O aroma fica alterado, e o líquido, turvo. *B. stearothermophilus* não se desenvolve em temperaturas inferiores a 43°C, portanto só acarretará deterioração se a etapa de resfriamento for vagarosa ou se o produto for armazenado em locais de temperatura elevada. As principais fontes de contaminação são os equipamentos (branqueadores, por exemplo) e as matérias-primas como açúcar e amido, e também o solo;

— bactérias anaeróbias termófilas ou T.A. — Termófilas anaeróbias ou simplesmente T.A. é a denominação dada a "bactérias termófilas não produtoras de H_2S". Causam distensão ou estufamento da lata, com esta podendo chegar a explosão, devido à produção de CO_2 e H_2. A espécie *C. thermosaccharolyticum* é um exemplo desse grupo de bactérias, não se multiplicando em temperaturas inferiores a 35°C. O alimento apresenta-se fermentado, portanto ácido, com aroma butírico ou de queijo. As fontes de contaminação são as mesmas que para o grupo anterior;

— deteriorantes sulfídricos — os microrganismos deste grupo não causam alterações visíveis na lata, mas o H_2S produzido é absorvido pelo produto, causando o escurecimento e o desenvolvimento de odor de "ovo podre". O microrganismo característico desse grupo é o *Desulfotomaculum nigrificans*, que produz esporos de resistência térmica menor do que a dos esporos de bactérias do grupo *flat sour* e T.A. A contaminação por esses microrganismos indica um subprocessamento bastante grosseiro;

— bactérias mesófilas formadoras de esporos — neste grupo são incluídas as bactérias deteriorantes anaeróbias não produtoras de toxina, conhecidas como P.A. 3679 (putrefativos anaeróbios). São bactérias mesófilas produtoras de gás, cujo crescimento provoca estufamento da lata, que tende a explodir. O produto pode apresentar-se parcialmente digerido, com pH levemente acima do normal e odor tipicamente podre.

Porém, devido à sua importância em saúde pública, inclui-se também neste grupo o *Clostridium botulinum*. Os esporos dos tipos A e B apresentam resistência térmica tão elevada quanto os esporos dos microrganismos identificados como P.A. 3679.

Outros microrganismos proteolíticos ou putrefativos que deterioram este tipo de alimento são *C. histolyticum*, *C. bifermentans* e *C. sporogenes*, entre outros.

No entanto, o tratamento térmico necessário para destruir os esporos de *C. botulinum* é suficiente para prevenir a deterioração por esses outros microrganismos. Contudo, não é raro o emprego de processos mais severos com o intuito de destruir os esporos mais termorresistentes deste grupo, incluindo os esporos de P.A. 3679.

Espécies mesófilas de *Bacillus* também podem causar deterioração de alimentos enlatados, apesar de seus esporos serem mais termossensíveis do que os das espécies termófilas. Muitas espécies de *Bacillus* são aeróbias, não crescendo, portanto, em embalagens cujo vácuo foi bem realizado. No entanto, em alimentos de baixa acidez comercialmente esterilizados, a deterioração pode ocorrer quando o vácuo das latas não é adequado. Exemplos de microrganismos causadores desse tipo de deterioração são *B. subtilis* e *B. mesentericus*.

Os *produtos ácidos*, cujos valores de pH encontram-se na faixa de 4,0 a 4,5, são deteriorados por:

— bactérias termófilas de tipo *flat sour* — *B. thermoacidurans*, *B. coagulans* e *B. polymyxa*. O *B. coagulans* é o mais importante deles, especialmente na deterioração de tomates e produtos de tomate. O crescimento deste último em suco de tomate depende do número de esporos, disponibilidade de O_2 e pH do suco. A lata apresenta-se normal e a alteração no vácuo é pouca. O produto apresenta-se com alterações no pH e no aroma;

— anaeróbios butíricos — provocam deterioração em tomate e suco de tomate, abacaxi e pêra, por exemplo. Ocorre a dilatação da lata, que pode estourar. O produto fica fermentado, com odor butírico. Ex.: *C. pasteurianum*, que tem temperatura ótima de crescimento na faixa de 25°C a 35°C.

— bactérias não formadoras de esporos — principalmente bactérias láticas. A lata estufa e geralmente estoura. O produto fica com odor ácido.

Entre os produtos ácidos estão as frutas como os tomates, pêras e figos.

Os *produtos de alta acidez* ($pH<4,0$) incluem o chucrute, picles e outros produtos fermentados. Geralmente são deteriorados por bolores e leveduras e/ou bactérias láticas, sendo os gêneros *Lactobacillus* e *Leuconostoc* os mais importantes.

Os bolores são geralmente considerados de pouca importância na deterioração de alimentos enlatados. A exceção é *Byssochlamys fulva*, que deteriora frutas envasadas podendo causar a completa desintegração da fruta devido à hidrólise da pectina. Além disso, pode também causar o estufamento da embalagem pela produção de CO_2.

O estufamento de uma lata pode ser de origem microbiana ou química. Na microbiana, isso ocorre devido à produção de $CO_2 + H_2$, enquanto que, na química, o gás produzido é apenas o H_2. Por isso, é interessante que se analise a qualidade e a quantidade de gases em uma lata estufada para se identificar a natureza da alteração do alimento.

No diagnóstico da natureza da deterioração do alimento enlatado é importante a aparência da lata fechada. Uma lata normal apresenta suas extremidades planas ou levemente côncavas. Quando há produção de gases no seu interior, essa lata sofre alterações visíveis. Essas alterações são denominadas:

— *flipper*: observada na lata com extremidades normais, mas uma delas torna-se convexa quando a lateral da lata é pressionada ou a temperatura do produto é elevada;

— *springer*: observada na lata que tem as duas extremidades dilatadas, mas que permanecem côncavas quando pressionadas. Caso apenas uma das extremidades esteja convexa, quando pressionada a outra extremidade da lata se distenderá;

— *soft swell*: observada na lata que apresenta as duas extremidades distendidas, mas que ainda podem ser pressionadas;

— *hard swell*: observada quando as extremidades da lata encontram-se dilatadas, não sendo possível pressioná-las devido à grande quantidade de gás presente.

Essas alterações da lata ocorrem em seqüência, podendo auxiliar na determinação do tipo de deterioração. Deve ser ressaltado, contudo, que tais alterações não indicam necessariamente uma deterioração microbiana, embora tanto a alteração *soft swell* como *hard swell* freqüentemente o sejam.

Outros defeitos que podem ser notados em uma lata são pequenos pontos de depressão, microfuros, corrosão e costuras laterais defeituosas.

DETERIORAÇÃO DE PRODUTOS DE ORIGEM VEGETAL

As perdas relativas à deterioração de vegetais provocadas pelas chamadas "doenças de mercado" correspondem a, aproximadamente, 20% de toda a colheita. Só no Brasil, em 1991, as perdas atingiram 10 milhões de toneladas, equivalentes a 5 bilhões de dólares.

As causas dessas perdas podem ter origem microbiológica ou serem devidas à manipulação e acondicionamento inadequados, sazonalidade e rede de armazenamento insuficiente.

A composição média dos vegetais é a seguinte: água — 88%; carboidratos — 8,6%; proteínas — 1,9%; lipídios — 0,3%; cinzas — 0,84%; vitaminas, ácidos nucléicos e outros constituintes — menos do que 1%. Portanto, pode-se constatar que os vegetais são um meio adequado para o crescimento de microrganismos. Esse crescimento é favorecido também pela alta atividade de água, baixa acidez e potencial de oxi-redução relativamente alto dos vegetais.

Um dos gêneros mais freqüentemente envolvido com a deterioração de vegetais é o *Erwinia*. A podridão mole bacteriana, causada por *Erwinia carotovora* e *Pseudomonas* spp, como *P. marginalis*, além de espécies de *Clostridium* e *Bacillus*, é o tipo de deterioração mais comum nos vegetais. Os microrganismos hidrolisam a pectina provocando o amolecimento do vegetal, produzindo odor desagradável e aparência úmida. Alguns dos vegetais atacados são aspargo, cebola, alho, cenoura, alface, salsão, batata, espinafre, repolho, melancia, cantalupe, pepino, brócolis, couve-flor.

Apesar de o mecanismo pelo qual as bactérias do gênero *Erwinia* provocam a podridão mole não estar totalmente elucidado, é bastante provável que esses microrganismos sobrevivam às custas da seiva do vegetal até que esta esteja exaurida. A partir daí, a substância cimentante induz à formação de pectinases que hidrolisarão a pectina, dando ao vegetal a consistência mole. Uma vez que as barreiras externas são destruídas pelos microrganismos produtores de pectinases, os não produtores dessas enzimas desenvolver-se-ão fermentando os carboidratos simples presentes. Os microrganismos participantes, principalmente bactérias, têm seu desenvolvimento estimulado pela presença de compostos nitrogenados simples, vitaminas (principalmente as do complexo B) e minerais. O crescimento cessa apenas quando o vegetal está totalmente destruído. A presença de compostos voláteis, como amônia e outras substâncias produzidas pela microbiota, é responsável pelo odor desagradável.

O gênero *Erwinia* pertence à família *Enterobacteriaceae*, sendo bactérias sem muitas exigências para o seu crescimento. São capazes de crescer a 10°C. São microrganismos produtores de protopectinase. Além disso, muitas espécies de *Erwinia* são capazes de fermentar açúcares e álcoois existentes em certos vegetais, como ramnose, celobiose, arabinose, manitol, etc., compostos que não são utilizados pelas bactérias mais comuns.

Apesar de a *Erwinia* ser o gênero mais importante na deterioração de vegetais, algumas espécies de *Pseudomonas* também são patogênicas para esse tipo de alimento. Por exemplo: *P. glycinea* causa doença em grãos de soja, *P. apii* destrói salsão. A podridão negra do repolho e da couve-flor é causada por *Xanthomonas campestris*, que também é responsável por uma grande variedade de doenças em outras plantas, inclusive o cancro cítrico.

Em relação aos agentes fúngicos, estes são mais importantes do que as bactérias na deterioração de alimentos de origem vegetal. O gênero *Botrytis* é considerado um dos mais versáteis, causando a podridão fúngica em pelo menos 26 tipos de vegetais.

A invasão fúngica pode ser pré ou pós-colheita. Entre aqueles que ocasionam a deterioração antes da colheita podem ser citados o *Botrytis*, que invade a flor do morango, causando a podridão cinza; *Colletotrichum*, responsável pela antracnose nas frutas cítricas, mangas, abacates, papaias; o *Gloesporium*, que provoca podridão de maçãs e antracnose de bananas. No entanto, a maioria dessas deteriorações ocorre pós-colheita, quando os fungos invadem os produtos danificados.

A deterioração fúngica de vegetais freqüentemente resulta em áreas de amolecimento, enquanto que as podridões fúngicas de frutas secas como maçãs e pêssegos mostram áreas marrons ou de cor creme, devido ao crescimento do micélio do bolor. Alguns tipos de fungo apresentam área infectada seca, dura e freqüentemente descolorida.

Os bolores são mais comuns em frutas e vegetais ácidos, deficientes em vitamina B e que apresentam superfície moderadamente seca.

A via de entrada dos microrganismos deteriorantes nos vegetais é importante, pois determinará o tipo de deterioração e a probabilidade de sua ocorrência. Os danos causados por meios mecânicos, fitopatógenos e manuseio inadequado favorecerão a entrada. A parte do vegetal que é utilizada como alimento também é importante. As partes subterrâneas, como raízes, tubérculos e bulbos (cenouras, batatas, beterrabas) e vegetais rasteiros (morangos, pepinos, melões) estão em contato direto com o solo e contaminar-se-ão com os microrganismos aí presentes. Folhas e flores como alface, aspargo, repolho e brócolis estão mais propensos a fitopatógenos ou danos por pássaros e insetos, assim como a maioria dos frutos.

As características da deterioração dependem do tipo de produto atacado e dos microrganismos envolvidos no processo. Se o alimento for mole e sumarento, a deterioração será mole e paposa, podendo resultar no extravasamento de suco. Entretanto, existem os deteriorantes que apresentam o efeito inverso, isto é, a deterioração tem aparência seca e áreas descoloridas. O micélio do bolor pode ser visível, apresentando esporos coloridos, ou estar sob a superfície, quando então aparecem apenas pontos deteriorados.

DETERIORAÇÃO DE SUCOS DE FRUTAS E VEGETAIS

Os sucos naturais ou concentrados podem ser obtidos espremendo-se as frutas ou vegetais, ou então a partir de macerados ou material triturado, de modo a serem obtidos juntamente com a polpa, ou ainda através da água, como ocorre no suco de ameixa seca.

O pH do suco depende do produto, variando de 2,4 para o suco de limão até 4,2 para o de tomate. Todos eles apresentam açúcares em quantidade variável entre 2% e 17%. O alto teor de água favorece o crescimento de leveduras e bactérias, mas bolores também podem crescer na superfície, quando em contato com o ar.

O desenvolvimento de leveduras ou bactérias dependerá mais da temperatura de armazenamento do que da composição do suco. A temperatura entre 15°C e 35°C favorece o desenvolvimento de leveduras. O aumento do potencial redox devido à remoção de sólidos do suco favorece também o crescimento de leveduras. A deficiência em vitamina B desfavorece o crescimento bacteriano.

As alterações que ocorrem em sucos de frutas frescas armazenados à temperatura ambiente são decorrentes da fermentação alcoólica, por leveduras formadoras de película ou por bolores que crescem na superfície, ou da oxidação do álcool a ácido acético quando bactérias acéticas estão presentes. Os tipos de levedura que crescerão dependem dos tipos predominantes no suco e da temperatura. As leveduras selvagens, produtoras de quantidades moderadas de álcool e quantidades consideráveis de ácidos voláteis, produzirão primeiro a fermentação. Em temperaturas próximas de extremos — 15°C-35°C —, leveduras crescerão com a produção de sabores e odores desagradáveis. Acima de 32°C-35°C, por serem temperaturas muito altas para leveduras, haverá crescimento de lactobacilos que produzirão ácido lático e alguns compostos voláteis. Abaixo de 15°C, ocorre crescimento principalmente de bolores e leveduras.

Além da fermentação alcoólica, os sucos de frutas podem sofrer as seguintes alterações provocadas por microrganismos:

— fermentação lática de açúcares por bactérias láticas heterofermentadoras como *Lactobacillus brevis* e *Leuconostoc mesenteroides* em sucos de maçã e pêra, e homofermentadoras como *L. delbrueckii*, subespécie *lactis*;

— fermentação de ácidos orgânicos do suco por bactérias láticas — *L. pasteurianum*, que transforma ácido málico em ácidos acético e succínico, e ácido cítrico em ácido lático e ácido acético;

— produção de limosidade por *Leuconostoc mesenteroides*, *Lactobacillus brevis* e *Lactobacillus plantarum* em suco de maçãs.

Sucos de vegetais contêm menor quantidade de açúcares que os de frutas, mas são menos ácidos, com os valores de pH variando de 5,0 a 5,8. Apresentam ainda vários outros fatores favoráveis ao bom crescimento de microrganismos mais difíceis, como as bactérias láticas. Portanto, a fermentação desses sucos ocorrerá principalmente por bactérias formadoras de ácido, embora possa ocorrer o crescimento de bolores e leveduras.

Sucos concentrados de frutas e vegetais, principalmente os enlatados e termoprocessados ou congelados, favorecem o crescimento de leveduras e espécies de *Leuconostoc* e *Lactobacillus* tolerantes ao açúcar e ácidos.

DETERIORAÇÃO DE CEREAIS, FARINHAS E PRODUTOS DE PANIFICAÇÃO

CEREAIS E FARINHAS

A microbiota do trigo, centeio, milho e outros produtos relacionados é formada pela do solo, do ambiente no qual são armazenados e aquela adquirida durante o processamento. Como a atividade de água desses produtos é baixa, mesmo o alto teor protéico e de carboidratos não será suficiente para permitir o bom crescimento bacteriano. No caso das farinhas, os agentes branqueadores auxiliam na redução da carga microbiana. No entanto, quando há condições para o desenvolvimento microbiano, bactérias do gênero *Bacillus* e os bolores são os primeiros a se desenvolverem. Alguns microrganismos aeróbios formadores de esporos, como os *Bacillus*, são produtores de amilase, o que permite que utilizem farinhas e derivados como fonte de energia, desde que a umidade seja suficiente. Com atividade de água menor, há crescimento de bolores com o aparecimento típico do micélio e formação de esporos. Entre esses bolores, *Rhizopus* spp é comum, podendo ser reconhecido devido à cor preta de seus esporos.

Bactérias láticas são as principais deteriorantes de produtos de massa, inclusive massa para *pizzas*.

DETERIORAÇÃO DE PRODUTOS DE PANIFICAÇÃO

Os produtos de panificação, manuseados de maneira adequada, raramente são afetados por microrganismos, uma vez que apresentam baixa umidade. O armazenamento desses produtos em atmosfera com baixa umidade dificulta o crescimento dos bolores. Esse tipo de deterioração, quando ocorre, é causado pelo armazenamento em umidade elevada ou pela embalagem do produto ainda quente. A massa de pão caseiro pode apresentar uma alteração conhecida como *ropiness*, causada por certas cepas de *Bacillus subtilis*, na qual ocorre um aumento da viscosidade, conferindo à massa um aspecto de corda. A fonte dessa bactéria é a farinha, sendo o seu crescimento favorecido pela manutenção da massa em temperatura favorável.

Em relação aos bolos, dificilmente sofrem deterioração bacteriana devido às altas concentrações de açúcar, o que diminui a atividade de água. Conseqüentemente, o emboloramento é a forma mais comum de deterioração. A fonte dos bolores pode ser qualquer um dos ingredientes utilizados na sua preparação. Apesar de serem destruídos pela temperatura de cozimento, a adição de coberturas como glacês, por exemplo, pode trazer nova carga microbiana. Além disso, a manipulação sempre acarreta o perigo de uma nova contaminação. Como anteriormente ressaltado, o crescimento dos bolores será favorecido pela alta umidade e, quando contínuo em pães e bolos, provoca o endurecimento desses produtos.

DETERIORAÇÃO DE AÇÚCARES E DOCES

Como os produtos anteriores, estes também raramente sofrem deterioração quando preparados, processados e armazenados com os devidos cuidados, especialmente devido à falta de umidade suficiente para o crescimento microbiano.

As bactérias contaminantes mais importantes dos açúcares de cana e beterraba pertencem aos gêneros *Bacillus* e *Clostridium*. A deterioração ocorrerá caso os açúcares sejam armazenados sob condições de extrema umidade, sendo os microrganismos mais envolvidos: *Torula* spp e cepas osmofílicas de *Saccharomyces* spp, que provocam a inversão do açúcar. Nas usinas açucareiras, por outro lado, o *Leuconostoc mesenteroides* é um dos microrganismos mais problemáticos, pois hidrolisa a sacarose e sintetiza um polímero da glicose, a dextrana. Este polímero é mucilaginoso e, dependendo da quantidade formada, entope a tubulação da linha de processamento.

Entre as balas, confeitos, bombons e outros doces, os produtos recheados com creme podem sofrer deteriorações caracterizadas por explosões causadas por bactérias pertencentes ao gênero *Clostridium*, principalmente *C. sporogenes*. A contaminação por essa bactéria ocorre através do açúcar, amido e, provavelmente, outros ingredientes.

DETERIORAÇÃO DE CONDIMENTOS E NOZES

Os condimentos não sofrem deterioração como os demais grupos de alimentos, apesar de poder haver crescimento de bolores durante a desidratação, conferindo-lhes uma alta carga de esporos. O tratamento dos condimentos com óxido de propileno reduz a carga microbiana. Outros tratamentos incluem a irradiação, vapor e tratamento com ácidos seguido de neutralização.

Em relação às nozes e produtos semelhantes, o alto teor de gordura e o baixo conteúdo aquoso tornam esses produtos refratários à deterioração bacteriana. Porém, quando armazenados em ambientes com umidade relativa elevada, os bolores podem desenvolver-se e produzir micotoxinas, como por exemplo, aflatoxinas.

BIBLIOGRAFIA

1. Banwart GJ. Basic food microbiology. 2nd ed. AVI, New York, p. 393-431, 1989.
2. Forrest JC. Principles of meat science. WH Freeman & Company, San Francisco, p. 226-256, 1975.
3. Frazier WC, Westhoff DC. Food microbiology. 4th ed. McGraw Hill, New York, p. 171-318, 1988.
4. Jay JM. Modern food microbiology. AVI. New York, 4rd ed., p. 185-248, 1986.
5. Lechowich RV. Microbiology of meat. In: Price JF, Schwrigert BS (ed.). The science of meat and meat products. WH Freeman and Company. San Francisco, p. 230-286, 1971.

7 Controle do Desenvolvimento Microbiano nos Alimentos

Mariza Landgraf

Uma das principais preocupações do microbiologista de alimentos relaciona-se ao controle do desenvolvimento microbiano, visando eliminar riscos à saúde do consumidor, bem como prevenir ou retardar o surgimento de alterações indesejáveis nos alimentos. O ideal é que os microrganismos não tenham acesso aos alimentos, excetuando-se, evidentemente, aqueles obtidos através de processos de fermentação. Entretanto, uma vez que tal fato é praticamente impossível, é necessária a adoção de medidas para controlar seu desenvolvimento.

Existem diversas maneiras para que esse controle seja exercido:

— através do uso de métodos mecânicos para a remoção dos microrganismos presentes (filtração, por exemplo);
— através da manutenção de condições atmosféricas desfavoráveis à multiplicação microbiana (embalagem a vácuo, por exemplo);
— através do uso de temperaturas elevadas;
— através do uso de baixas temperaturas;
— através da desidratação;
— através do uso de conservadores químicos;
— através da irradiação do alimento;
— através da destruição mecânica dos microrganismos (altas pressões, por exemplo);
— através da combinação de dois ou mais dos métodos citados, geralmente a mais empregada.

Os seguintes princípios estão envolvidos na conservação dos alimentos:

1. Prevenção ou retardamento da decomposição microbiana: é realizado impedindo-se o acesso de microrganismos aos alimentos, impedindo-se o crescimento e a atividade dos microrganismos presentes (baixas temperaturas, desidratação, condições anaeróbias ou agentes químicos) e através da destruição dos microrganismos (calor ou radiação).

2. Prevenção ou retardamento da autodecomposição do alimento: é realizada através da destruição ou inativação das enzimas do alimento (por exemplo, branqueamento), através da prevenção ou retardamento de reações químicas (por exemplo, prevenção da oxidação lipídica por meio do emprego de um antioxidante).

3. Prevenção de injúrias provocadas por insetos, outros animais, causas mecânicas, etc.

A Tabela 7.1 apresenta um resumo dos principais agentes de conservação, seu modo de ação e de execução.

CONTROLE DOS MICRORGANISMOS POR REMOÇÃO

Uma das maneiras de se controlar a carga microbiana do alimento é pela remoção dos microrganismos presentes, que pode ser realizada pelos processos de lavagem, centrifugação e filtração.

Tabela 7.1
Processos Tecnológicos de Conservação: Atuais e Potenciais

Objetivo	*Agente de Conservação*	*Modo de Execução/Exemplo*
Inibição parcial ou completa do crescimento microbiano	Redução da temperatura	Refrigeração Congelamento
	Atividade de água reduzida/Aumento da osmolaridade	Desidratação e liofilização Cura e salga Conservação com adição de açúcares Adição de outros solutos
	Controle de microestrutura	Compartimentalização da fase aquosa em emulsões água/óleo
	Diminuição do oxigênio	Embalagens a vácuo e sob nitrogênio
	Aumento da concentração de CO_2	Embalagem em atmosfera controlada ou modificada
	Acidificação	Adição de ácidos/fermentação
	Uso de culturas	Adição de microrganismos e produtos fermentados
	Aumento da concentração de etanol	Fermentação alcoólica Produção de cerveja e vinho Fortificação
	Uso de enzimas e outras proteínas	Adição de: lisozima, lactoferrina, lactoperoxidase
	Uso de conservantes	Adição de conservadores: inorgânicos (sulfito, nitrito, etc.); orgânico (propionato, sorbato, "parabéns", etc.; bacteriocinas (nisina, etc.)
Inativação de microrganismos	Calor	Pasteurização Esterilização
	Radiação ionizante	Radurização Radicidação Radapertização
	Agentes químicos	Tratamento de ingredientes (por exemplo, com óxido de etileno) Tratamento de materiais de embalagens (por exemplo, com peróxido de hidrogênio, e/ou calor; irradiação
	Enzimas	Adição de lisozima
	Pressão	Aplicação de elevada pressão hidrostática
	Choque elétrico	Aplicação de alta voltagem
Restrição do acesso de microrganismos aos alimentos	Embalagem	Uso de embalagens: latas, vidros e plásticos flexíveis e semi-rígidos
	Processamento asséptico	Processamento asséptico e uso de embalagem asséptica

Fonte: Gould, G.W. Ecosystem approaches to food preservation. J. Appl. Bacteriol. Symp. Suppl. 73:58S, 1992.

LAVAGEM

No preparo de carcaças de animais, de frutas e de muitos vegetais para envasamento, congelamento ou consumo *in natura* deve ser utilizada uma etapa de lavagem para a remoção de microrganismos, poeira e resíduos de pesticidas. No entanto, algumas vezes, esse sistema não traz os efeitos benéficos esperados. Exemplo: o polimento de superfície de frutas com escovas pode provocar injúrias invisíveis na casca, resultando numa deterioração mais rápida. O mesmo pode ocorrer na lavagem de ovos quando realizada de maneira inadequada.

SEDIMENTAÇÃO OU CENTRIFUGAÇÃO

A sedimentação ou centrifugação não são processos muito eficientes, uma vez que a remoção de microrganismos não é completa. A sedimentação é utilizada principalmente no tratamento de água sendo, no entanto, insuficiente para torná-la potável.

A centrifugação, utilizada na industrialização de leite, é mais um processo de clarificação, uma vez que retira partículas em suspensão. A centrifugação em alta velocidade remove a maioria dos esporos.

FILTRAÇÃO

Entre os métodos de remoção, este é o único que remove totalmente os microrganismos, tendo, porém, seu uso limitado a líquidos. O líquido é filtrado sob pressão positiva ou negativa através de um filtro previamente esterilizado. O filtro pode ser feito de terra diatomácea, de celulose ou outros materiais semelhantes. Esse método é aplicado para sucos de frutas, cerveja, refrigerantes, água e vinho.

CONTROLE DOS MICRORGANISMOS POR MANUTENÇÃO EM CONDIÇÕES DESFAVORÁVEIS

Os alimentos embalados a vácuo ou aqueles cujo ar do espaço livre tenha sido substituído por CO_2 ou NO_2 apresentam condições anaeróbias que impedem o desenvolvimento de microrganismos aeróbios. No Capítulo 2, o emprego de atmosferas modificadas para conservação de alimentos é discutido com maiores detalhes.

CONSERVAÇÃO PELO EMPREGO DE ALTAS TEMPERATURAS

O emprego de altas temperaturas na conservação de alimentos está fundamentado nos efeitos deletérios que o calor tem sobre os microrganismos. Temperaturas elevadas causam a denaturação de proteínas e a inativação de enzimas necessárias ao metabolismo microbiano.

O tratamento térmico necessário para destruir os microrganismos ou seus esporos varia com o tipo de microrganismo, a forma em que o microrganismo se encontra e o ambiente durante o tratamento.

Existem duas categorias de tratamento térmico: pasteurização e esterilização.

A *pasteurização* pode ter duas finalidades distintas: destruição de todos os microrganismos causadores de doença (por exemplo, a pasteurização do leite) ou destruição ou redução do número de microrganismos deteriorantes (por exemplo, pasteurização do vinagre, de sucos).

O processo de pasteurização é aplicado a alimentos ácidos ou muito ácidos ($pH < 4{,}5$), a alimentos que são conservados sob refrigeração ou congelamento, e ainda aos submetidos a concentração e desidratação. Conseqüentemente, não haverá condições para a multiplicação das formas microbianas que resistiram à pasteurização.

Em relação ao leite, a pasteurização pode ser atingida sob diferentes combinações de temperatura/tempo. As mais comuns são: 63°C por 30 minutos, denominada baixa temperatura/longo tempo, e 72°C por 15 segundos, denominada alta temperatura/tempo curto (em inglês, *high temperature short time* — HTST).

Todos esses tratamentos são suficientes para destruir os microrganismos patogênicos não-formadores de esporos, inclusive os de maior resistência térmica como *Mycobacterium tuberculosis* e

Coxiella burnetti, além de todas as leveduras, bolores, bactérias Gram-negativas e muitas Gram-positivas. Os microrganismos sobreviventes são os termófilos e os termodúricos. Os primeiros já foram citados anteriormente. Os termodúricos são microrganismos que resistem a altas temperaturas, sem contudo multiplicarem-se a essas temperaturas. São representados pelos gêneros *Lactobacillus* e *Streptococcus*.

A *esterilização*, por sua vez, significa a destruição de todas as células viáveis que possam ser enumeradas por técnica apropriada de semeadura. Em alimentos, emprega-se o termo "esterilização comercial" para indicar que nenhum microrganismo viável pode ser detectado pelos métodos usuais de semeadura ou ainda que o número de sobreviventes é tão baixo que nessas condições de envasamento e armazenamento é insignificante. Para isso contribuem também o pH, o potencial de óxido-redução e a temperatura de armazenamento.

A esterilização, quando aplicada ao leite, é realizada a 140-150°C por poucos segundos (leite tipo longa vida). Esse processo denomina-se UHT (*Ultra High Temperature*), sendo o produto resultante único e distinto do pasteurizado. O processo é contínuo, necessitando de condições assépticas durante todo o processamento. Esse tipo de leite pode ser armazenado por mais de oito semanas, sem alteração do sabor e odor.

FATORES QUE AFETAM A TERMORRESISTÊNCIA DOS MICRORGANISMOS

Existem alguns parâmetros ou fatores que podem afetar a resistência térmica dos microrganismos. São eles:

1. Água. A resistência térmica das células microbianas aumenta com a diminuição da umidade. Esse fato está relacionado com a denaturação protéica que ocorre mais rapidamente em ambiente hidratado do que em desidratado. A maneira precisa pela qual a água facilita a denaturação térmica da proteína não está totalmente esclarecida. Sabe-se, no entanto, que o aquecimento de proteínas na presença de água origina grupamentos SH livres com conseqüente aumento da capacidade das proteínas em se ligar à molécula de água. A presença de água permite a quebra térmica das ligações peptídicas, um processo que requer mais energia na ausência de H_2O e conseqüentemente aumenta a refratividade ao calor.

2. Gordura. A presença de gordura aumenta a resistência térmica de alguns microrganismos, conforme pode ser observado pelos dados mencionados na Tabela 7.2. Essa proteção é, algumas vezes, denominada proteção lipídica. Presume-se que o aumento na resistência térmica esteja diretamente ligado ao fato de a gordura afetar o conteúdo de água da célula. Estudos com *C. botulinum* demonstraram que ácidos graxos de cadeia longa são melhores protetores do que os ácidos graxos de cadeia curta.

3. Sais. Estas substâncias influenciam a resistência térmica dos microrganismos de maneira variável, dependendo do tipo de sal, concentração e outros fatores. Portanto, alguns sais têm efeito protetor para os microrganismos, enquanto outros tornam as células mais sensíveis ao calor. Por diminuírem a atividade da água, alguns sais aumentam a termorresistência das células microbianas, enquanto outros (Ca^{2+}, Mg^{2+}, por exemplo), ao aumentarem a Aa, aumentam a sensibilidade ao calor.

O cloreto de sódio, em concentrações baixas, apresenta um efeito protetor, aumentando a resistência térmica de alguns esporos.

Tabela 7.2
Efeito do Meio Sobre o Ponto de Destruição Térmica de *Escherichia coli*

Meio	*Temperatura de Destruição Térmica (°C)*
Creme	73
Leite integral	69
Leite desnatado	65
Soro	63
Caldo	61

Fonte: Jay (1992).

4. Carboidratos. Os açúcares parecem proteger alguns microrganismos e esporos. A concentração ótima para essa proteção varia com o microrganismo: é alta para alguns microrganismos osmofílicos e baixa para outros; alta para esporos e baixa para células não-osmofílicas. O efeito protetor é, em parte, devido a uma diminuição da Aa, causada pelas altas concentrações de açúcar. Uma grande variação, no entanto, existe entre os açúcares e álcoois, relativa ao seu efeito na termorresistência. Em estudos realizados com cinco substâncias foi encontrada a seguinte ordem decrescente: sacarose > glicose > sorbitol > frutose > glicerol.

5. pH. As células e esporos são mais termorresistentes em substratos com pH neutro ou próximo da neutralidade. O aumento na acidez ou alcalinidade torna mais rápida a destruição pelo calor, mas a alteração em direção à acidez é mais eficiente do que aquela em direção à alcalinidade. A Tabela 7.3 apresenta os resultados da resistência térmica dos esporos de *B. subtilis* em diferentes pH.

No tratamento térmico de alimentos muito ácidos, essa característica é de grande importância, uma vez que a quantidade de calor necessária para se atingir a esterilização é muito menor quando comparada aos alimentos com pH próximo do neutro.

6. Proteínas e Outras Substâncias. A presença de proteínas, assim como a de lipídios, apresenta um efeito protetor sobre os microrganismos. Por isso, os alimentos com alto teor protéico necessitam de tratamento térmico mais rigoroso do que aqueles com baixo conteúdo protéico.

7. Número de Microrganismos. Quanto maior o número de microrganismos, maior a quantidade de calor necessária para destruí-los. O mecanismo que tenta explicar essa proteção está relacionado à produção de substâncias excretadas pelas células e que as protegeriam. Entre essas substâncias estariam as de natureza protéica. Além disso, considera-se que quanto mais numerosa a população, maior será a possibilidade de se ter células com resistência térmica mais elevada.

8. Fase de Crescimento. As células na fase estacionária tendem a ser mais termorresistentes, com o inverso ocorrendo durante a fase logarítmica. A termorresistência também é maior no início da fase logarítmica, mas diminui conforme essa fase vai progredindo. Os esporos mais velhos são mais resistentes do que os mais jovens. Por quê? Não se sabe.

9. Temperatura de Crescimento. A temperatura de multiplicação das células e a de esporulação tendem a influenciar na termorresistência do microrganismo. Assim, ela tende a aumentar conforme a temperatura ótima de incubação aumenta, e, para muitos, é mais elevada conforme se aproxima da temperatura máxima de crescimento.

10. Compostos Inibitórios. A presença de inibidores microbianos durante o aquecimento, como antibióticos termorresistentes e SO_2, diminui a resistência térmica dos microrganismos. O efeito prático de se adicionar os conservadores químicos aos alimentos antes do tratamento térmico é a redução da quantidade de calor necessária para o tratamento térmico surtir efeito.

11. Relação Tempo/Temperatura. O tempo necessário para a destruição de células e esporos sob determinadas condições diminui conforme a temperatura aumenta. A Tabela 7.4 apresenta o efeito da temperatura no tempo de destruição térmica de esporos.

Resistência de Esporos

Entre os microrganismos, os esporos bacterianos são as formas que apresentam maior resistência térmica, sendo os esporos de termófilos os de maior resistência.

Tabela 7.3
Efeito do pH na Resistência Térmica de Esporos de *Bacillus Subtilis*

pH	*Tempo de Sobrevivência dos Microrganismos (min)*
4,4	2
5,6	7
6,8	11
7,6	11
8,4	9

Fonte: Frazier (1988).

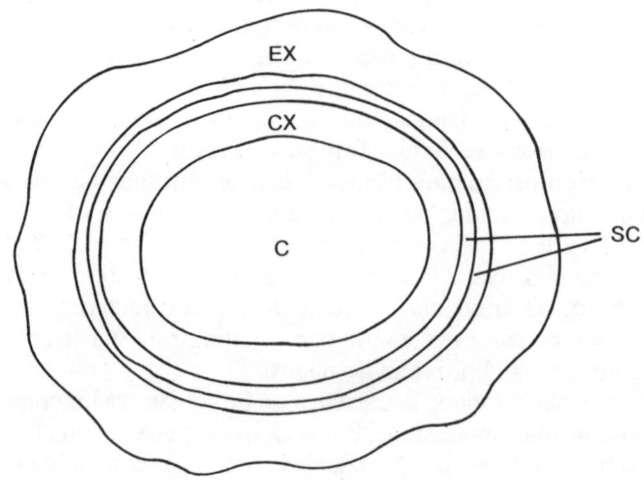

Fig. 7.1 — *Um esporo bacteriano típico.*
Ex = exosporo; SC = capas do esporo; Cx = córtex; C = região central.

A resistência dos esporos parece ser decorrente da desidratação do protoplasto, mineralização e adaptação térmica.

A estrutura típica de um esporo bacteriano é a apresentada na Fig. 7.1.

Região Central (C). O protoplasto do esporo é rico em Ca^{2+} e ácido dipicolínico, que forma o complexo dipicolinato de Ca, com propriedades semelhantes a um gel. Provavelmente, o elevado teor de ácido dipicolínico é o responsável pela resistência dos esporos. Nessa região também são encontradas enzimas celulares, DNA, RNA e outros minerais além do Ca, como P, K, Mg, Mn.

Córtex (Cx). Camada que envolve a região central (protoplasto), composta por peptidoglicanos ou mucopeptídios, que são similares, mas não idênticos aos das células vegetativas. Esta camada também parece ser importante para a resistência térmica dos esporos.

As capas dos esporos (SC) que envolvem o córtex são constituídas, principalmente, por proteínas e por teores menores de carboidratos e lipídios. Essas capas são importantes na resistência dos esporos a certos agentes antibacterianos, como por exemplo, a lisozima.

Em alguns esporos, encontra-se uma camada externa adicional, constituída provavelmente de proteínas, juntamente com lipídios e carboidratos.

DESTRUIÇÃO TÉRMICA DE MICRORGANISMOS

Alguns conceitos básicos relacionados à tecnologia são necessários para se entender o processamento térmico de alimentos envasados:

Tabela 7.4
Efeito da Temperatura Sobre a Temperatura de Destruição Térmica de Esporos

T (°C)	C. botulinum *(60 bilhões de esporos suspensos em tampão — pH 7,0) (min)*	*Esporos Termófilos T(150 mil esporos/ml de suco de milho — pH 6,1) (min)*
100	260	1.140
105	120	—
110	36	180
115	12	60
120	5	17

Fonte: Jay (1992).

1. Tempo de Destruição Térmica (TDT): é o tempo necessário para destruir um certo número de microrganismos a uma determinada temperatura. Nessa determinação, mantém-se a temperatura constante e determina-se o tempo necessário para a destruição das células.

O ponto de destruição térmica é a temperatura necessária para destruir um certo número de microrganismos em um tempo determinado, geralmente 10 minutos.

2. Valor "D" (ou "Razão Letal"): corresponde ao tempo, em minutos, em uma determinada temperatura, necessário para uma redução em 90% no número de células ou esporos presentes numa suspensão. Esse valor é numericamente igual ao número de minutos necessários para que a curva de sobreviventes atravesse um ciclo logarítmico. Matematicamente, é igual à recíproca da inclinação da curva de sobreviventes (Fig. 7.2).

3. Valor "z": o valor "z" corresponde ao intervalo de temperatura necessário para que a curva da destruição térmica atravesse um ciclo logarítmico. Matematicamente, esse valor é igual ao recíproco da inclinação da curva da destruição térmica decimal (Fig. 7.3).

Ou seja, corresponde ao intervalo da temperatura capaz de provocar uma variação de 10 vezes no valor "D".

O valor "D" reflete a resistência de um microrganismo a uma temperatura específica, enquanto o valor "z" fornece informação sobre a resistência relativa de um microrganismo a diferentes temperaturas de destruição.

Conhecendo-se o valor "z", pode-se calcular o processo térmico equivalente em diferentes temperaturas. Por exemplo, se a 140°F (60°C), o tempo de 3,5min corresponde a um processamento térmico adequado, e se "z" for igual a 8, pode-se considerar que um processo realizado a 148°F (64°C) por 0,35min é equivalente àquele realizado a 132°F (55°C) por 35min.

Tempo (min)	Número de sobrevivemtes (por ml)
5	2.8×10^5
10	7.8×10^4
15	2.2×10^4
20	6.1×10^3
25	1.7×10^3

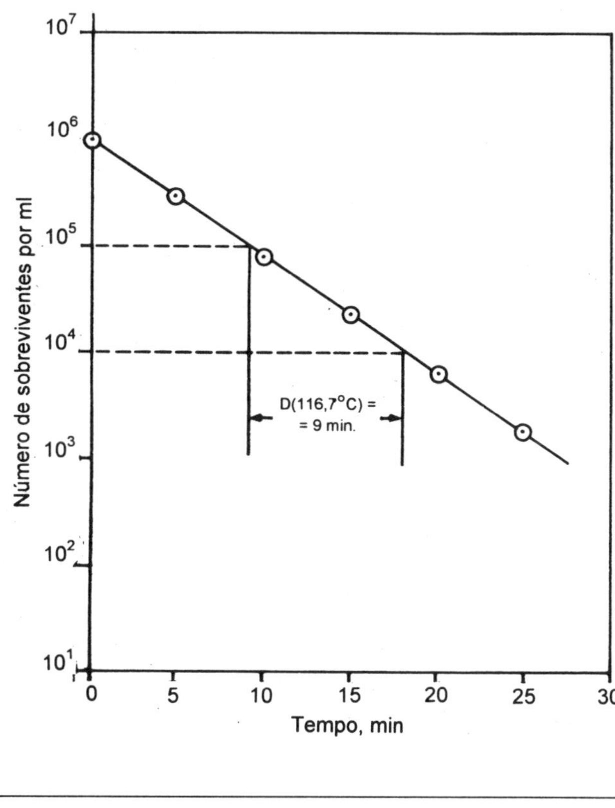

Fig. 7.2 —*Cálculo do valor D de uma suspensão de esporos de* Bacillus subtilis *5230, aquecida a 116,7°C.*

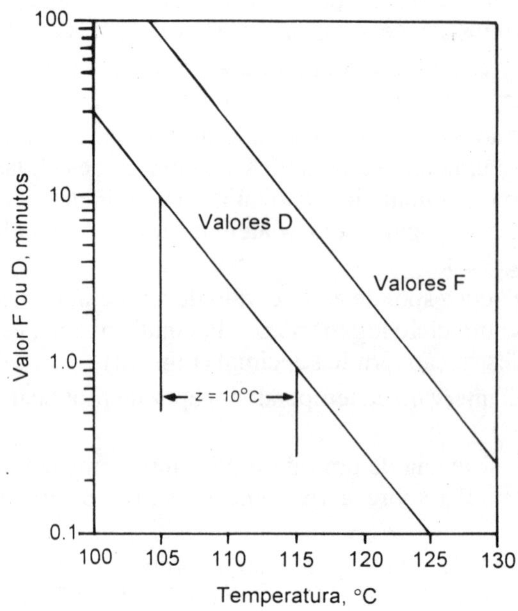

Fig. 7.3 —*Determinação do valor "z", utilizando-se a curva de resistência térmica (log D. vs. T.) ou a curva de destruição térmica (log F vs. T).*

4. Valor "F": é o tempo, em minutos, a uma determinada temperatura, necessário para a destruição de esporos ou células vegetativas de um microrganismo específico.

F_0: representa a medida da capacidade de um processo térmico de reduzir o número de esporos ou células vegetativas de um microrganismo por embalagem.

$$[F_0 = D_r(\log a - \log b)]$$

a = número de células da população inicial; b = número de células da população final; D_r = tempo necessário, a uma temperatura de referência, para destruir 90% dos esporos ou células vegetativas de um microrganismo.

Conceito 12-D. Este conceito refere-se ao tratamento térmico, na indústria de alimentos envasados, necessário para reduzir o número de esporos sobreviventes de *C. botulinum* a 10^{-12}. Como os esporos de *C. botulinum* não germinam ou produzem toxina em alimentos com pH inferior a 4,6, tal conceito só é válido para alimentos com pH superior a esse valor.

Para ilustrar esse conceito tome-se o seguinte exemplo. Tendo em mente os demais conceitos já citados, e assumindo-se que cada embalagem de alimento contém apenas um único esporo de *C. botulinum*, F_0 pode ser calculado usando-se a equação geral da curva de sobreviventes:

$$F_0 = Dr(\log a - \log b)$$
$$F_0 = 0{,}21(\log 1 - \log 10^{-12})$$
$$F_0 = 0{,}21 \times 12 = 2{,}52$$

Esse resultado indica que um processamento, por 2,52min a 250°F (121°C), reduz para um o número de esporos de *C. botulinum* em uma dentre um trilhão de embalagens (10^{12}). Ao se considerar que alguns esporos *flat-sour* têm valor "D" de aproximadamente 4,0 e alguns alimentos enlatados recebem tratamento F_0 de 6,0 a 8,0, o número potencial de esporos de *C. botulinum* é ainda mais reduzido.

ENVASAMENTO ASSÉPTICO

Nos métodos tradicionais de envasamento, recipientes de metal ou vidro não esterilizados são preenchidos com o alimento e, em seguida, fechados e, posteriormente, esterilizados. No envasamento asséptico, o alimento é esterilizado e depois colocado, em condições assépticas, em embalagens estéreis que depois são seladas, também em condições assépticas.

O envasamento asséptico teve um grande impulso a partir de 1981, com a aprovação pelo Food and Drug Administration do peróxido de hidrogênio para a esterilização de materiais flexíveis para embalagem. Entre esses materiais, destacam-se os cartões de multicamadas flexíveis empregados nas embalagens de alimentos "longa vida".

Qual o tipo de alimento que poderia ser submetido a essa tecnologia? Em princípio, qualquer alimento que possa ser bombeado através de um trocador de calor. No entanto, ela tem sido aplicada principalmente a alimentos líquidos, como leite, sucos de frutas, massa de tomate e outros, devido às dificuldades de aplicação dessa tecnologia para alimentos sólidos.

Algumas das vantagens do envasamento asséptico são:

- o emprego de cartões com multicamadas flexíveis para embalagem, em vez de vidro ou metal;
- os produtos não adquirem o sabor metálico característico daqueles processados em embalagem de metal;
- o tempo de processamento de um produto em altas temperaturas é minimizado ao se empregar a tecnologia;
- esse tipo de envasamento permite o uso de membrana filtrante para esterilização de certos líquidos;
- podem ser usados diversos gases para preenchimento do espaço livre, como por exemplo, o N_2.

Entre as desvantagens podem ser citadas:

- menor impermeabilidade das embalagens ao O_2 do que as de vidro ou metal;
- menor rendimento do que para embalagens de vidro ou metal.

A deterioração dos alimentos embalados assepticamente é diferente daqueles envasados em metal. Nos alimentos de alta acidez, envasados em recipiente de metal, pode ocorrer o estufamento por produção de H_2 e vazamento nas costuras. Esses problemas não devem ocorrer nas embalagens assépticas. No entanto, devido à permeabilidade ao O_2, outros tipos de deterioração podem ocorrer nesse tipo de embalagem.

ALGUMAS CARACTERÍSTICAS DOS MICRORGANISMOS TERMÓFILOS

Os termófilos são microrganismos com temperatura mínima de crescimento ao redor de 45°C, ótima entre 50°C e 60°C e máxima de 70°C ou acima. Entre os microrganismos termófilos podem ser encontrados cianobactérias, tiobacilos, algas, fungos, bacilos e clostrídios.

Na multiplicação de microrganismos termófilos, ao contrário do que ocorre com os mesófilos, a fase logarítmica é curta e muitas vezes difícil de ser medida. Os esporos germinam e as células multiplicam-se rapidamente. Alguns microrganismos termófilos têm tempo de geração de 10 min, em altas temperaturas. A velocidade de morte também é rápida. A perda da viabilidade ou auto-esterilização abaixo da faixa de temperatura de crescimento é uma característica desses microrganismos. Na Fig. 7.4 são comparadas as curvas de crescimento de uma bactéria a 20°C, a 37°C e a 55°C.

Por que os termófilos requerem temperaturas altas para multiplicação? A seguir encontram-se listadas algumas características desses microrganismos:

1 —Enzimas. suas enzimas podem ser subdivididas em três grupos:

- aquelas que são estáveis na temperatura de produção, mas requerem temperaturas levemente superiores para inativação, por exemplo: desidrogenase málica, ATPase, certas peptidases;
- algumas enzimas são inativadas na temperatura de produção na ausência de substratos específicos, por exemplo: catalase e certas enzimas ligadas à membrana;

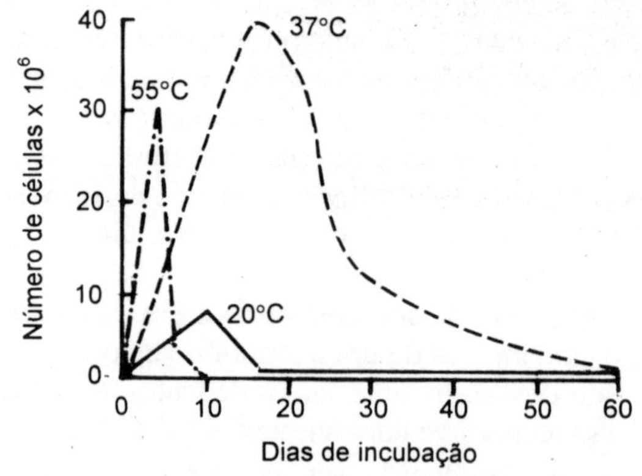

Fig. 7.4 —*Curvas de crescimento de cepas bacterianas incubadas a 20°C, 37°C e 55°C.*

— algumas enzimas e proteínas são altamente termorresistentes, por exemplo: algumas proteases, proteínas de flagelos, esterases, termolisina.

Entre as teorias que tentam explicar por que essas enzimas são termorresistentes, tem-se a existência de maiores níveis de aminoácidos hidrofóbicos do que nos similares mesófilos. Uma proteína mais hidrofóbica seria, possivelmente, mais termorresistente. Uma outra teoria está relacionada com a ligação de íons metálicos, como o Mg^{2+}.

2 —Ribossomos. Em geral, a estabilidade térmica do ribossomo está relacionada à temperatura máxima de crescimento do microrganismo. No entanto, não se tem conhecimento de DNA termorresistente. A composição básica do rRNA afeta a estabilidade térmica. Estudos demonstraram que a elevação da temperatura máxima de crescimento do microrganismo provocou um aumento no conteúdo de G-C de moléculas de rRNA e a diminuição de A-U. O aumento no conteúdo de G-C tornou a estrutura mais estável através de uma ligação de H mais extensa. Por outro lado, a estabilidade térmica do RNA solúvel de termófilos e mesófilos parece ser similar.

3 —Flagelos. Os flagelos de termófilos são mais termoestáveis do que os de mesófilos, resistindo a temperaturas de 70°C, enquanto os de mesófilos desintegram-se a 50°C.

4 —Necessidades Nutricionais. Geralmente os termófilos necessitam de mais nutrientes do que os mesófilos, quando crescem a temperaturas elevadas. A Tabela 7.5 ilustra esse aspecto, em relação às necessidades nutricionais de *B. coagulans* 1039 e *B. stearothermophilus* 4259. Embora essa característica do termofilismo não tenha sido muito estudada, as alterações nas necessidades metabólicas, conforme se aumenta a temperatura de incubação, podem ser devidas a uma falta geral de eficiência por parte do complexo metabólico.

5 —Tensão de O_2. Conforme a temperatura de incubação aumenta, a velocidade de multiplicação dos microrganismos também aumenta, elevando, conseqüentemente, a demanda de O_2 no meio de cultura e reduzindo a solubilidade do O_2. Alguns pesquisadores consideram essa característica um dos fatores mais importantes entre os que limitam o crescimento termofílico no meio de cultura.

6 —Lipídios Celulares. Uma vez que um aumento no grau de insaturação dos lipídios celulares está associado ao crescimento psicrotrófico, é normal considerarmos que o efeito inverso ocorra na multiplicação de microrganismos termófilos. Isto é, conforme a temperatura de multiplicação aumenta, ocorre uma diminuição na proporção de ácidos graxos insaturados nos lipídios celulares, enquanto se verifica um aumento na de ácidos graxos saturados. Ácidos graxos saturados formam ligações hidrofóbicas mais fortes do que os insaturados. Entre os ácidos graxos saturados encontram-se os ramificados. Alguns autores observaram que duas espécies termófilas de *Bacillus* spp. preferiram sintetizar ácido heptadecanóico ramificado a sintetizar ácidos graxos insaturados.

Tabela 7.5
Efeito da Temperatura de Incubação nas Necessidades Nutricionais das Bactérias Termófilas

Organismo e Número da Cepa	*Necessidades Nutricionais*		
	36°C	*45°C*	*55°C*
B. coagulans 2(F)	his, thi, bio, fol	his,thi, bio, fol	his, thi, bio, fol
B. coagulans 1039 (F)	tio, bio, fol	tio, bio, fol	his, met thi, nic, bio, fol
B. stearothermophilus 3690 (F)	met, leu thi, nic bio, fol	met, thi, bio, fol	met, thi, bio, fol
B. stearothermophilus 4259 (F)	bio, fol	met, his, nic, bio, fol	met, his nic,bio, fol
B. stearothermophilus 1373b (O)	não cresce	glu, his, met, leu, bio	glu, his, met, leu, bio, rib

Fonte: Jay (1992)
F = facultativo, O = termófilo obrigatório, his = histidina, thi = tiamina, bio = biotina, fol = ácido fólico, met = metionina, leu = leucina, nic = ácido nicotínico, glu = ácido glutâmico, rib = riboflavina.

7 —*Membranas Celulares.* A natureza das membranas celulares afeta o crescimento termofílico. Uma vez que a unidade da membrana celular consiste de camadas de lipídios circundadas por camadas de proteínas e que essa membrana depende da camada lipídica para suas funções biológicas, a ruptura dessa estrutura causaria não só injúria à célula, mas talvez sua morte. As alterações na saturação de lipídios, como visto, pode tornar a membrana celular um fator crítico para o crescimento e sobrevivência dos termófilos.

8 —*Efeito da Temperatura.* Os termófilos aparentemente não se multiplicam tão rapidamente na sua temperatura ótima de crescimento, como se poderia imaginar. De uma maneira geral, se compararmos a velocidade de multiplicação de um microrganismo termófilo na sua temperatura ótima de crescimento com a velocidade de multiplicação de um microrganismo mesófilo, também na sua temperatura ótima de crescimento, verificaremos que o microrganismo mesófilo apresenta velocidade maior de multiplicação, sendo portanto considerado mais eficiente. Já foi constatado que as enzimas termófilas são menos eficientes do que as mesófilas. Pode-se dizer que, a fim de continuarem atuantes, as enzimas termófilas diminuem sua eficiência durante o crescimento microbiano, atuando em velocidade reduzida ("marcha lenta").

9 —*Genética.* Alguns pesquisadores, ao realizarem a transformação termofílica em uma cepa de *B. subtilis* que não se multiplicava em temperatura acima de 50°C colocando-a na presença de DNA extraído de uma cepa que se multiplicava a 55°C, verificaram que a freqüência de transformação foi de 10^{-4}, isto é, que a cada 10.000 células-filhas, uma era transformada. Constataram, ainda, que de 10% a 20% das células transformantes retiveram o alto nível de resistência à estreptomicina apresentado pelo microrganismo receptor, indicando que os *loci* genéticos para a resistência a esse antibiótico e para o crescimento a 50°C estão muito próximos. No processo de transformação, quanto

menor for a distância entre dois marcadores — neste caso, capacidade de multiplicação a 55°C e resistência à estreptomicina —, maior será a freqüência de transformação dupla.

Embora muito já se tenha aprendido sobre os mecanismos básicos do termofilismo microbiano, o mecanismo exato permanece um mistério.

CONTROLE DOS MICRORGANISMOS ATRAVÉS DA DESIDRATAÇÃO

O controle microbiano através da desidratação talvez seja o método mais antigo de conservação de alimentos. A observação pelo homem, já em tempos remotos, de que as sementes secas dos alimentos podiam ser armazenadas de uma estação do ano para outra é um dado da longevidade desse método, que se baseia no fato de que tanto os microrganismos como as enzimas precisam de água para sua atividade. Portanto, para se conservar um alimento por esse método diminui-se o conteúdo de água até o ponto em que ocorra a inibição dos microrganismos deteriorantes e dos causadores de doenças de origem alimentar.

Alimentos secos, desidratados ou com baixa umidade, denominados LMF (*Low Moisture Foods*) são os que apresentam, geralmente, teor de umidade inferior a 25% e atividade de água inferior a 0,60. Nesta categoria, estão incluídos os alimentos secos tradicionais e os alimentos liofilizados. Os alimentos que apresentam atividade de água entre 0,60 e 0,85 são denominados alimentos com umidade intermediária ou IMF (*Intermediate Moisture Foods*).

Apesar de a primeira razão para a desidratação dos alimentos ser a prevenção do crescimento microbiano, outras razões podem ser enumeradas, entre elas:

— prevenção das alterações químicas ou físicas no alimento, induzidas ou auxiliadas pelo excesso de umidade;

— redução dos custos de embalagem, armazenamento e transporte;

— preparação de produtos para processos nos quais somente produtos desidratados possam ser utilizados;

— remoção da umidade adicionada em operações de processamento;

— reaproveitamento de produtos.

PRÉ-TRATAMENTOS

Os alimentos que serão desidratados devem ser de boa qualidade, pois, de modo geral, a desidratação não modifica a qualidade microbiológica da matéria-prima.

As operações de lavagem, limpeza, retirada de casca, pele e corte, entre outras que são realizadas antes da desidratação, dependem do tipo de alimento a ser processado.

Por exemplo, as carnes e batatas necessitam de cocção antes da desidratação, enquanto que o branqueamento é uma etapa importante no processamento de vegetais. O branqueamento consiste ou na imersão dos vegetais em água quente ou no uso de vapor. Suas principais funções são:

— inativar as enzimas que possam causar alterações indesejáveis durante o armazenamento do alimento desidratado;

— fixar a cor verde de certos vegetais;

— reduzir o número de microrganismos presentes nos alimentos. Algumas vezes, essa redução é de até 99%;

— facilitar a embalagem de produtos folhosos, devido ao murchamento das folhas;

— retirada do ar existente nos tecidos das plantas.

Para a desidratação de algumas frutas, a imersão em solução alcalina de carbonato de sódio produz finas ranhuras na pele, removendo-a e facilitando, conseqüentemente, a desidratação.

O tratamento com SO_2, realizado para certas frutas, previne o escurecimento durante a desidratação e o armazenamento. Antioxidantes são adicionados aos alimentos para prevenir alterações oxidativas no produto desidratado.

Sistemas de Secagem

A desidratação pode ser:

Natural. Consiste simplesmente na exposição do produto ao sol e ao vento. Entre os alimentos submetidos a esse método podem ser citados as uvas, o coco, peixes e carnes em algumas regiões do globo terrestre. As temperaturas precisam ser elevadas e o ar seco para que não haja desenvolvimento microbiano.

Controlada. A desidratação com ar controlado é empregada para reduzir o conteúdo de umidade de várias colheitas a níveis aceitáveis para o armazenamento. Pode ser:

— por secagem a vácuo: o alimento é colocado em uma câmara na qual o vácuo é produzido. A água é evaporada em temperaturas baixas causando menor injúria ao alimento;

— por secagem em túneis: este sistema emprega túneis através dos quais são movimentados vagões contendo bandejas do produto. O ar quente é ventilado paralelamente ou em movimento contrário ao do alimento.

Existem vários sistemas de secagem. A escolha de um deles depende das qualidades a serem mantidas, da sensibilidade do alimento à injúria térmica, bem como das características de reidratação e do custo do processo.

Os quatro principais sistemas de desidratação são:

— ar quente, para alimentos como vegetais;

— *spray-drying* para líquidos e semilíquidos;

— secagem a vácuo para sucos;

— liofilização.

Alguns produtos requerem combinação de mais de um desses métodos.

Efeitos da Desidratação Sobre os Microrganismos

Apesar de o processo não ser letal, durante a desidratação ou secagem alguns microrganismos são destruídos. Muitos tipos de microrganismos podem ser isolados dos alimentos desidratados, principalmente quando a matéria-prima utilizada é de baixa qualidade ou quando não são seguidas boas práticas de produção durante as diferentes etapas do processamento.

As bactérias são, entre os microrganismos, aqueles que necessitam para seu crescimento de níveis de umidade relativamente altos, seguindo-se as leveduras e os bolores. Portanto, as bactérias dificilmente são responsáveis pela deterioração de alimentos desidratados, pois necessitam de atividade de água acima de 0,90. O mesmo pode ser dito em relação aos microrganismos causadores de doenças de origem alimentar, cuja absoluta maioria não se desenvolve em alimentos com Aa inferior a 0,90. Nos alimentos com atividade de água entre 0,80 e 0,85, a deterioração ocorre dentro de uma a duas semanas, causada por uma grande variedade de fungos. Em atividade de água igual a 0,75, a deterioração é retardada, com poucos tipos de microrganismos deteriorantes desenvolvendo-se. Em alimentos com atividade de água igual ou inferior a 0,70, a deterioração por microrganismos é mais difícil, podendo não ocorrer, mesmo durante o armazenamento prolongado. Apesar de serem raros, alguns microrganismos crescem em atividade de água inferior a 0,65, na faixa de 0,60 a 0,62. Algumas leveduras osmofílicas como *Zygossaccharomyces rouxii* já se desenvolveram, sob certas condições, em atividade de água de 0,65.

Os microrganismos mais perigosos nos alimentos desidratados, portanto, são os bolores, sendo os do gênero *Aspergillus*, os mais importantes. A Tabela 7.6 apresenta os valores mínimos de atividade de água para a germinação e crescimento de bolores e leveduras importantes nesse tipo de alimento.

O conceito "água de alarme" (*alarm water*) foi sugerido como parâmetro para estimar a estabilidade de alimentos desidratados durante o armazenamento. Esse conceito está relacionado a um determinado conteúdo de água, que não deve ser excedido caso se queira evitar o crescimento de bolores. O conteúdo de "água de alarme" de alguns alimentos é apresentado na Tabela 7.7.

Como já comentado anteriormente, embora a desidratação destrua alguns microrganismos, os esporos bacterianos, assim como os fungos e muitas bactérias Gram-positivas e Gram-negativas,

Tabela 7.6
Atividade de Água Mínima Relatada para a Germinação e Crescimento de Alguns Bolores e Leveduras Deteriorantes de Alimentos

Microrganismo	*Atividade de Água Mínima*
Candida utilis	0,94
Botrytis cinerea	0,93
Rhizopus stolonifer	0,93
Mucor spinosus	0,93
Trichosporon pullulans	0,91
Aspergillus glaucus	0,70
Aspergillus echinulatus	0,64
Zygossacharomyces rouxii	0,62

Fonte: Jay (1992).

sobrevivem a esse processo. Parasitas causadores de doença de origem alimentar, como a *Trichinella spiralis*, já foram relatados como sobreviventes ao processo de desidratação.

Com exceção dos microrganismos que são destruídos pelo branqueamento ou pré-cozimento, poucos são aqueles destruídos durante o processo de liofilização, sendo que um número maior é destruído durante a fase de congelamento. Nessa etapa, entre 5% e 10% da água permanece ligada a outros constituintes do alimento, sendo removida pelo processo de desidratação. A morte ou injúria da célula microbiana causada pela desidratação pode ser resultante da denaturação das porções ainda congeladas e não desidratadas devido à concentração causada pelo congelamento, pela remoção da água ligada e/ou pela recristalização de sais ou hidratos formados de soluções eutéticas. Quando a morte ocorre durante a desidratação, a velocidade de morte celular é maior durante os estágios iniciais do processo.

A liofilização é o método mais brando de desidratação, tanto em relação ao alimento como aos microrganismos presentes. Durante o congelamento, desidratação, armazenamento e reidratação podem ocorrer alterações na microbiota. Bactérias Gram-negativas como *Pseudomonas*, *Escherichia* e *Vibrio* não sobrevivem a esse processo tão bem quanto os cocos Gram-positivos e as bactérias formadoras de esporos.

Estabilidade dos Alimentos Desidratados Durante o Armazenamento

Entre as considerações a serem feitas na prevenção da deterioração fúngica de alimentos desidratados, uma das mais importantes é, sem dúvida, a umidade relativa (U.R.) do ambiente de

Tabela 7.7
Conteúdo de "Água de Alarme" Para Alguns Alimentos

Alimento	*Porcentagem de Água*
Leite em pó	aproximadamente 8
Ovos desidratados	10-11
Farinha de milho	13-15
Arroz	13-15
Carne magra desidratada	15
Vegetais desidratados	14-20
Amido	18
Fruta desidratada	18-25

Fonte: Jay (1992).
Umidade relativa = 70%; temperatura = 20°C.

armazenamento. Se a embalagem não for adequada e a U.R. for elevada, o produto absorverá umidade da atmosfera até que o equilíbrio seja estabelecido. Portanto, a deterioração da superfície será inevitável com o crescimento característico de bolores, devido a suas necessidades de oxigênio. Os alimentos desidratados podem sofrer alterações de natureza química, ainda que não ocorra o crescimento fúngico durante o armazenamento. Nos alimentos desidratados com alto teor de lipídios, a rancificação oxidativa é a forma mais comum de deterioração química; nos alimentos com açúcares redutores ocorre o escurecimento não-enzimático ou reação de Maillard, visível devido à alteração na cor. Em algumas frutas e vegetais mais sensíveis a essa deterioração também se verifica o desenvolvimento de sabor amargo.

Além destas, outras reações químicas podem ocorrer nos alimentos desidratados: alterações na cor, perda de vitamina C nos vegetais e alterações estruturais que impedem a reidratação adequada do produto.

Algumas medidas podem ser tomadas a fim de minimizar esses problemas:

- manter o conteúdo de umidade tão baixo quanto possível;
- reduzir o máximo possível o conteúdo de açúcares redutores, uma vez que estão envolvidos na reação de Maillard;
- quando o branqueamento for necessário, manter baixo o nível de sólidos solúveis. Esses sólidos solúveis provenientes do branqueamento seriado de vegetais impregnam, provavelmente, a superfície do produto tratado e, por conterem açúcares redutores e aminoácidos, aumentam a possibilidade de ocorrência do escurecimento não-enzimático;
- uso de dióxido de enxofre (SO_2) antes da desidratação de vegetais, protegendo a vitamina C e retardando a reação de escurecimento. Provavelmente, o SO_2 atua como um aceptor de radical livre, impedindo essa reação.

Alimentos de Umidade Intermediária

Os alimentos de umidade intermediária ou IMF (*intermediate moisture foods*) têm sido produzidos para consumo desde há muito tempo. São caracterizados por apresentar conteúdo de umidade entre 15% e 50% e atividade de água entre 0,69 e 0,85. Combinadas a esses fatores, a adição de conservadores químicos e a embalagem em anaerobiose auxiliam na sua estabilidade. Os baixos níveis de atividade de água são alcançados através da remoção de água por desorção, adsorção e/ou adição de aditivos como sais e açúcares. Nos IMF recentemente desenvolvidos, empregam-se aditivos umectantes como glicerol, glicóis, sorbitol, sacarose e fungistáticos como sorbatos e benzoatos.

A Tabela 7.8 apresenta a faixa de atividade de água de alguns IMF considerados tradicionais.

Preparação do IMF

A única bactéria de interesse em saúde pública que se multiplica em alimentos com atividade de água (Aa) próxima a 0,86 é o *Staphylococcus aureus*. Portanto, um IMF deve ser preparado de maneira a ter seu conteúdo de umidade entre 15% e 50% e a Aa ajustada para valores inferiores a 0,86, empregando-se umectantes e adicionando-se agentes antifúngicos, pois nessa faixa de Aa são os fungos que se desenvolvem. A redução do pH auxilia na estabilidade desses alimentos.

Entre as várias metodologias empregadas para se determinar a Aa de um alimento, pode ser utilizada a lei de Raoult. Por essa lei, o número de moles da água em solução é dividido pelo número total de moles em solução:

$$\text{Aa} = \frac{\text{número de moles } H_2O}{\text{número de moles de } H_2O + \text{número de moles do soluto}}$$

Quando a água é pura, tem-se:

$$Aa = \frac{55,5}{55,5 + 0} = 1,00$$

No caso de se adicionar 1mol de uma substância qualquer, tem-se:

$$Aa = \frac{55,5}{55,1+1} = 0,96$$

Para os alimentos de umidade intermediária, tem-se como objetivo atingir uma determinada Aa conhecida. Portanto, poderemos saber quantos moles de um determinado soluto serão necessários para que uma Aa seja atingida. No entanto, como os alimentos são muito complexos, muitas vezes não ocorre o esperado. Por exemplo: com a adição da sacarose, a redução da Aa é maior do que a esperada pela lei de Raoult, tornando essa lei sem valor prático.

Alimentos de umidade intermediária podem ser preparados por adsorção ou desorção de água. No primeiro caso, o alimento é desidratado (freqüentemente liofilizado) e depois submetido a hidratação controlada até se obter a composição desejada. Através da desorção, o alimento é colocado em uma solução com pressão osmótica mais alta, a fim de que o ponto de equilíbrio seja alcançado.

Entre as técnicas empregadas para alterar a Aa de um IMF durante a sua produção, podem ser citadas:

— infusão úmida: pedaços do alimento sólido são embebidos e/ou cozidos em uma solução adequada para que o produto final tenha o nível de água desejado (desorção);

— infusão a seco: pedaços do alimento sólido são primeiramente desidratados e depois imersos em uma solução contendo os agentes osmóticos (adsorção);

— componente de mistura: todos os ingredientes do IMF são pesados, misturados, cozidos e extrusados ou combinados de outras maneiras para que o produto final tenha a Aa desejada;

— desidratação osmótica: os alimentos são desidratados pela imersão em líquidos com Aa menor do que a do alimento.

Exemplos de IMF são: frutas desidratadas (figos, tâmaras, uvas-passa, maçãs), *marshmallow*, geléias, mel, charque, etc. Os alimentos para animais domésticos (*pet foods*) também pertencem a esta classe de desidratados. Eles são freqüentemente preparados através da mistura dos componentes.

Tabela 7.8
Alimentos com Umidade Intermediária Considerados Tradicionais

Produto Alimentício	*Faixa de A*
Frutas secas	0,60-0,75
Bolos e produtos de confeitaria	0,60-0,90
Alimentos congelados	0,60-0,90
Açúcares, xaropes	0,60-0,75
Alguns doces	0,60-0,65
Alguns cereais	0,65-0,75
Bolo de frutas	0,73-0,83
Mel	0,75
Concentrados de sucos de frutas	0,79-0,84
Geléias	0,80-0,91
Leite condensado	0,83
Alguns embutidos fermentados	0,83-0,87
Alguns queijos maturados	0,96

Fonte: Jay (1992).

ASPECTOS MICROBIOLÓGICOS DO IMF

A atividade antimicrobiana nos IMF é resultado de vários fatores, sendo o principal deles a faixa restrita de Aa desses alimentos. Outros fatores existentes são o pH, Eh, os conservadores químicos adicionados, a microbiota competidora e o tratamento térmico empregado no processamento. Em conseqüência, dificilmente as bactérias Gram-negativas e a maioria das Gram-positivas proliferarão, com exceção de alguns cocos, das bactérias esporuladas e dos lactobacilos.

Em relação aos bolores, os IMF terão a vida útil prolongada caso a Aa seja reduzida para valores próximos a 0,70. No entanto, isso fará com que o produto resultante seja do tipo seco. Na faixa de 0,80, como já mencionado, um grande número de bolores desenvolve-se. Para impedir o desenvolvimento desses microrganismos, vários recursos podem ser utilizados como a redução do pH e a adição de fungistáticos.

ESTABILIDADE DOS IMF DURANTE O ARMAZENAMENTO

As reações químicas que ocorrem nos alimentos desidratados também são constatadas nos de umidade intermediária, uma vez que tanto a oxidação lipídica como o escurecimento não-enzimático têm seu ótimo nessa faixa de Aa e porcentagem de umidade.

O armazenamento dos IMF sob condições adequadas de umidade é necessário para prevenir o desenvolvimento de bolores e para a estabilidade do alimento como um todo. Como para os desidratados tradicionais, o armazenamento em ambiente com umidade relativa maior levará ao ponto de equilíbrio, e, caso a embalagem seja permeável, haverá penetração de água e conseqüente crescimento de bolores na superfície. A embalagem deve ser também impermeável a trocas gasosas, inibindo o desenvolvimento de microrganismos aeróbios.

CONTROLE DO DESENVOLVIMENTO MICROBIANO PELO EMPREGO DE BAIXAS TEMPERATURAS

CARACTERÍSTICAS DOS MICRORGANISMOS PSICROTRÓFICOS

O parâmetro *temperatura* é um dos fatores extrínsecos mais importantes na atividade bioquímica dos microrganismos. Quanto menor for a temperatura, menor será a velocidade das reações bioquímicas ou a atividade microbiana. Em conseqüência, poder-se-ia considerar que tanto o congelamento como a refrigeração são os melhores métodos de conservação para qualquer tipo de alimento. No entanto, isso não é verdade! Alguns alimentos não podem ser estocados nem mesmo sob refrigeração, pois sofrerão injúria devido ao frio, tornando-se inaceitáveis para o consumo. Portanto, a temperatura na qual um alimento pode ser armazenado depende do tipo de o alimento. Além disso, fatores econômicos também devem ser considerados, uma vez que a remoção de calor e a manutenção do ambiente frio controlado são de alto custo. Os alimentos perecíveis são os de maior interesse quando se considera o armazenamento em baixas temperaturas.

Antes de começarmos a tratar do emprego de baixas temperaturas no controle microbiano, é necessário que sejam definidos alguns termos:

Microrganismos Psicrófilos. São aqueles cuja temperatura de crescimento encontra-se na faixa de 0°C a 20°C, com ótimo entre 10°C e 15°C;

Microrganismos Psicrotróficos. São os capazes de se desenvolver entre 0°C e 7°C, com produção de colônias ou turvação do meio de cultura em sete a 10 dias. Alguns psicrotróficos, no entanto, crescem em temperaturas de até 43°C, sendo, de fato, mesófilos.

Uma vez que os psicrotróficos não se multiplicam a uma mesma velocidade entre 0°C e 7°C, dois novos termos foram propostos para classificá-los:

Europsicrotróficos (do grego *eurys* que significa largo): esses psicrotróficos não formam colônias visíveis até o sexto e o 10º dia. Exemplos: *Enterobacter cloacae, Yersinia enterocolitica, Hafnia alvei*;

Estenopsicrotrófico (do grego *stenós* que significa estreito, abreviado): são os psicrotróficos que formam colônias visíveis em, aproximadamente, cinco dias. Exemplos: *Pseudomonas fragi*, *Aeromonas hydrophila*.

Alguns autores sugerem o crescimento a 43°C em 24 horas, em meio de cultura não-seletivo, como teste que distingue os microrganismos psicrotróficos dos não-psicrotróficos, uma vez que os primeiros não devem crescer nessas condições.

Temperaturas Frias. São as encontradas normalmente nos aparelhos domésticos de refrigeração (5°C-7°C), e temperaturas ambientes entre 10°C e 15°C, sendo adequadas para o armazenamento de certos vegetais e frutas.

Temperaturas de Refrigeração. São as da faixa de 0°C a 7°C.

Temperaturas de Congelamento. São temperaturas a -18°C ou abaixo de -18°C. Nessas temperaturas praticamente cessa o crescimento de todos os microrganismos, com raras exceções que o realizam em velocidade extremamente baixa.

A temperatura mais baixa na qual se constatou o crescimento microbiano em alimento foi a de -34°C, no caso uma levedura com coloração rosa. Os microrganismos que normalmente crescem em temperaturas inferiores a 0°C são os bolores e leveduras, apesar de já ter sido relatado o crescimento de bactérias em temperaturas de -12°C e -20°C. Entre os alimentos que permitem o crescimento microbiano a temperaturas abaixo de 0°C podem ser incluídos os sucos concentrados de frutas, sorvetes e *bacon*.

REFRIGERAÇÃO

A temperatura mínima de crescimento para a maioria dos microrganismos está ao redor de 10°C. Mas, como ao se falar em refrigeração, geralmente, nos referimos a temperaturas inferiores a 10°C, os mesófilos não representam problema, pois não se desenvolvem nessas temperaturas. Os microrganismos de interesse são, pois, os *psicrotróficos*. Mesmo para estes, no entanto, quanto mais baixa for a temperatura, menor será a sua velocidade de crescimento. Assim, um alimento sofrerá deterioração, aproximadamente, quatro vezes mais rápida a 10°C e duas vezes mais a 5°C e 0°C.

Alguns microrganismos causadores de doenças de origem alimentar são capazes de se desenvolver ou produzir toxinas em temperaturas de refrigeração, mas a maioria não cresce abaixo de 4,4°C. Exemplos: *Yersinia enterocolitica*, *Listeria monocytogenes*, *Clostridium botulinum* tipo E.

Outros métodos de conservação de alimentos são freqüentemente empregados em conjunto com a refrigeração. O uso de embalagens a vácuo ou com CO_2 para exclusão do oxigênio retarda o desenvolvimento da deterioração microbiana, uma vez que os psicrotróficos são, principalmente, aeróbios. Processos de salga, cura, defumação ou emprego de outros agentes químicos, assim como o tratamento térmico brando, podem inibir ou reduzir o número de microrganismos no alimento refrigerado.

Choque Frio. Resulta na perda de uma ou mais barreiras relativas à permeabilidade da membrana, havendo em conseqüência o extravasamento de aminoácidos e nucleotídios da célula. O choque frio é uma forma direta de causar injúria a células, resultante da redução da temperatura sem o congelamento do substrato.

Resfriamento Rápido. Tanto frutas e vegetais como leite, ovos e carnes necessitam de refrigeração para prevenir a deterioração. Alimentos líquidos podem ser resfriados através de sua passagem em trocadores de calor; para outros utiliza-se a passagem de ar frio.

Os alimentos devem ser refrigerados em porções pequenas de modo a serem resfriados completamente, em um curto período de tempo.

CONGELAMENTO

Os alimentos são congelados com a finalidade de prolongar sua vida de prateleira, em relação àquela conseguida apenas com a refrigeração. As temperaturas utilizadas são baixas o suficiente para reduzir ou parar a deterioração causada pelos microrganismos, enzimas ou agentes químicos como o

O_2. O congelamento é um dos melhores métodos para se manter a cor, o aroma e a aparência de muitos alimentos.

Preparo dos Alimentos para o Congelamento

O preparo dos alimentos, que não devem apresentar sinais de deterioração, inclui a seleção, lavagem, branqueamento e embalagem antes do congelamento.

O branqueamento consiste na breve imersão dos vegetais em água quente ou no uso de vapor. Suas principais funções são:

— inativar as enzimas que possam causar alterações indesejáveis durante o armazenamento do alimento congelado;
— fixar a cor verde de certos vegetais;
— reduzir o número de microrganismos nos alimentos. Algumas vezes, essa redução é de até 99%;
— facilitar a embalagem de produtos folhosos, devido ao murchamento das folhas;
— retirar o ar existente nos tecidos das plantas.

A água empregada no branqueamento deve ser de boa qualidade, impedindo que esporos bacterianos contaminem os alimentos. Apesar de a redução no número de microrganismos não ser a função mais importante desse processo, a temperatura utilizada para inativar enzimas é também suficiente para reduzir, de modo significativo, o número de células vegetativas.

Congelamento de Alimentos e seus Efeitos

Existem dois processos básicos de congelamento de alimentos:

— *congelamento rápido*: a temperatura é diminuída para aproximadamente -20°C em 30 minutos. Para que tal ocorra, pode-se fazer a imersão direta ou contato indireto do alimento com o refrigerante ou o uso de correntes de ar frio através do alimento que está sendo congelado;
— *congelamento lento*: é o processo no qual a temperatura desejada é atingida entre três e 72 horas. É o que ocorre no congelador doméstico.

Do ponto de vista da qualidade total do produto, o congelamento rápido apresenta mais vantagens do que o lento, pelas seguintes razões:

— no congelamento rápido, os cristais de gelo formados são pequenos, enquanto no lento esses cristais são grandes;
— enquanto no congelamento rápido ocorre o bloqueio ou supressão do metabolismo, evitando assim a perda do equilíbrio metabólico, no congelamento lento há quebra da harmonia metabólica;
— no congelamento rápido, a exposição à concentração de constituintes adversos é rápida, enquanto que no lento essa exposição é maior;
— a adaptação a baixas temperaturas não ocorre no congelamento rápido, ao contrário do que acontece durante o congelamento lento;
— no congelamento rápido verifica-se o choque térmico, o que não ocorre no congelamento lento;
— no congelamento rápido não se tem o efeito protetor, ao contrário do constatado no congelamento lento quando a concentração de solutos propicia um efeito benéfico;
— no congelamento rápido, os microrganismos são congelados no interior dos cristais de gelo.

O congelamento da água pura à pressão atmosférica normal ocorre a 0°C. Conforme a temperatura é diminuída abaixo de 0°C, a pressão de vapor da água e do gelo é reduzida de modo que, abaixo de -10°C, a atividade de água é menor do que aquela necessária para o crescimento da maioria das bactérias.

As soluções aquosas presentes em tecidos animais e vegetais apresentam temperatura de congelamento na faixa de 0°C a -10°C. Quando o alimento é colocado a temperaturas abaixo daquelas de congelamento, a água extracelular começa a congelar, e os solutos presentes tendem a migrar para a parte líquida remanescente. Conseqüentemente, ocorre um aumento na concentração de solutos com a redução da temperatura de congelamento desse líquido. Dependendo da velocidade de congelamento, alguns materiais sólidos ficam presos no interior dos cristais de gelo ou entre os cristais.

Conforme a concentração de solutos do líquido extracelular aumenta, verifica-se uma diferença osmótica. Em conseqüência, a água tende a deixar os tecidos das plantas, animais ou células microbianas. O congelamento lento causa maior concentração de solutos e maior desidratação do que o congelamento rápido.

Ao contrário do que ocorre no congelamento rápido, onde se verifica a formação de um grande número de pequenos cristais de gelo, no congelamento lento a solidificação inicia-se em um número pequeno de locais resultando na formação de grandes cristais de gelo. Esse processo pode alterar a estrutura física do tecido. Portanto, o congelamento rápido de alimentos é o processo que fornece um produto final de melhor qualidade.

A ruptura da estrutura celular resulta em alterações na textura do alimento descongelado. Pode ocorrer a exsudação dos sucos resultando em gotejamento. Esse suco contém proteínas dissolvidas, vitaminas, minerais e outras substâncias.

Em um alimento congelado a -20°C, a água que não está congelada corresponde àquela que se encontra ligada a outras moléculas químicas, não estando portanto disponível para a atividade biológica.

Sistemas Utilizados no Congelamento

Várias são as formas para a remoção de calor de um alimento: convecção, condução, evaporação ou radiação. Nos sistemas comerciais de congelamento são utilizados a convecção, a condução ou a combinação dos dois.

Entre os sistemas desenvolvidos para o congelamento podem ser incluídos:

— congelador de placas (simples, duplo ou pressão);

— correntes de ar frio (salas, ambientes fechados, túneis);

— imersão em líquidos (CO_2, N_2);

— pulverização com líquido congelante.

O sistema a ser selecionado para o congelamento depende do tipo de alimento, velocidade de congelamento e fatores econômicos. Embora relativamente vagaroso, o congelamento em túnel com correntes de ar frio pode ser utilizado na maioria dos alimentos.

Os líquidos são melhores condutores de calor do que o ar. Portanto, obtém-se um congelamento mais rápido através da imersão em líquido congelante do que com o congelamento em correntes de ar frio. Entre os fluidos empregados no congelamento tem-se: NaCl, $CaCl_2$ e o diclorodifluormetano (Freon 12), a -29,8°C. O uso deste último, no entanto, está sendo reavaliado pela Agência de Proteção Ambiental dos Estados Unidos, pois parece provocar danos à camada de ozônio da atmosfera.

Para o congelamento muito rápido (congelamento criogênico), são empregados gases líquidos (CO_2 ou N_2) ou a imersão em líquidos ou pulverização.

Estabilidade dos Alimentos Congelados

Alguns fatores que afetam a vida de prateleira de um alimento congelado são os tratamentos a que é submetido antes do congelamento, o tipo de embalagem, a temperatura, as flutuações na temperatura de armazenamento e as condições para o descongelamento desse alimento. Na Tabela 7.9 encontra-se o tempo de armazenamento de alguns alimentos congelados.

Quanto mais baixa for a temperatura de congelamento, maior será a vida útil do produto. Temperaturas altas de congelamento não induzem à inativação de enzimas que podem deteriorar o alimento. Esse problema pode ser controlado por tratamentos para a destruição enzimática, como o branqueamento, antes do congelamento.

O material de embalagem também é importante. Ao prevenir a difusão do O_2 para o interior da embalagem, a rancidez ou oxidação poderá ser protelada. As alterações, devido à oxidação, podem ser evitadas em certos alimentos, pela adição de ascorbato ou vários antioxidantes, aumentando assim

Tabela 7.9
Tempo de Armazenamento para Carnes Bovina, de Porco e de Frango, Mantidas a -17,8°C.

Produto	*Congelamento a -17,8°C (Meses)*
Carnes *in natura*	
embutidos (porco)	1-2
carnes diversas	3-4
carne moída	2-3
costeleta (carneiro e porco)	3-4
bifes	8-12
Carnes processadas	
bacon	1
presunto (inteiro)	1-2
presunto (metade)	1-2
presunto (fatias)	1-2
embutidos defumados	Não se recomenda
embutidos secos e semi-secos	o congelamento
Carnes cozidas	
carnes cozidas e pratos à base de carne	2-3
caldo de carne	2-3
Carne fresca de aves	
frango e peru	12
pato e ganso	6
Carne cozida de aves	
pedaços com caldo	6
pedaços não cobertos	1
pratos à base de carne de frangos	6
frango frito	4

Fonte: Banwart (1989).

a sua vida de prateleira. A embalagem também deverá impedir a evaporação da umidade do alimento congelado.

A velocidade de congelamento afeta a vida útil do alimento congelado, sendo que o congelamento lento provoca uma perda da qualidade devido à longa permanência do alimento em temperaturas superiores a 0°C. Essa perda pode ser equivalente à perda que ocorre nos alimentos armazenados durante alguns meses a -18°C.

O descongelamento, tanto deliberado como acidental, deve ser sempre visto com cuidado. O acidental pode ocorrer durante o armazenamento, transporte, distribuição e comercialização.

Tanto o crescimento bacteriano como a perda dos atributos de qualidade são postergados com o descongelamento rápido.

O tempo máximo de armazenamento de um alimento congelado não é baseado na sua microbiologia, mas em outros fatores como textura, aroma, maciez, cor e qualidade nutricional total após o descongelamento e cozimento.

Alguns alimentos, embalados sem os devidos cuidados, podem sofrer o fenômeno conhecido como queimadura pelo frio ou *freezer burn*, caracterizado pela cor escura de alimentos de cor clara. Esse fenômeno é irreversível e atinge algumas frutas, frangos, carnes e peixes, tanto crus como cozidos.

Efeitos do Congelamento Sobre os Microrganismos

O congelamento é um dos métodos de conservação de culturas bacterianas, sendo a liofilização, talvez, o melhor deles. No entanto, já foi demonstrado que as temperaturas de congelamento afetam a destruição de certos microrganismos considerados importantes em alimentos. Alguns fatos que ocorrem em certos microrganismos durante o congelamento são:

— conforme a espécie de microrganismo, verifica-se morte imediata durante o congelamento;

— a proporção de células sobreviventes, imediatamente após o congelamento, é independente da velocidade de congelamento;

— as células, ainda viáveis, imediatamente após o congelamento, morrem gradualmente quando armazenadas congeladas;

— esse declínio numérico é relativamente rápido a temperaturas logo abaixo do ponto de congelamento, principalmente ao redor de -20°C. Porém, é menor a temperaturas mais baixas.

Como ocorre em outros métodos de conservação de alimentos, os microrganismos comportam-se de maneira variável durante o congelamento. Os cocos são mais resistentes do que os bacilos Gram-negativos. Entre os causadores de doença de origem alimentar, as salmonelas são menos resistentes do que o *S. aureus* ou células vegetativas de clostrídios, com os esporos e toxinas bacterianas não sendo afetados por baixas temperaturas. A Tabela 7.10 apresenta a contagem bacteriana de diversas espécies de *Salmonella* armazenadas durante 270 dias a -25,5°C. Constata-se que nenhuma das espécies foi totalmente destruída.

Cepas de uma mesma espécie de microrganismo apresentam diferentes comportamentos quanto à sua viabilidade durante o congelamento. O tipo de congelamento empregado, a natureza e a composição do alimento, o período de armazenamento, entre outros, são fatores importantes na manutenção da viabilidade do microrganismo. Temperaturas ao redor de -20°C são menos letais do que a de -10°C.

Alguns fenômenos que ocorrem durante o congelamento das células são descritos a seguir:

— a água que congela é a água livre. Durante o congelamento, essa água forma cristais de gelo que aumentam de tamanho. No congelamento lento, os cristais de gelo formados são extracelulares; no congelamento rápido, esses cristrais são intracelulares. A água que não está disponível não congela; com o congelamento, as células desidratam-se devido ao esgotamento da água disponível;

— o congelamento leva a um aumento na viscosidade da matéria celular, conseqüência direta da concentração de água na forma de cristais de gelo;

— o congelamento resulta na perda de gases citoplasmáticos como O_2 e CO_2. A perda de O_2 para os microrganismos aeróbios provoca a parada das reações respiratórias; o estado de maior difusão do O_2 pode aumentar a atividade oxidativa no interior das células;

Tabela 7.10
Sobrevivência de Culturas Puras de Microrganismos Entéricos em *Chow Mein* de Frango, Armazenado a -25,5°C.

Microrganismo	*Contagem Bacteriana (10^5/g) após Armazenamento por (Dias)*								
	0	*2*	*5*	*9*	*14*	*28*	*50*	*92*	*270*
Salmonella newington	7,5	56,0	27,0	21,7	11,1	11,1	3,2	5,0	2,2
S. typhimurium	167,0	245,0	134,0	118,0	11,0	95,5	31,0	90,0	34,0
S. typhi	128,5	45,5	21,8	17,3	10,6	4,5	2,6	2,3	0,86
S. gallinarum	68,5	87,0	45,0	36,5	29,0	17,9	14,9	8,3	4,8
S. anatum	100,0	79,0	55,0	52,5	33,5	29,4	22,6	16,2	4,2
S. paratyphi B	23,0	205,0	118,0	93,0	92,0	42,8	24,3	38,8	19,0

Fonte: Jay (1992).

— o congelamento acarreta alterações no pH da matéria celular, podendo haver variações de 0,3 - 2,0 unidades em seus valores, tanto acima como abaixo do pH inicial;
— a concentração dos eletrólitos celulares é afetada pelo congelamento como conseqüência da concentração de água na forma de cristais de gelo;
— o congelamento causa uma alteração generalizada no estado coloidal do protoplasma celular. As proteínas, assim como outros constituintes do protoplasma celular, encontram-se nas células vivas em estado coloidal dinâmico. A quantidade de água existente é a adequada para a manutenção desse estado;
— o congelamento causa alguma denaturação das proteínas celulares. A maneira como essa denaturação ocorre ainda não está bem esclarecida. Sabe-se, no entanto, que alguns grupamentos como lipoproteínas separam-se de outros;
— o congelamento induz ao choque térmico em alguns microrganismos, principalmente em termófilos. Durante o declínio abrupto da temperatura, há um número maior de células destruídas do que no declínio lento;
— o congelamento causa injúria metabólica em algumas células microbianas, como por exemplo, em certas espécies de *Pseudomonas*.

Geralmente, os protozoários são destruídos pelo congelamento abaixo de -5°C ou -10°C, quando substâncias protetoras não estão presentes. Alguns organismos permanecem viáveis, como por exemplo, *Trichinella spiralis*, agente da triquinose.

Vantagens e Desvantagens do Congelamento

As vantagens do congelamento como método de conservação de alimentos são:
— não adiciona nem remove compostos presentes no alimento;
— não adiciona sabor ou aroma novos nem altera o natural;
— não diminui a digestibilidade nem causa perda significativa do valor nutritivo.

Algumas das desvantagens são:
— os microrganismos não são destruídos totalmente;
— os esporos são muito resistentes a esse processo e as toxinas não são destruídas;
— os alimentos congelados, embalados de maneira inadequada, desidratam muito rapidamente, causando uma deterioração marcante tanto no aroma como na aparência geral do alimento.

Efeito do Descongelamento

O processo de descongelamento é muito importante na sobrevivência do microrganismo, sendo que repetidos congelamentos e descongelamentos destruirão a bactéria através da ruptura celular. Quanto mais rápido for o descongelamento, maior será o número de células sobreviventes, sendo a causa desse fato ainda desconhecida.

O descongelamento, como citado anteriormente, é um processo mais lento do que o congelamento, seguindo um padrão potencialmente capaz de provocar mais injúrias.

O perfil tempo/temperatura característico do descongelamento é, potencialmente, mais prejudicial do que o perfil do congelamento. Durante o descongelamento, a temperatura eleva-se rapidamente até o ponto de liquefação, onde permanece durante um longo período de tempo, dando oportunidade para que ocorram reações químicas, recristalização e até mesmo o crescimento microbiano.

Já se considerou que a morte dos microrganismos não ocorre durante o congelamento, mas sim, e principalmente, durante o processo de descongelamento. No entanto, tal fato ainda não foi provado.

ALGUMAS CARACTERÍSTICAS DOS MICRORGANISMOS PSICRÓFILOS E PSICROTRÓFICOS

Podem ser citadas as seguintes características:

Aumento dos resíduos de ácidos graxos insaturados: o conteúdo lipídico de grande número de bactérias está, geralmente, entre 2% e 5%, estando a maioria localizada, principalmente, na membrana celular. As gorduras bacterianas são ésteres de glicerol de dois tipos: lípides neutros, nos quais um, dois ou os três grupamentos hidroxila do glicerol estão esterificados com ácidos graxos de cadeia longa, e fosfolípides no qual um dos grupamentos hidroxila está ligado à etanolamina, colina, glicerol, inositol ou serina, através de ligação fosfodiéster. Os outros dois grupamentos hidroxilas estão esterificados com ácidos graxos de cadeia longa.

Ao crescer em baixas temperaturas, muitos psicrotróficos sintetizam lípides neutros e fosfolípides contendo uma proporção maior de ácidos graxos insaturados quando comparados ao crescimento a temperaturas mais altas. A Tabela 7.11 mostra os efeitos da temperatura de incubação na composição de ácidos graxos de *Candida utilis*. Constata-se que o conteúdo de ácido linolênico (18:3) aumentou enquanto que o de ácido oléico diminuiu, em temperaturas mais baixas.

A ampla distribuição de alterações induzidas por baixas temperaturas na composição de ácidos graxos sugere associações com mecanismos fisiológicos da célula. Sabe-se que um aumento no grau de insaturação de ácidos graxos em lípides acarreta a redução no ponto de fusão desses lípides, mantendo-os no estado líquido, portanto, móvel, o que permite à membrana continuar com sua função. Essa teoria é conhecida como "teoria da solidificação lipídica".

O "choque frio" é um outro fato que deve ser levado em consideração, pois significa a morte de muitas células bacterianas durante o resfriamento repentino de uma suspensão de células viáveis desenvolvidas a temperaturas mesofílicas. Geralmente, esse fato relaciona-se a bactérias Gram-negativas e não a Gram-positivas. Após o choque frio ocorre a liberação de certos constituintes celulares de baixo peso molecular, provavelmente devido a danos na membrana plasmática. Já foi proposto que a faixa de temperatura de crescimento de um microrganismo depende da sua capacidade em regular a fluidez de seus lípides naquela faixa.

Psicrófilos sintetizam altos níveis de polissacarídios: as bactérias *Leuconostoc* e *Pediococcus,* que aumentam a viscosidade do leite e provocam o *ropy* na massa do pão, têm seu crescimento favorecido pelas baixas temperaturas. A maior produção de dextrana em temperaturas mais baixas é, aparentemente, devida ao fato de a dextrana-sucrase ser rapidamente inativada em temperaturas superiores a 30°C.

A formação de substância viscosa, deterioração característica de salsichas, carnes frescas de frango e carne moída, é causada pelo aumento da síntese de polissacarídios em baixas temperaturas.

A produção de pigmentos é favorecida: este efeito parece estar presente apenas nos microrganismos que sintetizam fenazina e pigmentos carotenóides. O melhor exemplo deste fenômeno envolve a produção de pigmentos por *Serratia marcescens*. O microrganismo produz uma enzima termossensível que catalisa a ligação entre os compostos que formam a prodigiosina, que é o pigmento vermelho.

Tabela 7.11
Efeitos da Temperatura de Incubação na Composição de Ácidos Graxos de Culturas Estacionárias de *Candida utilis*

Temperatura de Incubação (°C)	*Concentração de Células (mg/ml)*	*Composição de Ácido Graxo**				
		16:0	*16:1*	*18:1*	*18:2*	*18:3*
30	2,0	18,9	4,6	39,1	34,3	2,1
20	2,0	20,3	11,4	31,6	27,7	6,1
10	2,0	27,4	20,6	20,7	17,6	10,7
5	1,7	19,2	15,9	18,2	16,3	27,3

Fonte: Jay (1992).
**Os valores são expressos como porcentagens dos ácidos graxos totais, que são designados x:y, sendo x o número de átomos de carbono e y o número de duplas ligações por molécula.*

Algumas cepas utilizam certos substratos de maneira diferente em baixas temperaturas: foi relatado que algumas cepas de microrganismos, ao fermentarem açúcares em temperaturas inferiores a 30°C, originam ácido e gás, enquanto que acima dessa temperatura somente ácido é produzido.

Efeitos de Baixas Temperaturas no Metabolismo dos Microrganismos

Entre os efeitos apresentados pelas baixas temperaturas no crescimento e atividade dos microrganismos causadores de doença de origem alimentar, os mais estudados foram:

1) Psicrotróficos apresentam velocidade metabólica reduzida: as razões para que isso ocorra ainda não estão totalmente compreendidas.

Conforme a temperatura é reduzida, a velocidade de síntese protéica também diminui, sem haver alterações na quantidade de DNA celular. A redução na síntese protéica parece estar relacionada com a redução na síntese de enzimas a baixas temperaturas. Alguns autores sugeriram que baixas temperaturas afetam a síntese de uma proteína repressora e que essa proteína é termolábil. Outros autores sugerem que a baixa temperatura pode influenciar a fidelidade da translação do RNA mensageiro durante a síntese protéica.

Apesar de não se conhecer o mecanismo pelo qual ocorre a diminuição da atividade metabólica de microrganismos a baixas temperaturas, os psicrotróficos apresentam, nessas temperaturas, uma boa atividade enzimática, uma vez que a 0°C apresentam motilidade, formação de endosporos e germinação de endosporos. A temperatura mínima de crescimento pode ser determinada pela estrutura de enzimas e membranas celulares, bem como pela síntese de enzimas. Em temperaturas altas, os psicrotróficos não produzem enzimas, provavelmente devido à inativação de reações que as sintetizam, embora saiba-se que a inativação de enzimas também ocorre.

2) Transporte de solutos através da membrana psicrotrófica é mais eficiente: os psicrotróficos apresentam lípides em sua membrana que a tornam mais fluida. Tenta-se explicar a facilidade do transporte através da membrana a baixas temperaturas pela sua maior mobilidade. Além disso, as permeases de transporte dos psicrotróficos são, aparentemente, mais operantes nessas condições do que aquelas de outros mesófilos. Apesar de não se conhecer totalmente o mecanismo específico desse aumento no transporte, já foi demonstrado que os psicrotróficos são mais eficientes do que os mesófilos no consumo de solutos a baixas temperaturas.

3) Alguns psicrotróficos produzem células maiores: ao se comparar o tamanho de células de alguns bolores e leveduras em diferentes temperaturas, verifica-se que as células são maiores quando crescem sob condições psicrotróficas. Estudos com *Candida utilis* mostraram que o aumento da célula é devido, provavelmente, a um aumento nos conteúdos de RNA e proteína das células.

De maneira geral, os microrganismos psicrotróficos são considerados como tendo níveis mais elevados tanto de RNA como de proteínas.

4) Síntese de flagelo é mais eficiente: *E. coli*, *Salmonella paratyphi* B e outros microrganismos, inclusive alguns psicrófilos, são exemplos de microrganismos mais eficientes na síntese de flagelo a baixas temperaturas.

5) Psicrotróficos são favorecidos pela aeração: estudos sobre os efeitos da aeração no tempo de geração de *Pseudomonas fluorescens* em temperatura a 4°C e a 32°C na presença de glicose, citrato e casaminoácidos demonstraram que a 4°C e a 10°C a aeração (agitação) diminuiu o tempo de geração, enquanto que a 32°C a aeração resultou em tempo mais longo de geração. A grande maioria das bactérias psicrotróficas estudadas é aeróbia ou facultativa, e são esses os tipos de microrganismos relacionados à deterioração de alimentos refrigerados. Entre os poucos microrganismos anaeróbios psicrotróficos estudados, o *Clostridium putrefaciens* foi um dos primeiros.

Natureza da Baixa Resistência Térmica dos Psicrotróficos

Alguns autores tentaram explicar as causas que limitam o crescimento dos psicrotróficos a temperaturas muito acima de 30°C-35°C, concluindo que as temperaturas máximas de crescimento das bactérias estão relacionadas com as temperaturas mínimas de destruição das enzimas respiratórias.

Quando alguns psicrotróficos são submetidos a temperaturas acima da máxima para seu crescimento, a morte celular é acompanhada pelo extravasamento de vários constituintes intracelulares, entre outros, por proteínas, DNA, RNA e aminoácidos livres. Esse extravasamento, provavelmente, decorre da ruptura da membrana celular.

Qualquer que seja o mecanismo responsável pela morte do microrganismo psicrotrófico em temperaturas poucos graus acima da sua temperatura ótima de crescimento, essa destruição em temperaturas relativamente baixas é característica desse grupo de microrganismos, principalmente daqueles cuja temperatura ótima de crescimento é de 20°C ou abaixo de 20°C.

CONSERVAÇÃO DE ALIMENTOS PELO EMPREGO DE RADIAÇÃO IONIZANTE

O emprego de radiação ionizante na conservação de alimentos foi patenteado nos Estados Unidos em 1929. No entanto, só nos últimos 30-40 anos é que os cientistas de muitos países começaram, realmente, a dar maior atenção a esse método.

A radiação pode ser definida como sendo a emissão e a propagação da energia ou partículas através do espaço ou da matéria.

O espectro eletromagnético encontra-se representado na Fig. 7.5 com as várias radiações separadas com base em seus comprimentos de onda. Interessam à conservação de alimentos as radiações com comprimentos de onda mais curtos por serem as mais nocivas aos microrganismos. De interesse especial são as radiações ionizantes, que apresentam comprimento de onda de 2.000 Ångstrons ou menos. Exemplos: os raios gama emitidos por ^{60}Co, as partículas beta, as partículas alfa, os raios X e os raios cósmicos. Como destrói o microrganismo, sem haver um aumento apreciável de temperatura, o processo é denominado “esterilização a frio”.

Irradiação é o processo de aplicação de energia radiante a um alvo qualquer, no caso, um determinado alimento.

Alguns conceitos devem ser considerados ao se irradiar um alimento:

— roentgen é uma unidade de medida usada para expressar a dose de exposição aos raios X ou radiação γ;

— curie é a unidade de atividade radioativa e corresponde a $3{,}7x10^{10}$ desintegrações por segundo;

— RAD (Radiation Absorbed Doses) é a unidade de dose absorvida equivalente à absorção de 100ergs/g de matéria. Os múltiplos dessa unidade são quilo-rad (krad) = 1.000rad e mega-rad (Mrad)=1.000.000rad;

— Gray (Gy) é a unidade mais recente, sendo 1Gy=100rad=1Joule/kg.

As características das radiações de interesse na conservação de alimentos são:

Raios Ultravioleta (luz UV). Essa radiação é um poderoso agente bactericida, com o comprimento de onda mais eficiente encontrando-se ao redor de 2.600Å. A célula bacteriana é destruída devido a mutações letais no DNA, com formação de dímeros de nucleotídios que são os produtos mais estáveis e abundantes. Essas radiações inibem a síntese de DNA, bem como, em menor extensão, a de RNA e de proteínas.

Por apresentar um baixo poder de penetração, a radiação UV tem seu emprego limitado na conservação de alimentos. É usada principalmente na superfície dos alimentos, podendo, no entanto, catalisar reações indesejáveis como oxidação de lipídios produzindo rancificação e descoloração superficial de vegetais. Alguns usos da radiação UV em alimentos são: na esterilização do ar e superfície de pães e outros produtos de panificação antes de serem embalados, para minimizar a deterioração por bolores; na esterilização da camada superficial de tanques de xaropes; na esterilização de embalagens como sacos plásticos de baixa espessura e permeáveis à radiação; na destruição de esporos de *Bacillus stearothermophilus* em açúcar; na redução da contaminação superficial de carnes mantidas em câmaras de refrigeração.

Partículas β. As partículas β são elétrons emitidos por fontes radioativas. Apresentam baixo poder de penetração. Essas partículas podem ser aceleradas, em aparelhos denominados aceleradores de partículas, adquirindo maior energia. É nesse estado que podem ser utilizadas na irradiação de alimentos.

Tabela 7.12
Aplicações da Radiação na Conservação de Alimentos e Dose Empregada*

Aplicação Geral	*Exemplos Específicos*	*Dose (Mrad)*
Descontaminação de ingredientes	Diversos condimentos Cebola em pó Corantes Suplemento mineral	1,0
Inativação de *Salmonella*	Carne bovina e de frango Produtos à base de ovos Camarão Farinha de carne e peixe	0,3-1,0
Para aumentar o tempo de armazenamento de frutos	Morango Manga Papaia Tâmara	0,2-0,5
Inibição de germinação ou crescimento	Batata Cebola Alho Cogumelo	0,01-0,3

**Dose abaixo do limite recomendado (1Mrad) pelo Comitê da FAO/IAEA/WHO.*
Fonte: Ley (1983).

Raios γ. São radiações eletromagnéticas emitidas pelo núcleo excitado de elementos radioativos, sendo os de importância na conservação de alimentos o ^{60}Co e o ^{137}Cs. É a forma mais barata para aplicação em alimentos, uma vez que são subprodutos da fissão do urânio. Apresentam excelente poder de penetração, ao contrário dos raios UV e partículas β. A meia-vida do ^{60}Co é de cinco anos e a do ^{137}Cs é de, aproximadamente, 37 anos.

A Tabela 7.12 apresenta alguns exemplos de aplicações da radiação em alimentos e as respectivas doses utilizadas. A dose necessária para se obter o efeito desejado está diretamente relacionada à atividade do radioisótopo. Devido à limitação na penetração de elétrons nos alimentos, os equipamentos mais adequados para as operações na linha de processamento envolvem o tratamento de embalagens individuais com espessura não superior a poucos centímetros.

Alguns cuidados devem ser tomados com o alimento antes de ser submetido à irradiação:

— seleção dos alimentos: estes devem estar em bom estado de frescor e qualidade, devendo ser evitados aqueles com deterioração incipiente;

— limpeza dos alimentos: qualquer sujidade ou partícula deve ser removida. Esse cuidado diminuirá o número de microrganismos presentes;

— embalagem: deve proteger o alimento da contaminação pós-processamento. Os vidros de cor clara podem ter sua cor alterada, quando expostos a doses próximas de 10KGy, resultando em cor indesejável;

— branqueamento ou tratamento térmico: enzimas do alimento não são destruídas pelas doses utilizadas na irradiação de alimentos (Fig. 7.5). Portanto, é necessário destruí-las antes do processo, pois caso contrário poderão ser responsáveis pela deterioração posterior do alimento. O branqueamento de vegetais e o tratamento térmico moderado de carnes são os melhores métodos.

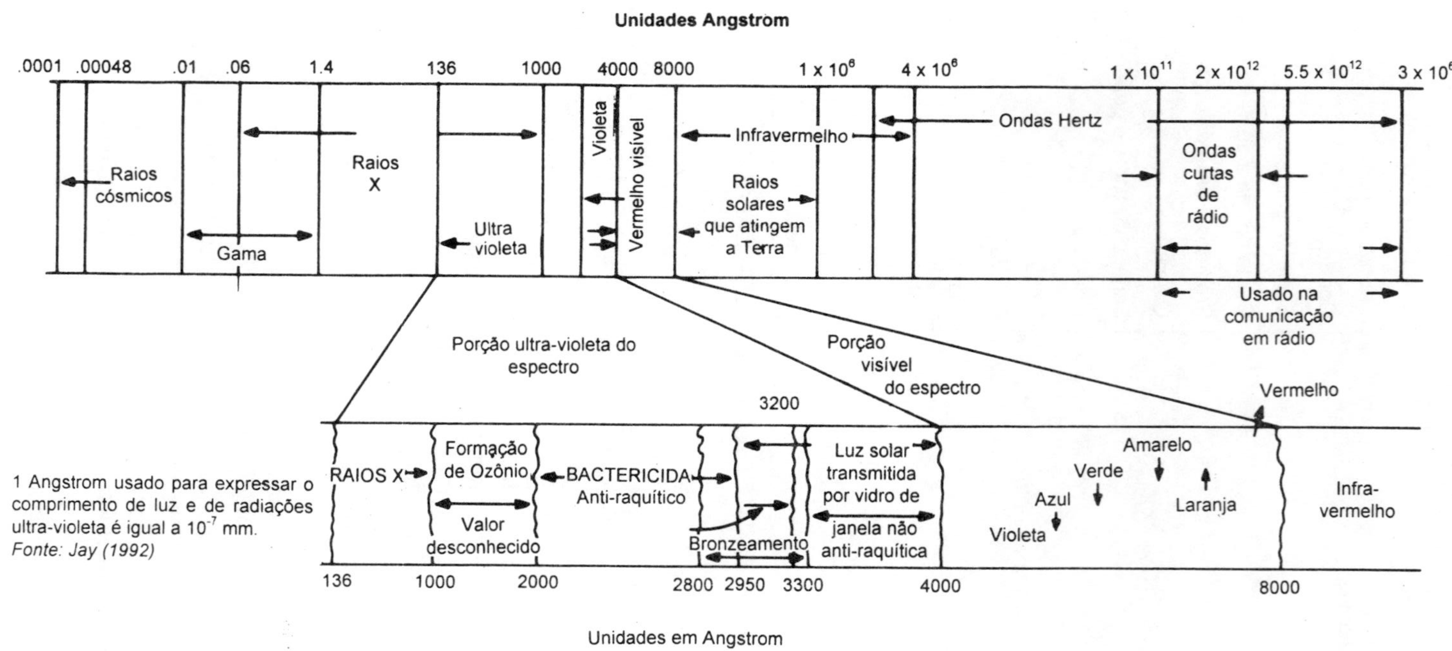

Fig. 7.5 —*Espectro eletromagnético.*

Efeito da Radiação Sobre os Microrganismos

A eficiência de uma determinada dose de radiação sobre os microrganismos depende dos seguintes fatores:

1) Radiorresistência do microrganismo: como outros agentes antimicrobianos, a resposta da célula microbiana à radiação ionizante está relacionada à natureza e à quantidade do dano direto produzido em seu alvo vital, ao número, natureza e longevidade dos radicais químicos induzidos pela radiação e à habilidade inerente à célula em tolerar ou reparar o dano e influência dos meios extra e intracelular. Dessa forma, qualquer tentativa em se classificar ou comparar a radiorresistência dos microrganismos somente tem significado quando todas as condições forem bem definidas e compreendidas.

Entre os microrganismos existem diferenças entre os gêneros e mesmo entre cepas de uma mesma espécie. A faixa da radiorresistência microbiana é ampla, embora não tanto quanto a variação que ocorre na termorresistência.

As bactérias Gram-negativas, tanto as deteriorantes como as patogênicas, são geralmente mais sensíveis do que as células vegetativas das bactérias Gram-positivas. Os esporos de *Bacillus* e *Clostridium* são mais resistentes do que os anteriores.

Entre as formas vegetativas, existem algumas espécies altamente radiorresistentes como o *Deinococcus radiodurans*, *D. radiophilus*, *D. proteolyticus*, *Deinobacter grandis*, *Acinetobacter radioresistens* e *Rubrobacter radiotolerans*. Os *Deinococcus* são cocos Gram-positivos, os *Deinobacter* bacilos Gram-negativos, *Acinetobacter* cocos Gram-negativos e *Rubrobacter* bacilos Gram-positivos. O mecanismo de resistência dessas bactérias ainda não está esclarecido. Supõe-se que a presença de envelope celular mais complexo possa ser um fator. Além disso, todos apresentam pigmentos e contêm vários carotenóides que sugerem alguma relação com a alta radiorresistência. Outro fator parece estar relacionado à presença de um eficiente mecanismo de reparo de seus ácidos nucléicos.

Entre as mais sensíveis à radiação podem ser citadas as pseudomonas e flavobactérias. Microrganismos radiossensíveis parecem ser incapazes de superar o efeito deletério causado pela formação de radicais livres e peróxidos provenientes da radiólise da água.

Em relação aos fungos, as leveduras são mais resistentes do que os bolores, sendo os dois geralmente mais resistentes do que as bactérias Gram-positivas. Com exceção dos endosporos e das espécies extremamente resistentes, a radiorresistência de modo geral é semelhante à encontrada na termorresistência bacteriana. Os vírus são mais resistentes do que os esporos bacterianos.

2) Número de microrganismos: quanto maior o número de microrganismos presente, maior será a dose necessária para a sua destruição.

3) Composição do alimento: o meio em que o microrganismo se encontra tem influência sobre a radiorresistência. Os microrganismos em meios protéicos são mais resistentes do que aqueles que se encontram em solução-tampão. As proteínas exercem efeito protetor contra as radiações, de maneira análoga ao que ocorre no tratamento térmico (Tabela 7.13).

4) Presença ou ausência de oxigênio: a ausência de oxigênio torna o microrganismo mais resistente à radiação. A adição de substâncias redutoras ao meio, por exemplo, compostos com radicais sulfidrilas, tem o mesmo efeito, elevando a radiorresistência, como um ambiente anaeróbio.

5) Estado físico do alimento: células desidratadas são mais resistentes à radiação do que as no estado normal. Esse efeito é, provavelmente, conseqüência da radiólise da água pelas radiações ionizantes. Em relação à temperatura, células microbianas congeladas são mais resistentes do que as não congeladas (Tabela 7.13).

6) Condição do microrganismo: os microrganismos tendem a ser mais resistentes à radiação quando na fase *lag*, imediatamente antes da divisão celular ativa. As células tornam-se mais sensíveis conforme progridem na fase logarítmica, atingindo o mínimo de sensibilidade no fim dessa fase.

Tabela 7.13
Influência do Meio e Temperatura na Radiorresistência de *Salmonella Typhimurium* Expressa em Valor D_{10} (Krad)

Meio	*Valor D_{10}(Krad)*	
	Temperatura Ambiente	*-15°C*
Tampão fosfato	20,8	39,1
Pó de caolim	21,0	—
Carne	55,8	96,3
Ovo	63,2	68,0
Corned beef	80,0	—
Farinha de osso	91,0	—
Coco desidratado	158,0	—

Fonte: Ley (1983).

Efeito da Radiação Sobre o Alimento

As doses de radiação altas o suficiente para esterilizar um alimento também podem produzir, através de reações secundárias, efeitos indesejáveis em muitos alimentos, causando alterações de cor, sabor, odor ou mesmo de outras propriedades físicas.

Essas alterações podem ser causadas diretamente pela irradiação ou indiretamente por reações pós-irradiação. Quando irradiada, a água sofre radiólise segundo a reação:

$$3H_2O \text{ radiólise} \rightarrow H + OH + H_2O_2 + H_2$$

Em conseqüência, são formados radicais livres que reagem entre si conforme ocorre a difusão. Esses radicais, altamente reativos, podem reagir com outras moléculas presentes no meio. Ao se irradiar em anaerobiose, os sabores e odores desagradáveis são minimizados devido à falta de oxigênio para formar peróxidos. A irradiação em temperaturas abaixo da de congelamento também minimiza a produção de sabores desagradáveis porque reduz a radiólise.

As proteínas e outros compostos nitrogenados parecem ser sensíveis à irradiação. Entre os compostos formados podem ser citados o NH_3, hidrogênio, CO_2, H_2S, amidas e carbonilas. Os aminoácidos com anel aromático tendem a ser mais sensíveis do que os outros, sofrendo alterações no anel.

Os lípides e gorduras também podem sofrer alterações, pois carbonilas e outros produtos da oxidação são formados tais como peróxidos, principalmente quando a irradiação e/ou o armazenamento subseqüente é feito na presença de oxigênio. O efeito organoléptico é o desenvolvimento de rancidez.

Em carnes tem sido observado o aparecimento de odores estranhos devido à produção de compostos voláteis. Entre esses compostos já foram identificados carbonilas, compostos contendo S em suas moléculas, hidrocarbonetos, etc.

Em relação às vitaminas do grupo B, foi constatada a destruição parcial de tiamina, niacina, piridoxina, biotina e B_{12}. A riboflavina, ácido pantotênico e ácido fólico, por sua vez, tiveram seu conteúdo aumentado, provavelmente, devido à liberação de vitaminas a eles ligadas.

Em frutas e vegetais, além do desenvolvimento de odor e sabor desagradáveis, outras alterações ocorrem, sendo uma das principais o amolecimento desses produtos causado pela degradação da pectina e da celulose, que são responsáveis pela estrutura das plantas.

Estabilidade dos Alimentos Irradiados Durante o Armazenamento

Os alimentos que sofreram esterilização por altas doses de radiação (radapertização) podem sofrer deterioração pós-processamento caso suas enzimas não tenham sido destruídas por outro processo.

Os que foram submetidos a doses menores, ocorrendo apenas a pasteurização (radicidação ou radurização), serão deteriorados pela microbiota sobrevivente quando armazenados em temperaturas adequadas para o crescimento desses microrganismos.

CONSERVAÇÃO DE ALIMENTOS PELO EMPREGO DE AGENTES QUÍMICOS

Conservador químico é qualquer substância adicionada a um alimento para prevenir ou retardar a deterioração por microrganismos, não estando incluídos os sais comuns, açúcares, vinagres, condimentos ou óleos extraídos de condimentos, ou mesmo substâncias provenientes da defumação. Alguns conservadores químicos têm também a propriedade de agir no controle de microrganismos patogênicos.

O número de compostos químicos utilizados como conservadores de alimentos é relativamente pequeno, pois como serão ingeridos com o alimento, medidas de segurança, visando impedir riscos à saúde pública são necessárias. Para tanto, o Codex Alimentarius, da Food and Agriculture Organization-FAO, Organização das Nações Unidas-ONU, estabelece para a maioria dos aditivos alimentares a denominada "dose diária aceitável" (*Acceptable Daily Intake* — ADI) que significa, fundamentalmente, a quantidade máxima do conservador que pode ser ingerida diariamente, sem causar danos à saúde pública. A dose diária aceitável é expressa em mg/kg de peso corpóreo.

A eficiência de um conservador químico no alimento depende de diversos fatores, entre eles a concentração em que será utilizado, a temperatura e o tempo de armazenamento do alimento, tipo de conservador, tipos de microrganismos contaminantes, além das caraterísticas intrínsecas do alimento (pH, atividade de água, composição química, etc.).

Concentração: deverá ser adequada para a destruição dos microrganismos, uma vez que quando reduzida pode inibir ou até mesmo estimular o crescimento microbiano. Alguns conservadores podem ainda ser metabolizados pelos microrganismos que deveriam inibir, perdendo conseqüentemente sua função.

Temperatura: a toxicidade, geralmente, aumenta proporcionalmente à temperatura. Caso a temperatura do alimento a ser conservado esteja próxima da ótima para o desenvolvimento dos microrganismos contaminantes, o efeito inibitório do conservador será reduzido.

Tipo e número de microrganismos presentes: diferentes microrganismos podem apresentar sensibilidade diferente em relação aos conservadores, os quais mostram menor eficiência quanto maior a intensidade da contaminação. Portanto, é importante manter os níveis de contaminação baixos.

Além disso, um conservador não deve ser tóxico nas concentrações empregadas, não pode ser carcinógeno, deve ser de baixo custo, solúvel em água e não produzir características organolépticas indesejáveis.

A eficiência de um agente antimicrobiano está relacionada a três fatores: efeito do pH, efeito do grau de dissociação do ácido (pKa) e ação específica do agente antimicrobiano.

Os conservadores permitidos pela legislação brasileira podem ser agrupados da seguinte forma:

1. Ácidos lipofílicos e derivados:
— ácido benzóico e benzoatos de sódio, potássio e cálcio;
— ácido sórbico e sorbatos de sódio, potássio e cálcio;
— ácido propiônico e seus sais de sódio, potássio e cálcio;
— ésteres do ácido p-hidróxido benzóico ("parabens").
2. Nitratos e nitritos
3. Dióxido de enxofre e derivados
4. Nisina
5. Natamicina

Ácidos Lipofílicos e Derivados

Devido a questões relacionadas à solubilidade (o microrganismo precisa de água para se multiplicar), ao sabor (não deve ocorrer alteração do sabor do alimento) e à baixa toxidez, os sais dos ácidos sórbico, benzóico e propiônico são mais utilizados do que os ácidos em si. Os propionatos e benzoatos são mais baratos do que os sorbatos, enquanto que os ésteres do ácido hidroxibenzóico são os menos utilizados em alimentos devido ao seu alto custo.

A eficiência dos ácidos lipofílicos como conservadores é, em parte, devida à sua solubilidade, na forma não-dissociada, na membrana celular, e, conseqüentemente, à sua ação como "prótons ionóforos", ou seja, permitem a entrada mais rápida de prótons nas células microbianas do que ocorreria na sua ausência, aumentando, portanto, as necessidades energéticas da célula para manutenção de seu pH interno, relativamente alcalino.

Ácido Benzóico e os Benzoatos (Código de Rotulagem na Legislação Brasileira: PI)

O benzoato de sódio foi o primeiro conservador químico permitido nos Estados Unidos, sendo hoje amplamente empregado em muitos países. Seu emprego na forma de sal é devido à baixa solubilidade do ácido livre. Em solução, o sal se transforma na forma ácida, que é a forma ativa.

A atividade antimicrobiana do benzoato está relacionada ao pH do meio, sendo maior em valores baixos. Em pH próximo da neutralidade é praticamente ineficiente. A pKa do benzoato é 4,20, e em pH 4,00, 60% do composto encontram-se na forma não-dissociada, enquanto que em pH 6,00 somente 1,5% encontra-se nessa forma. Como é usado em alimentos ácidos, o benzoato atua como inibidor de bolores e leveduras, embora em concentrações de 50 a 500 ppm também seja ativo contra algumas bactérias.

Apesar do mecanismo de ação do benzoato não estar totalmente esclarecido, a molécula ácida não-dissociada parece ser o agente inibitório, porque penetra mais rapidamente na célula microbiana do que a forma dissociada ou ionizada. O ácido é introduzido na célula bacteriana no processo respiratório, bloqueando a oxidação da glicose e do piruvato.

Em alguns alimentos, como suco de frutas, esse conservador pode produzir sabores desagradáveis. Tal inconveniente pode ser minimizado pela redução da concentração de uso ou pela combinação com outros conservadores.

No organismo, o ácido benzóico reage com a glicina formando ácido hipúrico que é eliminado através da urina.

Dependendo do alimento, o limite máximo permitido pela legislação brasileira varia de 0,005 a 0,30g/100g ou 100ml (expresso em ácido benzóico).

Ácido Sórbico e Sorbatos (Código de Rotulagem PIV)

Esses compostos têm sido usados como conservadores em alimentos na forma direta ou pela aplicação na forma de *spray* ou imersão.

Os sorbatos de cálcio, sódio e potássio são mais empregados do que o ácido sórbico por serem mais solúveis em água. Como os demais ácidos fracos, apresentam atividade antimicrobiana na forma não-dissociada, sendo geralmente ineficazes em alimentos com pH>6,5. São mais eficientes do que o benzoato de sódio em pH entre 4,0 e 6,0. A pKa do sorbato é 4,80, e em pH 4,0, 86% do composto estão dissociados, enquanto que em pH 6,0 somente 6% encontram-se nessa forma.

São altamente eficientes contra bolores e leveduras e contra um grande número de bactérias, sendo as aeróbias catalase-positivas parcialmente inibidas, enquanto que as catalase-negativas, como *Lactobacillus* e *Clostridium*, não o são. Em alimentos como picles e queijos, devido à resistência das bactérias láticas, são utilizados como fungistáticos, impedindo o crescimento de bolores e leveduras. O ácido sórbico e seus sais podem ser empregados em bolos em níveis superiores àqueles empregados com os propionatos, uma vez que não alteram o aroma ou o sabor do produto.

Esses produtos têm se mostrado ativos também contra *Staphylococcus aureus*, *Vibrio parahaemolyticus*, salmonelas, coliformes e bactérias psicrotróficas deteriorantes, como pseudomonas.

O mecanismo de ação do ácido sórbico não está devidamente esclarecido. No entanto, em fungos parece que inibe a ação de desidrogenases, interferindo na assimilação oxidativa. Em relação à sua ação sobre os esporos bacterianos em fase de germinação, os sorbatos previnem a multiplicação das células vegetativas.

O sorbato age sinergisticamente com o nitrito retardando a produção da toxina botulínica, aumentando o tempo necessário para que seja produzida em condições abusivas.

No Brasil, o ácido sórbico e seus sais podem ser adicionados a alguns alimentos, como coco ralado, bombons e similares, leite de coco, massas frescas, recheadas ou não, molhos, néctares de frutas, etc. desde que o limite máximo esteja na faixa de 0,01 a 0,20g/100g ou 100ml, conforme o alimento.

Sua metabolização no organismo animal ocorre de forma idêntica à de outros ácidos graxos presentes em alimentos, produzindo CO_2 e H_2O.

Ácido Propiônico e Propionatos (Código de Rotulagem: PIX)

Com estrutura, CH_3CH_2C00H, este ácido e seus sais são usados em pães, produtos de panificação e confeitaria, picles, chocolates, entre outros alimentos, com limite na faixa de 0,20 a 0,40g/100g expresso em ácido propiônico.

Os sais são bastante solúveis em água e sua eficiência é marcante na inibição do crescimento de bolores, embora, nas concentrações permitidas, tal não ocorra em relação às leveduras. Esta característica torna-os o conservador ideal para ser adicionado na formulação de produtos de panificação, onde se emprega fermento biológico. O sal de cálcio é o mais utilizado nestes produtos, pois fornece suplementação de cálcio e melhor eficácia do fermento na liberação de CO_2.

Outra característica do ácido propiônico é a inibição do crescimento de algumas espécies de *Bacillus*, responsáveis pela deterioração denominada *rope* nos produtos de panificação, decorrente da hidrólise do amido, com subseqüente fermentação e produção de material polissacarídico pela bactéria (material capsular). Em conseqüência, o interior dos pães apresenta um crescimento úmido, viscoso e com odor pronunciado e desagradável.

A ação antimicrobiana desses compostos é similar à dos benzoatos e sorbatos. A pKa do propionato é 4,87 e, em pH 4,00, 88% do composto encontram-se não-dissociados. A molécula não-dissociada desse ácido lipofílico é necessária para sua atividade antimicrobiana.

A tendência desses sais dissociarem-se é baixa, fazendo com que sejam mais ativos em alimentos de baixa acidez.

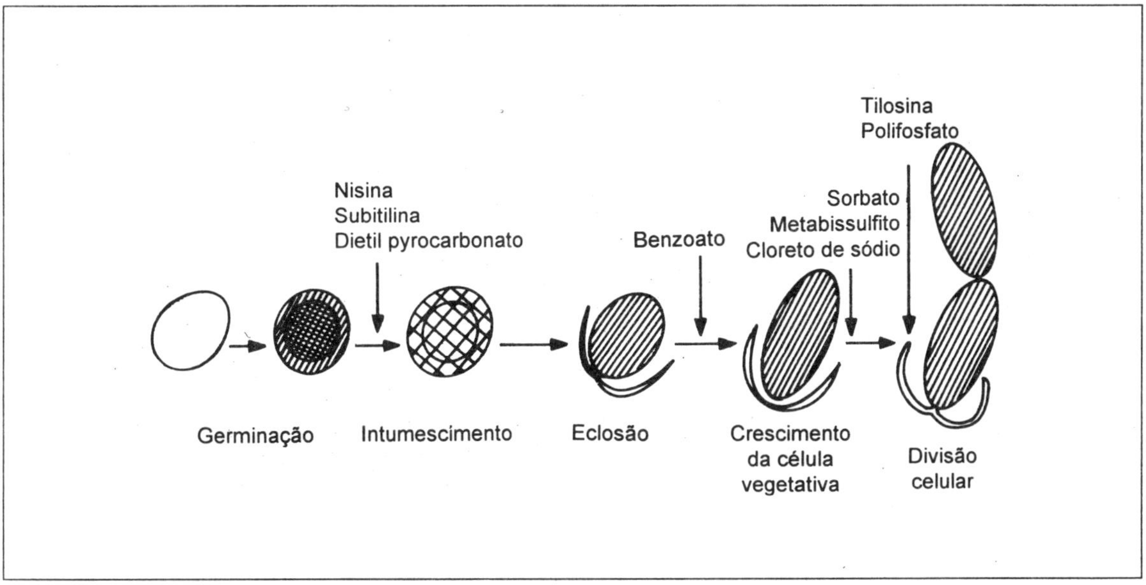

Fig. 7.6 — *Diagrama representativo do crescimento de um endosporo dentro da célula vegetativa mostrando estágios submetidos a concentrações mínimas inibitórias de alguns conservadores.*

Por serem bastante higroscópicos, devem ser protegidos da umidade.

Ésteres do Ácido Para-hidroxibenzóico ("Parabens") (Código de Rotulagem: PIII)

Os ésteres do ácido ρ-hidroxibenzóico ("Parabens") são utilizados como agentes antimicrobianos principalmente em cosméticos e produtos farmacêuticos. Nos Estados Unidos, três "parabens" são permitidos como conservadores de alimentos: o metil, o propil e o heptil p-hidroxibenzoato. Os derivados butil e etil são permitidos em alimentos em alguns outros países.

Como ocorre com o ácido benzóico, os "parabens" parecem apresentar maior atividade antimicrobiana na forma não-dissociada, pois devido à presença do grupo carboxila, não ocorre dissociação da molécula numa faixa mais ampla de pH. A solubilidade em água é inversamente proporcional ao número de átomos de carbono presentes na cadeia. São particularmente ativos contra bolores e leveduras, e relativamente ineficientes contra bactérias, especialmente contra as Gram-negativas.

O propilparaben é mais ativo do que o metilparaben, enquanto que o heptilparaben retarda a germinação e a produção de toxina pelo *Clostridium botulinum* tipo A na concentração de 100ppm, quando em meio reduzido. Em relação ao metilparaben, são necessários 1.200ppm para que ocorra inibição similar. O heptilparaben já demonstrou ser eficiente também contra bactérias do grupo malolático.

Metil, etil e propilparabens (PIII, segundo a legislação brasileira) e seus sais sódicos são permitidos em picles em concentrações de até 0,1%. O pKa desses compostos está ao redor de 8,47. Sua atividade antimicrobiana não é aumentada com o abaixamento do pH, na mesma intensidade que ocorre com os benzoatos. Sua eficiência já foi relatada em pH 8,0.

Nitratos e Nitritos (Código de Rotulagem: PVII e PVIII)

O nitrato de sódio ($NaNO_3$) e o nitrito de sódio ($NaNO_2$) são empregados em soluções de cura para carnes, uma vez que são agentes estabilizadores da cor vermelha, inibidores de alguns microrganismos deteriorantes e produtores de toxinfecção alimentar, além de contribuírem para melhorar as caraterísticas organolépticas dos produtos cárneos curados. O nitrato desaparece tanto durante o aquecimento como durante o armazenamento. Além disso, muitas bactérias utilizam-no como aceptor de elétrons, e durante esse processo, o nitrato é reduzido a nitrito. O íon nitrito é, portanto, o mais importante dos dois na conservação das carnes, sendo altamente reativo, podendo agir tanto como agente redutor como oxidante. O ácido nitroso, originário da ionização do nitrito em ambiente ácido, decompõe-se em óxido nítrico (NO), responsável pela fixação da cor nas carnes curadas. O óxido nítrico reage com a mioglobina sob condições reduzidas, produzindo a nitrosomioglobina, que é o pigmento vermelho desejável. O óxido nítrico é capaz, também, de reagir com outros compostos como catalase, peroxidases, citocromos e outros, podendo ser que alguns dos efeitos antibacterianos dos nitritos contra os aeróbios sejam devidos a essas reações. O nitrito apresenta pKa de 3,29 e, conseqüentemente, existe como ácido nitroso não-dissociado (HNO_2), em valores baixos de pH. Com o pH acima de 7,5, o nitrito pode auxiliar o crescimento bacteriano. Entre pH 6,0 e 7,0, apresenta pouco efeito antibacteriano, devido à presença de baixa concentração de ácido nitroso não-dissociado. O estado não dissociado máximo e, portanto, a maior atividade antibacteriana do ácido nitroso, ocorre quando o pH está entre 4,5 e 5,5.

O nitrito tem efeito contra o *Clostridium botulinum* pela inibição do crescimento da célula vegetativa, durante o armazenamento, e prevenção da germinação dos esporos que sobreviveram ao processamento térmico. Para que isso ocorra, a quantidade de NO_2 adicionada é maior do que a necessária para o desenvolvimento da cor e sabor.

Em laboratório, o fator antibotulínico é formado após o aquecimento do meio de cultura, mas isso não ocorre quando o meio é filtrado. Sua natureza é desconhecida. Esse fator é conhecido como fator de Perigo/efeito Perigo ou inibidor de Perigo. O nível inicial de NO_2 é mais importante para a atividade antibotulínica do que o nível residual.

A atividade antibotulínica do NO_2 depende de vários fatores que se correlacionam: pH, conteúdo de sal, temperatura de incubação e número de esporos de *C. botulinum*. Esporos termo-injuriados são mais estáveis do que os não-injuriados. O nitrito é mais eficiente sob condições reduzidas.

Apesar de o *C. botulinum* ser o microrganismo de maior preocupação, o nitrito é eficiente contra *Staphylococcus aureus*, sendo essa eficiência maior com a diminuição do pH. O composto é, geralmente, ineficaz contra *Enterobacteriaceae*, inclusive *Salmonella* spp, e contra bactérias láticas.

Em alguns países, o nitrito é utilizado em queijos para controlar a produção de gases pelo *C. butyricum*. Outros clostrídios também são controlados por esse agente químico.

O emprego do nitrito como conservador químico em alimentos tem inconvenientes. Entre eles, a reação com aminas secundárias formando *nitrosaminas,* que são, na sua maioria, carcinogênicas. No geral, tem-se a seguinte reação:

$$[R_2NH_2 + HONO \rightarrow R_2N\text{-}NO + H_2O]$$

Em condições ácidas, aminas terciárias e compostos de amônio quaternário também formam nitrosaminas. A formação de nitrosaminas pode ser inibida pela adição de isoascorbato.

Devido ao risco à saúde pública decorrente da formação desses compostos carcinogênicos, várias combinações do nitrito com outros conservadores foram avaliadas com o intuito de reduzir o nível necessário no alimento. Entre essas associações, a de 0,26% de sorbato com 40 ou 80ppm de NO_2 mostrou-se eficiente na prevenção da formação da toxina botulínica. A eficácia dessa associação, no entanto, é dependente de outros ingredientes da solução de cura e de parâmetros do produto, como pH, conteúdo de NaCl, número e tipo de microrganismo presente.

MODO DE AÇÃO

O nitrito parece inibir o *C. botulinum* ao interferir com enzimas que apresentam Fe e S em sua estrutura, como a ferredoxina, impedindo, em conseqüência, a síntese de ATP (adenosina trifosfato) a partir do piruvato.

As bactérias láticas são resistentes devido à falta de ferredoxina. Já os clostrídios apresentam ferredoxina e hidrogenase que, no caso das bactérias anaeróbias, atuam sobre o transporte de elétrons, na quebra do piruvato, originando ATP, H_2 e CO_2.

A inibição do transporte ativo e transporte de elétrons pelo nitrito já foi relatada por vários autores, sendo tais efeitos consistentes com a inibição das enzimas como ferredoxina e hidrogenase pelo nitrito.

No Brasil, o nitrato de potássio ou sódio, associado ou não a nitrito de potássio ou sódio (PVII), pode ser adicionado em produtos cárneos curados (exceto charque) e em queijos (exceto os frescais) no limite máximo de 0,05g/100g para os primeiros e 0,02% sobre o peso do leite, correspondendo a 0,005g no produto final, expresso em íon nitrito para os queijos. Os nitritos de potássio ou sódio (PVIII) podem ser adicionados em produtos cárneos curados (exceto charque e alimentos infantis) no limite máximo de 0,02g/100g, isoladamente ou combinados no produto a ser consumido, expresso em íon nitrito.

Dióxido de Enxofre e Sulfitos (Código de Rotulagem PV)

O dióxido de enxofre e os sais de sódio e potássio de sulfito (SO_3), bissulfito (HSO_3), e metabissulfito (S_2O_5) parecem apresentar o mesmo modo de ação. Além da atividade antimicrobiana, oferecem vantagens adicionais, como por exemplo, a prevenção do escurecimento enzimático de alguns alimentos.

Esses compostos vêm sendo empregados desde tempos imemoriais na conservação de alimentos.

Os vários sais são solúveis em água e formam SO_2 molecular, íon bissulfito (HSO_3^-) e íon sulfito (SO_3=). A proporção com que esses íons são formados depende do pH da solução. O SO_2 é favorecido por pH < 3,0, HSO_3^- por pH entre 3,0 e 5,0, e o SO_3= por pH > 6,0. Durante o armazenamento, o teor de SO_2 tende a diminuir, devido à oxidação; os metabissulfitos são mais estáveis, e os sulfitos apresentam menor estabilidade.

O SO_2 apresenta seletividade quanto à sua ação: é mais eficiente contra bolores e leveduras do que contra as bactérias. Em baixas concentrações é bacteriostático, sendo os bacilos Gram-positivos, principalmente as bactérias láticas, mais resistentes do que os Gram-negativos. Entre as leveduras, as espécies aeróbias são mais sensíveis ao SO_2 do que as anaeróbias facultativas, especialmente *Saccharomyces cerevisiae*.

Esses compostos são usados no estado líquido, gasoso ou na forma de sais ácidos ou neutros em frutas secas, sucos de fruta, xaropes, vinhos e outros. Seu uso não é permitido em carnes por degradar a tiamina (vitamina B_1).

O mecanismo de ação do íon sulfito ainda não é conhecido, embora algumas possibilidades tenham sido levantadas. Uma delas é que a forma não-dissociada do ácido sulfuroso ou o SO_2 sejam os responsáveis pela atividade antimicrobiana. Tal fato é sustentado pela maior eficiência em pH mais baixos. Uma outra sugestão é que a atividade antimicrobiana seja devida ao seu forte poder redutor, com esses compostos reduzindo a tensão de oxigênio a um ponto abaixo do requerido pelos microrganismos aeróbios ou pela ação direta sobre o sistema enzimático. O SO_2 pode ter ainda ação tóxica sobre enzimas, inibindo o crescimento microbiano pela inibição de enzimas essenciais, sendo este o motivo pelo seu uso na desidratação de alimentos com a finalidade de inibir o escurecimento enzimático. Os sulfitos não inibem o transporte celular. Pelo diagrama da germinação do esporo, na Fig. 7.6, verifica-se que o metabissulfito atua sobre a germinação do endosporo durante o crescimento da célula vegetativa.

Dióxido de enxofre, sulfito, metabissulfito e bissulfito de sódio, cálcio e potássio são permitidos em nosso país na faixa de 0,002 a 0,035/100g de alimento, em uma grande variedade de alimentos, como açúcar refinado, batatas fritas congeladas, camarões e lagostas, cervejas, sucos, refrigerantes e vinhos. Os limites são expressos em SO_2 residual.

O SO_2 e os sulfitos são metabolizados a sulfatos e excretados na urina sem qualquer dano patológico.

Nisina (Código de Rotulagem: PXIII)

A nisina é uma bacteriocina, isto é, uma proteína que tem atividade antimicrobiana. É amplamente utilizada na conservação de alimentos, com aproximadamente 46 países permitindo seu uso, entre eles o Brasil, onde é empregada em queijos fundidos e em preparados à base de queijos fundidos no limite máximo de 12,5mg/kg.

Esse composto foi utilizado pela primeira vez em alimentos com a finalidade de impedir a deterioração de queijo suíço por *C. butyricum*.

Entre as características desejáveis que apresenta, podem ser citadas:

— atoxicidade;

— produção natural por cepas de *Lactococcus lactis*;

— termoestabilidade e excelente estabilidade durante o armazenamento;

— destruição por enzimas digestivas;

— não confere sabores ou odores desagradáveis ao alimento;

— pequeno espectro de atividade antimicrobiana.

A nisina é eficiente contra bactérias Gram-positivas, principalmente as formadoras de esporos, e ineficiente contra Gram-negativas e fungos. Pode ser utilizada como adjuvante do tratamento térmico no processamento de alimentos enlatados ou como inibidora de espécies dos gêneros *Bacillus* e *Clostridium* submetidos ao choque térmico. Além do uso em certos alimentos enlatados, em alguns países a nisina é usada em laticínios como queijos processados, leite condensado, leite pasteurizado, além de produtos processados de tomate. Ela é mais estável em alimentos ácidos.

Outras bacteriocinas, como a subtilina, têm modo de ação similar. Atuam sobre a germinação de endosporos, com o mesmo sítio de ação (Fig. 7.5). No entanto, o mecanismo pelo qual a ação antimicrobiana ocorre ainda não está completamente elucidado.

Natamicina (Código de Rotulagem: PXII)

É um composto com estrutura poliênica, produzido por *Streptomyces natalensis*, muito eficiente contra bolores e leveduras, mas não contra bactérias. Algumas das características que tornaram possível seu uso em certos tipos de alimentos são:

— não atua sobre bactérias;

— o desenvolvimento de resistência entre fungos é muito baixo;

— raramente se verifica resistência cruzada entre outros polienos antifúngicos;

— a transferência de DNA entre fungos não ocorre na mesma extensão que entre as bactérias;

— o uso na clínica médica é limitado; não é usado em ração animal.

No Brasil, esse produto pode ser adicionado na crosta de queijos no limite máximo de $2mg/100cm^2$, não devendo ocorrer migração para a parte comestível do queijo.

Seu modo de ação é semelhante ao de outros polienos: liga-se a esteróis da membrana induzindo à distorção na permeabilidade seletiva da mesma.

Antibióticos como as tetraciclinas (clorotetraciclinas e oxitetraciclina), subtilina e tilosina, apesar de já serem empregados em outros países como conservadores de alimentos, ainda não foram aprovados pelo Ministério da Saúde do Brasil.

OUTROS COMPOSTOS QUÍMICOS QUE ATUAM COMO CONSERVADORES

NaCl e Açúcares

O modo de ação dessas duas substâncias é similar. O uso do NaCl como conservador vem desde tempos remotos, quando já era usado na conservação de carnes. Altas concentrações de NaCl provocam a desidratação dos alimentos e do microrganismo. O sal em concentrações de 0,85-0,90% em água produz condição isotônica para os microrganismos que não sejam de origem marinha. Quando a célula microbiana é colocada em condição hipertônica (por exemplo, salina a 5%), a quantidade de água é maior no interior da célula. Portanto, a água tende a sair da célula numa velocidade maior do que entra. O resultado é a plasmólise, que resulta na inibição do crescimento e possivelmente na sua morte. Tal fato não ocorre somente na célula microbiana, mas também na da carne, ocasionando a desidratação da carne.

As bactérias que não são de origem marinha podem ser inibidas por 20% ou menos de NaCl, enquanto que alguns bolores, geralmente, toleram níveis mais altos. Os microrganismos que crescem na sua presença e necessitam de altas concentrações de sal são denominados *halófilos*, e os que sobrevivem mas não crescem nessas altas concentrações são conhecidos como *halodúricos*.

Os açúcares (sacarose, por exemplo) exercem seu efeito como conservador de maneira análoga à do sal. A diferença está na concentração necessária, para se obter o mesmo efeito, que deve ser seis vezes maior que a de sal. O uso mais comum desse agente conservador é na produção de conservas de frutas, balas, confeitos e leite condensado.

Os microrganismos apresentam respostas diferentes a concentrações hipertônicas de açúcares, com os bolores e as leveduras sendo menos sensíveis que as bactérias. Alguns dos bolores e leveduras podem crescer na presença de 60% de sacarose, enquanto que a maioria das bactérias é inibida por concentrações bem menores. Os microrganismos capazes de crescer em altas concentrações de açúcar são denominados *osmófilos*, e *osmodúricos* são os que suportam essas concentrações sem, contudo, se desenvolver. Entre as leveduras osmofílicas, o *Zigosaccharomyces rouxii* cresce na presença de concentrações de açúcar extremamente altas.

Ácidos Orgânicos

Os ácidos acético, cítrico e lático, empregados como acidulantes, também exercem efeito conservador. Entre eles, o ácido acético é o mais eficiente. Algumas bactérias são tolerantes a esse ácido, entre elas o *Acetobacter*, certas bactérias láticas, e bolores e leveduras. Os outros dois ácidos citados apresentam atividade antimicrobiana mais restrita e apenas em valores baixos de pH.

Defumação

A prática da defumação também remonta a tempos imemoriais, de maneira análoga à da salga de carnes e peixes. Apesar de o processo contribuir principalmente para melhorar o sabor e a coloração dos alimentos, a fumaça empregada durante o mesmo contém substâncias com atividade antimicrobiana, como compostos fenólicos, aldeído fórmico e ácidos alifáticos. Uma das mais importantes substâncias químicas formadas nesse processo é o formaldeído (CH_2O), que atua denaturando proteínas pela sua reação com grupos aminas. Devido ao calor necessário para a produção da fumação, parte da estabilidade dos produtos defumados é devida à destruição térmica de microrganismos da superfície, bem como da desidratação. Isso ocorre principalmente quando a defumação é realizada à temperatura de 60-85°C. Em relação à defumação a frio, a temperaturas de 25-35°C, que também pode ser feita com fumação líquida, foi verificada pequena atividade antimicrobiana.

A atividade antimicrobiana da defumação é maior contra bactérias Gram-negativas e nos cocos pertencentes aos gêneros *Micrococcus* e *Staphylococcus*, enquanto as bactérias láticas dos gêneros *Pediococcus*, *Leuconostoc*, *Streptococcus* e *Lactococcus* apresentam maior resistência.

A conservação dos alimentos defumados só é assegurada pela refrigeração do produto (temperatura menor ou igual a 4°C), pois o tratamento não elimina esporos bacterianos, inclusive os de *C. botulinum*. Exceções são os produtos com baixa atividade de água, pois esta impede o crescimento bacteriano durante o armazenamento em condições ambientais.

Tratamento com Gases

O tratamento com gases para o controle ou destruição de microrganismos contaminantes restringe-se ao gás carbônico, óxidos de etileno e de propileno e ao ozônio. O nitrogênio e o oxigênio, apesar de utilizados freqüentemente nas embalagens e câmaras de armazenamento de matérias-primas e alimentos processados, não exercem atividade antimicrobiana significativa.

Gás Carbônico — CO_2

Este gás é incolor, inodoro, não-inflamável, atóxico ao ser humano na concentração de até 10%, não deixando resíduos tóxicos nos alimentos, além de ser bastante solúvel na água. Seu efeito sobre os microrganismos é variável. Em concentrações superiores a 5% na atmosfera provoca inibição do crescimento de bolores e bactérias psicrotróficas Gram-negativas, entre elas *Pseudomonas*, *Acinetobacter* e *Moraxella*, que são importantes deteriorantes de carnes e derivados e de alimentos refrigerados. As bactérias láticas, por sua vez, são estimuladas na presença de CO_2.

Seu mecanismo de ação não está totalmente elucidado, mas quando sua concentração na atmosfera é de 20%, ocorre redução do pH, interferência na atividade de algumas enzimas e no metabolismo do succinato, paralelamente à desidratação da membrana celular por bloqueio da migração de compostos hidrossolúveis para o interior da célula.

Óxidos de Etileno e Propileno

Esses óxidos, juntamente com o formato de metila e etila, apresentam ações similares. As estruturas dos óxidos são:

Os óxidos são gases empregados como fumigantes na indústria de alimentos, sendo aplicados como antifúngicos em frutas desidratadas, nozes e condimentos.

Os bolores e leveduras são menos tolerantes a esses gases, seguidos de bactérias não-esporogênicas e células vegetativas.

Por serem agentes alquilantes, presume-se que sua ação antimicrobiana esteja relacionada a essa característica. Na presença de átomos lábeis de hidrogênio, o anel instável do óxido de etila quebra-se, e o átomo de hidrogênio liga-se ao oxigênio formando o radical hidroxietila (CH_2CH_2OH). Este radical, por sua vez, liga-se à posição livre deixada pelo hidrogênio na molécula orgânica. Essa ligação bloqueia grupos reativos na proteína microbiana, resultando na inibição do microrganismo.

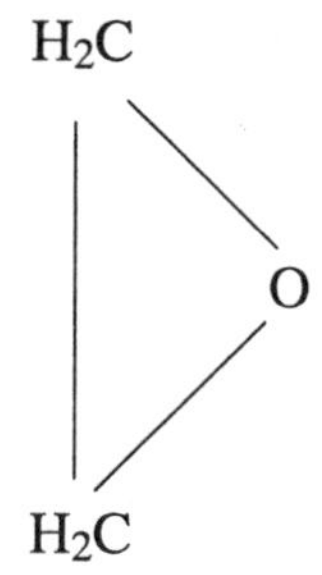

óxido
de
etileno

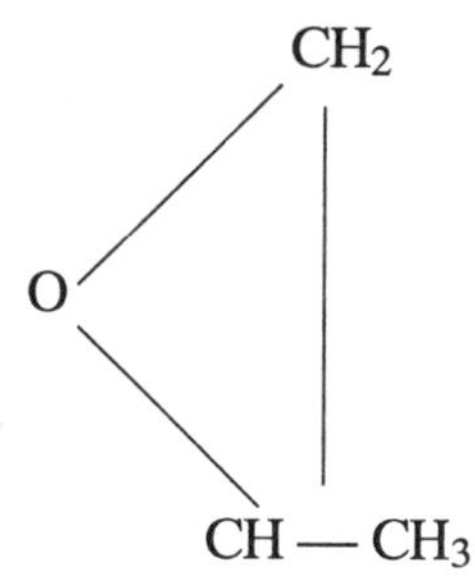

óxido de
propileno

O óxido de etileno é usado como gás esterilizante em caixas flexíveis e semi-rígidas para embalar assepticamente alimentos processados. Em diversos alimentos ocorre a formação de resíduos de etilenoglicol e etilenocloridrina, potencialmente carcinogênicos. Em alimentos protéicos, seu uso não é recomendado por destruir vitaminas e aminoácidos essenciais.

O óxido de propileno, apesar de apresentar várias caraterísticas semelhantes às do óxido de etileno, é menos volátil e tem menor atividade biológica. Apresenta menor poder de penetração nos materiais. Sua maior vantagem reside no fato de não formar substâncias residuais tóxicas, pois o propilenoglicol é a única substância formada.

Nos Estados Unidos é utilizado em alimentos desidratados como cacau, gomas, condimentos e amido, entre outros; no Canadá, seu uso não é permitido.

Ozônio

O ozônio é um gás instável, solúvel em água, com odor característico. O limite para o ser humano está na faixa de 0,04mg/l; acima dessa concentração é irritante para os olhos e vias respiratórias. Apresenta um alto poder de oxidação, decompondo-se espontaneamente em oxigênio, tanto no ar como na água.

O ozônio oxida rapidamente compostos insaturados causando a rancificação de gorduras, a oxidação de aldeídos a ácidos, com redução de pH, e em nível celular, a oxidação de grupos sulfidrilas e amino, coagulação de proteínas e inativação de enzimas, particularmente catalase, peroxidase e desidrogenase.

A eficiência da desinfecção com ozônio depende da temperatura, teor de umidade, matéria orgânica presente (a qual provoca o aumento da velocidade de decomposição desse gás) e do tipo de microrganismo. As bactérias são mais sensíveis ao ozônio, seguidas pelos bolores e leveduras; os esporos bacterianos são mais resistentes.

O uso do ozônio restringe-se ao tratamento de águas, maturação da cidra e vinho, esterilização do interior de garrafas de refrigerantes e águas, e retardamento do crescimento de microrganismos deteriorantes na superfície de alimentos armazenados.

A produção de ozônio é feita pela passagem de ar seco entre dois eletrodos ligados a uma fonte de corrente alternada de velocidade elevada ou, então, pelo uso de lâmpadas ultravioleta em comprimento de onda na faixa de 1.750 a 2.100 A.

Agentes Antifúngicos para Frutas

Na Tabela 7.14, encontram-se relacionados alguns compostos que são aplicados a frutas após a colheita para controlar fungos, principalmente bolores.

O benomil é aplicado em concentrações de 0.5 a 1,0g/l na superfície de frutas. Este composto apresenta a característica de penetrar no interior da fruta. É usado mundialmente para controlar a podridão da coroa e a antracnose de bananas e podridões da extremidade do caule de frutas cítricas.

Tabela 7.14
Alguns Agentes Químicos Empregados para Controlar a Deterioração Fúngica de Frutas

Composto	*Frutas*
Tiabendazol	Maçã, pêra, frutas cítricas, abacaxi
Benomil	Maçã, pêra, banana, manga, frutas cítricas, mamão, pêssego, abacaxi, cereja
Bifenil	Frutas cítricas
Fumigação com SO_2	Uva
Alfa-fenilfenato de sódio	Maçã, pêra, abacaxi, frutas cítricas

Fonte: Jay (1992).

É mais eficiente e penetra mais facilmente do que o tiabendazol. Tanto o tiabendazol como o benomil são controladores da podridão seca causada por *Fusarium*.

O bifenil é usado para controlar a deterioração de frutas cítricas por *Penicillium* durante o armazenamento. Geralmente, é usado como envoltório de frutas ou em folhas entre camadas de frutas.

A fumigação com SO_2 é empregada para prevenir a disseminação de *Botrytis* de uva para uva.

BIBLIOGRAFIA

1. Banwart GJ. Basic food microbiology. 2nd ed. AVI, New York, p.505-723, 1989.
2. Frazier WC, Westhoff DC. Food microbiology. 4th ed. McGraw Hill, New York, p.83-170, 1988.
3. Jay JIM. Modern food microbiology. 4th ed. AVI New York, p.251-370, 1992.
4. Leitão MFF. Microbiologia de alimentos. In: Roitman I, Travassos LR, Azevedo JL. Tratado de microbiologia. v.1. Manole, São Paulo, p.3-81, 1988.
5. Ley FJ. New interest in the use of irradiation in the food industry. In: Roberts TA, Skinner FA (ed.). Food microbiology: advances and prospects. Orlando, Academic Press, p.113-129, 1983.
6. Stumbo CR. Thermobacteriology in food processing. 2nd ed. Academic London, 329p, 1972.

8 Critérios Microbiológicos para Avaliação da Qualidade de Alimentos

Bernadette D.G.M. Franco

Entre os vários parâmetros que determinam a qualidade de um alimento, os mais importantes são, sem dúvida, aqueles que definem as suas características microbiológicas. A avaliação da qualidade microbiológica de um produto fornece informações que permitem avaliá-lo quanto às condições de processamento, armazenamento e distribuição para o consumo, sua vida útil e quanto ao risco à saúde da população.

Para que a análise microbiológica seja conduzida de forma que os resultados obtidos permitam um julgamento correto do produto analisado, é necessário que critérios de avaliação sejam claramente estabelecidos. Esses critérios são definidos de modo a permitir uma avaliação segura e válida, relacionada à segurança que o produto oferece para o consumidor e também para o produtor.

Os critérios de avaliação são estabelecidos pela legislação de cada país, e, em nível internacional, por um programa conjunto FAO/WHO, da Organização das Nações Unidas (Joint FAO/WHO Food Standards Program), através da Comissão do Codex Alimentarius. De acordo com o Codex Alimentarius, os seguintes itens compõem um critério microbiológico:

- o plano de amostragem, no qual se define o número de unidades a serem analisadas e o tamanho de cada unidade;
- a definição dos microrganismos que devem ser estudados em cada produto (microrganismos indicadores, microrganismos patogênicos, etc.);
- a definição da metodologia analítica a ser adotada;
- o estabelecimento dos padrões, normas e especificações que definirão se o produto será aprovado ou reprovado.

PLANOS DE AMOSTRAGEM

Considerando que a distribuição dos microrganismos nos alimentos não é uniforme, quanto maior for o número de unidades de um produto submetido a análise, maior será o significado estatístico do resultado obtido. É muito importante que a amostragem feita reduza ao mínimo as chances de reprovar um produto aceitável ou de aprovar um produto inadequado.

Planos de amostragem foram inicialmente propostos pelo ICMSF (International Commission on Microbiological Specifications for Foods) em 1974 e, posteriormente, revistos em 1978. Nova revisão é esperada para breve. De acordo com o ICMSF, os diferentes planos de amostragem são subdivididos em 15 categorias (Tabela 8.1), de acordo com o grau de risco que os microrganismos contaminantes podem oferecer ao produtor e ao consumidor. O risco é dependente do tipo de microrganismos presentes e de seu número. Alguns microrganismos apenas deterioram o produto (categorias 1, 2 e 3), outros são indicadores da possível presença de patógenos (categorias 4, 5 e 6), outros são patogênicos mas causam doenças leves e são de difusão restrita (categorias 7, 8 e 9), outros são patogênicos causando doenças leves mas de difusão extensa (categorias 10, 11 e 12), e outros são patogênicos e podem causar doenças graves (categorias 13, 14 e 15). O grau de risco é tão mais grave quanto maiores forem as chances de os microrganismos presentes se multiplicarem, ou seja, o grau de risco depende das condições de armazenamento do produto.

Algumas características de cada categoria de plano de amostragem estão apresentadas na Tabela 8.1. Nesta tabela, **n** representa o número de unidades, retiradas de um único lote de produto, analisadas independentemente, e **c** representa o número máximo aceitável de unidades do lote que excedem o número máximo de microrganismos por grama tolerado.

Conforme pode ser verificado na Tabela 8.1, os planos de amostragem das categorias 1 a 9 são de três classes, e os das categorias 10 a 15 são de duas classes. Nos planos de duas classes, a unidade analisada pode ser classificada como aceitável ou como inaceitável, ou seja, o resultado está ou não de acordo com o esperado. Em um plano de três classes, estabelecem-se números limites: um limite inferior, designado por **m**, e um limite superior, designado **M**. Este plano, evidentemente, só se aplica nas análises quantitativas. Uma unidade é considerada aceitável se o resultado for inferior a **m** e inaceitável se for superior a **M**. Resultados entre **m** e **M** conferem ao produto uma qualidade chamada marginal. Na Tabela 8.1, quando a categoria se refere a um plano de três classes, o valor de **c** representa o número total de unidades analisadas que podem apresentar resultados superiores ao limite mínimo **m**.

Um plano de duas classes é mais simples que o de três classes. Em um plano de duas classes em que n=5 e c=0 e o critério é ausência de *Salmonella* em 25g de produto, se houver uma unidade positiva para *Salmonella*, entre as cinco analisadas, todo o lote é rejeitado. Se n=5 e c=2 e o critério é contagem máxima de coliformes 100/g, se houver até duas unidades com contagem de coliformes superior a esse limite, o lote é aprovado, mas se o número de unidades com resultados superiores a 100/g for três ou mais, o lote é rejeitado. Para ilustrar um exemplo de plano de três classes, considere-se um produto em que a contagem total não deve exceder 10^6/g (**M**) ou ser maior que 10^5/g (**m**) em três de cinco unidades analisadas. Nesse exemplo, n=5, c=3, m=10^5 e M=10^6. Se uma única unidade der resultado maior que 10^6/g, o lote deve ser rejeitado, o mesmo acontecendo quando quatro ou mais unidades derem resultado superior a 10^5/g.

Tabela 8.1
Planos de Amostragem Recomendados de Acordo com os Riscos à Saúde e Condições de Manipulação

	Condições Presumíveis de Manipulação e Consumo após a Amostragem		
Tipo de Risco à Saúde	*Condições Reduzem o Risco*	*Condições Mantêm o Risco Inalterado*	*Condições Aumentam o Risco*
Sem risco direto à saúde	categoria 1 3 classes n = 5 c = 3	categoria 2 3 classes n = 5 c = 2	categoria 3 3 classes n = 5 c = 1
Risco baixo e indireto	categoria 4 3 classes n = 5 c = 3	categoria 5 3 classes n = 5 c = 2	categoria 6 3 classes n = 5 c = 1
Risco moderado, direto Difusão restrita	categoria 7 3 classes n = 5 c = 2	categoria 8 3 classes n = 5 c = 1	categoria 9 3 classes n = 10 c = 1
Risco moderado, direto Difusão extensa	categoria 10 2 classes n = 5 c = 0	categoria 11 2 classes n = 10 c = 0	categoria 12 2 clases n = 20 c = 0
Risco direto, grave	categoria 13 2 classes n = 15 c = 0	categoria 14 2 classes n = 20 c = 0	categoria 15 2 classes n = 60 c = 0

n = número de unidades submetidas a exame;
c = número de unidades fora do padrão tolerado;
plano de 2 classes, plano de 3 classes: consultar o texto.
Fonte: ICMSF (1978).

Considerando que as decisões de aprovar ou rejeitar um lote são baseadas nos resultados obtidos com unidades amostradas desse lote, deve-se levar em conta que esses resultados não indicam necessariamente a exata situação do lote. Existe sempre a probabilidade de se rejeitar lotes satisfatórios e de aprovar lotes insatisfatórios. A probabilidade de se rejeitar lotes satisfatórios define o chamado "risco do produtor", e a probabilidade de aprovar lotes insatisfatórios constitui o "risco do consumidor".

É importante lembrar também que um mesmo lote pode ser rejeitado para uma determinada finalidade e ser aprovado para outra. Por exemplo, um lote de leite cru pode ser rejeitado para ser classificado como do tipo B e ser aprovado para ser classificado como do tipo C.

Os planos de amostragem para cada tipo de produto alimentício podem ser especificados por cada país, através de legislação própria. No caso de indústrias produtoras de alimentos, muitas definem seus próprios planos de amostragem, que são válidos para seus programas internos de controle de qualidade. No entanto, os planos de amostragem propostos pelo ICMSF são adotados internacionalmente. Na Tabela 8.2, podem ser vistos alguns exemplos de planos de amostragem propostos pelo ICMSF para alguns tipos de alimentos.

Tabela 8.2
Planos de Amostragem e Limites Microbiológicos Propostos para Alguns Alimentos (ICMSF 1978)

Alimento	*Determinação*	*Categoria*	*Nº de Classes*	*n*	*c*	*Limite/g* *m*	*M*
Pescado fresco	CPP	1	3	5	3	10^6	10^7
	Coliformes totais	4	3	5	3	4	400
	S.aureus	4	3	5	3	10^3	$2x10^3$
Camarão cru congelado	CPP	1	3	5	3	10^6	10^7
	Coliformes fecais	4	3	5	3	4	400
	S.aureus	4	3	5	3	10^3	$2x10^3$
	V. parahaemoliticus	10	2	5	0	10^2	—
Vegetais consumidos crus	*E.coli*	5	3	5	2	10	10^2
	Salmonella	11	2	10	0	0	—
Vegetais consumidos cozidos	*Salmonella*	11	2	10	0	0	—
Alimentos desidratados dietéticos	CPP	3	3	5	1	10^4	10^6
	E.coli	5	3	5	2	<3	10
	S.aureus	9	3	10	1	10	10^2
	B.cereus	9	3	10	1	10^3	10^4
	C.perfringens	9	3	10	1	10^2	10^3
	Salmonella	15	2	60	0	0	—
Ovo pasteurizado	c.m.d.	1	3	5	3	$5x10^5$	$5x10^6$
	CPP	4	3	5	3	10^4	10^6
	Salmonella	10	2	5	0	0	—
Leite em pó	CPP	5	3	5	2	$5x10^4$	$5x10^5$
	Coliformes	5	3	5	1	10	10^2
	S.aureus	8	3	5	1	10	10^2
Carne crua	CPP	1	3	5	3	10^6	10^7
	Salmonella	10	2	5	0	0	—

CPP = Contagem padrão em placas;
c.m.d. = contagem microscópica direta.

DEFINIÇÃO DOS MICRORGANISMOS QUE DEVEM SER ESTUDADOS

Para se estabelecer os critérios a serem adotados para aprovar ou reprovar determinado produto alimentício, é necessário conhecer quais microrganismos devem ser pesquisados nesse produto. A pesquisa desses microrganismos é que vai determinar se o produto está ou não adequado, dos pontos de vista higiênico-sanitário e de saúde publica.

Conforme mencionado anteriormente, os microrganismos oferecem diferentes graus de risco ao produtor e ao consumidor. Segundo esse comportamento, o ICMSF classifica os microrganismos em cinco categorias diferentes, a saber:

— microrganismos sem risco direto à saúde: neste grupo estão incluídos os microrganismos de importância limitada quanto à sua capacidade de causar alterações no alimento, sem serem patogênicos. É o caso dos fungos e das bactérias aeróbias mesófilas;

— microrganismos que oferecem um risco indireto à saúde do consumidor: neste grupo incluem-se os microrganismos que dão indicações sobre as condições higiênico-sanitárias do produto (microrganismos indicadores). Sem serem patogênicos, eles podem indicar a possível presença de outros microrganismos prejudiciais à saúde, como *Salmonella*, *S. aureus* e muitos outros (ver Capítulo 3). Além disso, muitos deles podem causar alterações nas características originais dos alimentos;

— microrganismos que oferecem risco direto à saúde do consumidor: aqui estão incluídos todos os microrganismos patogênicos de interesse em alimentos. Dependendo da gravidade da patologia que provocam e do tamanho dos surtos que são capazes de causar, são classificados em três grupos:

1 — risco direto, moderado e difusão limitada: microrganismos potencialmente patogênicos que causam doenças relativamente brandas. Normalmente, esses microrganismos são inicialmente transmitidos por um único alimento, mas contaminações cruzadas podem causar sua transferência para outros alimentos. Nesse grupo estão: *Staphylococcus aureus*, *Clostridium perfringens* tipo A, *Coxiella burnetti*, *Yersinia enterocolitica*, *Campylobacter jejuni* e o nematóide *Trichinella spiralis*;

2 — risco direto, moderado e difusão extensa: microrganismos potencialmente patogênicos, mas que causam doenças mais graves que as do grupo anterior, e em doses infectantes mais baixas. São capazes de se difundir pelos alimentos com mais facilidade. Pertencem a esse grupo: *Salmonella Typhimurium*, *E. coli* patogênica, *Shigella*, *Vibrio parahaemolyticus* e estreptococos beta-hemolíticos;

3 — risco direto e grave: microrganismos altamente patogênicos, que não devem estar presentes em nenhum alimento. Pertencem a esse grupo: *Clostridium botulinum*, *Salmonella typhi*, *Salmonella paratyphi* A e B, *Salmonella cholerasuis*, *Shigella dysenteriae* tipo I, *Vibrio cholerae*, *Brucella melitensis*, *Clostridium perfringens* tipo C e vírus da hepatite infecciosa.

DEFINIÇÃO DA METODOLOGIA ANALÍTICA A SER ADOTADA

Para a utilização adequada de um critério microbiológico, é necessário que a metodologia analítica a ser adotada seja selecionada corretamente. Muitos métodos analíticos diferentes podem ser utilizados para uma mesma determinação (ver Capítulo 10). Conseqüentemente, a escolha do melhor método vai depender do critério microbiológico adotado. Assim, por exemplo, no caso de análise para verificar atendimento a padrões microbiológicos legais, métodos legalmente aprovados devem ser empregados. Nos casos de monitoramento de pontos críticos de controle de uma linha de processamento em uma indústria alimentícia, métodos diferentes dos citados no exemplo anterior podem ser utilizados, desde que reconhecidos e aceitos pelos responsáveis pelo controle. No caso de produtos para importação e exportação, comercializados entre países diferentes, métodos internacionalmente reconhecidos devem ser utilizados.

ESTABELECIMENTO DOS PADRÕES, NORMAS E ESPECIFICAÇÕES

A aprovação ou rejeição de qualquer produto alimentício submetido a análise está na dependência dos resultados da análise e dos critérios microbiológicos adotados.

Os critérios microbiológicos podem ser obrigatórios ou de orientação. Um critério obrigatório é aquele que não pode ser desobedecido em nenhuma situação. Os alimentos que não estiverem de acordo com esse critério devem ser reprovados. A reprovação significa, entre outras possíveis, uma das seguintes providências: destruição do produto, reprocessamento, devolução do produto ao fabricante, suspensão da licença para comercialização. Critérios de orientação servem para alertar sobre possíveis problemas no processamento, armazenamento, distribuição e comercialização dos alimentos, sem necessidade de providências drásticas como as que determinam um critério obrigatório.

No contexto exposto, *padrão microbiológico* é um critério obrigatório, pois faz parte de uma lei ou de uma regulamentação administrativa. O não atendimento ao padrão microbiológico vigente constitui violação da lei, e medidas legais por parte dos órgãos competentes são possíveis. Por outro lado, *normas microbiológicas*, anteriormente denominadas "limites recomendados", são de orientação e correspondem a um critério utilizado pela indústria alimentícia para monitoramento dos pontos críticos de controle de todo o processo produtivo. As normas microbiológicas são estabelecidas pela própria indústria, podendo variar de uma para outra, e serem ainda mais ou menos rígidas que os padrões microbiológicos. Além das normas, existem as *especificações microbiológicas*, que são critérios utilizados no comércio de alimentos. O atendimento às especificações é uma condição para o acordo entre vendedores e compradores de alimentos.

Os critérios microbiológicos podem ser internacionais, federais, estaduais e municipais, assim como podem ser determinados pela indústria alimentícia.

Em nível internacional, os critérios são definidos pela Comissão do Codex Alimentarius, do programa FAO/WHO. Essa Comissão é composta por representantes de todos os países que fazem parte da Organização das Nações Unidas, sendo a participação voluntária. Em nível internacional, age também o ICMSF (International Commission on Microbiological Specifications for Foods), cuja atividade tem sido centrada principalmente no estabelecimento de métodos analíticos e de planos de amostragem.

Em nível federal, cada país tem os critérios que julga mais convenientes. Na Comunidade Econômica Européia, a tendência é pela adoção dos critérios do Codex Alimentarius, o que deve ocorrer no futuro também com as novas comunidades econômicas que estão se formando. No Brasil, padrões microbiológicos para alimentos são definidos, em nível federal, pelos Ministérios da Saúde e da Agricultura, embora em algumas fases da história outros ministérios tenham participado também. Os padrões microbiológicos do Ministério da Saúde, vigentes no momento do preparo deste texto, são os da Portaria nº 01/87, de 28 de janeiro de 1987. Em 26 de novembro de 1993, o Ministério da Saúde aprovou a Portaria nº 1.428 que contém o "Regulamento técnico para inspeção sanitária de alimentos", as "Diretrizes para o estabelecimento de boas práticas de produção e de prestação de serviços na área de alimentos" e o "Regulamento técnico para o estabelecimento de padrões de identidade e qualidade para serviços e produtos na área de alimentos". Os padrões do Ministério da Agricultura constam do Regulamento de Inspeção Industrial e Sanitária de Produtos de Origem Animal (RIISPOA), composto pelos Decretos nº 30.691, de 29 de março de 1952, e nº 1.255, de 25 de junho de 1962, que têm hoje inúmeras portarias complementares. O Ministério da Agricultura, através da Portaria nº 101, de 11 de agosto de 1993, aprovou e oficializou os métodos analíticos para controle de produtos de origem animal e seus ingredientes. Em nível estadual, alguns estados da federação, como São Paulo, têm legislação própria (Decreto nº 12.486, de 28 de outubro de 1978, da Secretaria de Estado da Saúde), o mesmo ocorrendo com alguns municípios.

BIBLIOGRAFIA

1. Anon. An evaluation of the role of microbiological criteria for foods and food ingredients. Subcommittee on Microbiological Criteria. Committee on Food Protection. Food and Nutrition Board. National Research Council. National Academic Press, Washington, D.C., 1985.

2. Banwart GJ. Basic food microbiology. 2nd ed. Van Nostrand Reinhold, 773p., 1989.
3. International Commission on Microbiological Specifications for Foods. Microrganisms in foods. 2. Sampling for microbiological analysis: principles and specific applications. University of Toronto Press, Toronto, Canadá, 213p., 1978.
4. Jay JM. Modern food microbiology. 4rd. ed. Van Nostrand Rheinhold, New York, 701p., 1992.
5. Leitão MFF. Microbiologia dos alimentos. In: Roitman I, Travassos LR, Azevedo JL (eds.). Tratado de microbiologia. Ed. Manole Ltda., S. Paulo, p. 1-81, 1988.
6. Simonsen B. Guidelines. Specifications and standards for foods. In: Roberts TA, Skinner FA (eds.). Food microbiology: advances and prospects. Academic Press, p. 317-331, 1983.

9 Análise de Perigos e Pontos Críticos de Controle

Maria Teresa Destro

INTRODUÇÃO

Nas últimas décadas, a indústria de alimentos tem sofrido profundas transformações, dentre as quais cabe ressaltar a introdução de operações automatizadas e de alta velocidade, novas embalagens, novas formulações e sistemas de distribuição eficientes. Muitas vezes, grandes volumes de produto são enviados, logo após a produção, para os centros de distribuição e comercialização, estando à disposição dos compradores pouco tempo após a produção.

Os alimentos processados e os produtos *in natura* são artigos importantes no mercado internacional. Muitos países, inclusive o Brasil, exportam parte de sua produção para gerar recursos. Este mercado pode ser ameaçado por restrições impostas pelos países importadores, relativas à segurança do produto.

Pode-se definir um alimento seguro como sendo aquele no qual constituintes ou contaminantes que causem perigo à saúde estão ausentes ou abaixo do limite de risco.

Vários fatores têm contribuído para reduzir a distância entre alimentos seguros e os de risco. A exigência por parte dos consumidores de que os alimentos processados tenham características organolépticas mais próximas à do produto natural tem levado ao emprego de condições de tempo x temperatura de cocção menores que há algumas décadas. Além disso, a utilização de concentrações mais baixas de cloreto de sódio e outros conservadores, bem como a utilização de outros coadjuvantes tecnológicos, exige controle mais eficiente sobre o processamento de alimentos.

Um alimento pode tornar-se de risco por razões tais como: contaminação e/ou crescimento microbiano; uso inadequado de aditivos químicos; adição acidental de produtos químicos; poluição ambiental ou degradação de nutrientes.

Há um consenso geral de que o problema mais importante, do ponto de vista de saúde pública, é a ingestão de alimentos contaminados por microrganismos patogênicos.

A abordagem tradicional de controle de alimentos baseia-se principalmente na inspeção da produção e testes laboratoriais do produto final, tanto por órgãos governamentais quanto pelo pessoal do controle de qualidade da indústria, para verificar se o produto está ou não de acordo com as leis e com as necessidades comerciais.

Devido a pressões do mercado para a produção de bens mais seguros e de baixo custo, as empresas da área de alimentos, assim como as de outras áreas, têm reconhecido as limitações dos programas tradicionais de controle de qualidade e estão tentando implementar novos sistemas de gerenciamento que permitam produzir bens efetivamente seguros e simultaneamente de melhor qualidade e com menor custo.

Para obtenção de produtos de melhor qualidade e menor custo, o gerenciamento total de qualidade (*Total Quality Management* — TQM) tem sido bem aceito e vem ganhando espaço nos últimos anos, pois as empresas têm sentido a necessidade de mudanças para poderem competir e permanecer no mercado.

O programa de análise de perigos e pontos críticos de controle (APPCC), conhecido internacionalmente pela sigla em inglês HACCP (*Hazard Analysis and Critical Control Points*), vem de encontro à necessidade de produzir alimentos mais seguros, pois é uma maneira sistematizada de estabelecer pontos de monitoramento, em uma linha específica de produção, a fim de garantir a segurança do produto final. Este mesmo sistema poderia ser aplicado para atributos de qualidade, mas é importante que não se confunda as duas áreas.

HISTÓRICO

O conceito HACCP não é novo. Uma das primeiras aplicações do sistema ocorreu durante o Império Romano, envolvendo a produção de vinho. Notava-se que, quando o vinho mantido em jarras de chumbo era consumido, era comum ocorrer o envenenamento das pessoas, o que nunca ocorria com vinho conservado em jarras de barro. Assim, passou-se a estocar o vinho somente em jarras de barro.

O sistema HACCP, como se conhece hoje, foi criado há cerca de 40 anos pelas indústrias químicas da Grã-Bretanha. Nas décadas de 50, 60 e 70, o sistema foi empregado pela Comissão Americana de Energia Atômica para o planejamento de usinas nucleares. Nessa época, o sistema visava avaliar o tempo médio de falha para os componentes de uma instalação nuclear a fim de calcular o tempo médio de falha da instalação como um todo. Desta maneira, visava-se garantir que uma falha ocorresse a cada 200 anos. Os criadores das missões espaciais americanas adotaram a lógica da *análise de risco de falha* para o desenvolvimento de equipamentos espaciais para vôos tripulados. No final dos anos 60, a National Aeronautics and Space Administration — NASA, nos Estados Unidos, sugeriu que o sistema HACCP fosse empregado na produção de alimentos para os vôos espaciais, a fim de minimizar a chance de ocorrência de doenças de origem alimentar nos tripulantes desses vôos.

Assim, o *esquema de análise de tipo de falha* desenvolvido para equipamentos eletrônicos foi adaptado aos alimentos. Este esquema consiste em examinar o produto e perguntar: o que pode dar errado?

Portanto, usando um conceito que combina princípios de microbiologia de alimentos, de controle de qualidade e de avaliação dos riscos durante a obtenção de um alimento o mais seguro possível, desenvolveu-se o sistema HACCP.

Na década de 70 verificou-se que o programa poderia ter outras aplicações além do programa espacial. Foi então empregado em indústrias processadoras de alimentos de baixa acidez e depois em estabelecimentos processadores de carne.

Em 1980, a Organização Mundial da Saúde, em conjunto com a International Commission on Microbiological Specification for Foods (ICMSF), recomendou o emprego do sistema por apresentar melhor relação custo-benefício quando comparado a outras abordagens.

DEFINIÇÃO DE TERMOS E COMPONENTES DO SISTEMA

Antes de abordar a aplicação do sistema HACCP é necessário que os termos usualmente empregados sejam definidos.

Um dos pontos passíveis de certa confusão provém da palavra *hazard*, usualmente traduzida para o português como *risco, perigo*. Entretanto, no sistema HACCP, as palavras *hazard* (perigo) e *risk* (risco) apresentam sentidos distintos, que precisam ser definidos e usados de maneira correta.

HAZARD (=PERIGO)

Perigo é definido como sendo uma contaminação inaceitável de natureza biológica, química ou física e/ou crescimento ou sobrevivência inaceitável de microrganismos de interesse para a segurança (ou deterioração) e/ou produção inaceitável ou persistência nos alimentos de produtos do metabolismo microbiano (toxinas, enzimas, aminas biogênicas).

Os perigos de natureza biológica incluem as bactérias toxigênicas e infecciosas, rickétsias, vírus, bolores, leveduras, parasitas, cogumelos e peixes. Os perigos de natureza química incluem pesticidas, produtos de limpeza, antibióticos, metais pesados, aditivos como sulfitos, nitratos e glutamato monossódico. Os perigos de natureza física incluem fragmentos de metais, vidro, farpas de madeira, pedras, etc.

RISK (= RISCO)

Risco é uma estimativa da probabilidade de ocorrência de um perigo ou de uma seqüência de perigos. A princípio, o risco pode ser matematicamente quantificado, mas na prática utiliza-se a experiência e o bom senso para avaliá-lo. O grau de risco decorrente de um perigo pode ser determinado como alto, moderado, baixo ou desprezível.

Após estas definições, pode-se abordar as etapas a serem seguidas para a elaboração de um sistema HACCP para uma linha de processamento. Estas etapas estão apresentadas na Fig. 9.1.

1ª Etapa

Preparar o fluxograma do processo, incluindo desde ingredientes até o produto final ou consumidor.

Este fluxograma deverá ser detalhado, contendo informações sobre especificações dos ingredientes, formulação do produto, etapas de processamento e sistema de embalagem.

2ª Etapa

Identificar perigos, determinar sua severidade e os riscos decorrentes destes perigos.

Severidade é a magnitude de um perigo ou o grau de conseqüências que podem resultar quando existe um perigo. São três as categorias de *perigo* associadas a doenças de origem alimentar: aqueles que podem levar à morte, os severos e os moderados ou suaves. Segundo Bryan, 1992, doenças que podem levar à morte incluem as causadas por *C. botulinum, Salmonella typhi, Listeria monocytogenes* (para fetos, crianças, pessoas imunodeprimidas), *V. cholerae, V. vulnificus*, toxina paralisante dos moluscos, veneno amnésico dos moluscos. Doenças severas incluem as causadas por *Brucella*,

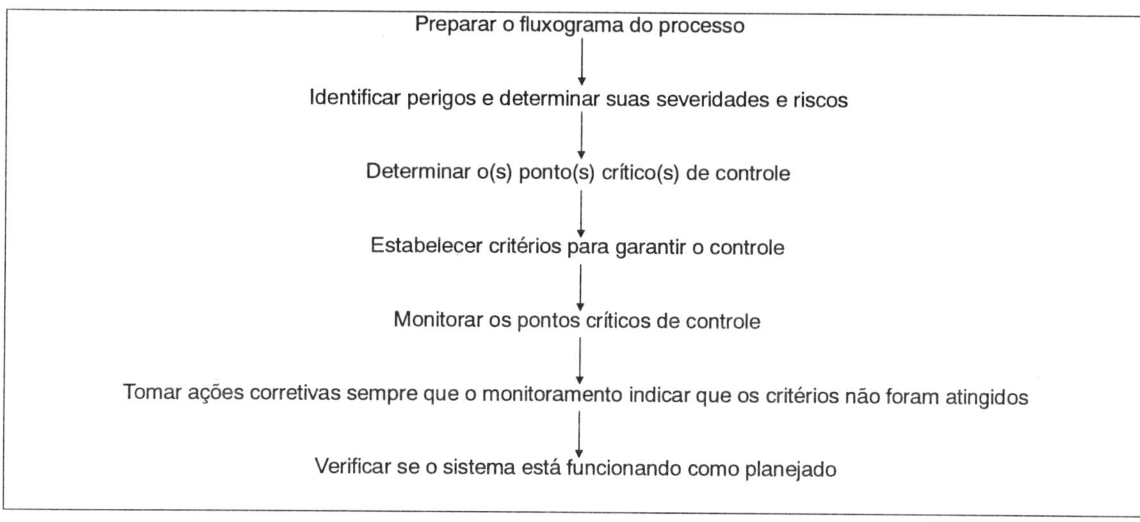

Fig 9.1 —*Etapas do sistema HACCP (modificado de Bryan, 1992).*

Campylobacter, E. coli patogênica, *Salmonella, Shigella, V. parahaemolyticus, Yersinia enterocolitica*, vírus da hepatite A, micotoxinas, toxina ciguatera e tetramina. Doenças moderadas ou suaves incluem as causadas por *Bacillus* spp, *C. perfringens, L. monocytogenes* (em adultos saudáveis), *S. aureus*, vírus semelhantes ao Norwalk, a maioria dos parasitas, veneno diarréico dos moluscos, histamina e substâncias assemelhadas, e a maioria dos metais pesados.

3ª Etapa

Determinar (ou identificar) os pontos críticos de controle, nos quais os perigos possam ser controlados, e avaliar a que categoria cada ponto crítico se enquadra.

Ponto crítico de controle (PCC) é definido como sendo uma operação (prática, procedimento, processo ou local) na qual uma medida preventiva ou de controle pode ser tomada para eliminar, prevenir ou minimizar um perigo ou vários perigos.

Os PCCs podem ser divididos em três categorias:

— PCCe — é uma operação na qual os perigos são eliminados. Por exemplo: pasteurização e enlatamento;

— PCCp — é uma operação na qual o perigo é prevenido, evitado, mas não eliminado. Por exemplo: congelamento;

— PCCr — é uma operação na qual os perigos são reduzidos, minimizados ou retardados, mas não são eliminados ou mesmo evitados. Por exemplo: refrigeração de alimentos perecíveis.

Devido à semelhança entre PCCp e PCCr, é muito comum agrupá-los em uma única categoria. Dessa forma, muitos microbiologistas classificam os pontos *críticos* de controle em apenas duas categorias: PCC_1, referente ao(s) ponto(s) em que o perigo é eliminado, e PCC_2, referente ao(s) ponto(s) em que o perigo é apenas prevenido.

4ª Etapa

Especificar, para cada PCC, os critérios que indiquem quando uma operação está sob controle.

Critérios são limites ou características de natureza física, química ou biológica, específicos para cada PCC. Estes limites podem estar relacionados a: tempo e temperatura para alimentos termicamente processados; atividade de água para certos tipos de alimentos; pH para alimentos fermentados; teor de cloro na água de resfriamento de enlatados; umidade na área de armazenamento de produtos desidratados; temperatura durante a distribuição de alimentos refrigerados; altura de um alimento na bandeja durante a refrigeração, etc.

Os critérios selecionados devem estar documentados e bem especificados, inclusive com as tolerâncias, quando estas forem apropriadas. A escolha dos critérios deve ser baseada em utilidade, custo e praticidade, mas principalmente na capacidade de fornecer boa garantia de controle. Assim, se o tratamento térmico é um PCC, a temperatura exata a ser atingida e o tempo de permanência do produto àquela temperatura devem ser especificados, e as tolerâncias permitidas devem estar definidas.

5ª Etapa

Estabelecer e colocar em prática procedimentos para monitorar cada PCC, a fim de verificar se eles estão sob controle.

Monitorar significa conduzir, sistematicamente, uma seqüência de observações ou medidas planejadas para controlar um perigo, a fim de determinar se um PCC está de acordo com critérios estabelecidos. Os procedimentos de monitoramento escolhidos devem permitir ações para correção de uma situação fora do controle, antes e durante uma operação.

São cinco os tipos principais de monitoramento empregados: observação (de práticas de manipulação e procedimentos de limpeza); avaliação sensorial; medidas de propriedades físicas (tempo/temperatura de processamento, torque das tampas, vácuo em embalagens, por exemplo); testes químicos (pH ou acidez, concentração de detergentes/sanificantes) e exames microbiológicos.

Estas observações devem ser registradas e arquivadas para uso em verificações futuras. Os registros devem incluir gráficos e tabelas de tempo x temperatura, listas de checagem e tabelas de controle, formulários de registro de observações e medidas, e também relatórios dos laboratórios.

6ª Etapa

Especificar e registrar quais ações corretivas serão tomadas sempre que o monitoramento indicar que um PCC não está sob controle.

As *ações corretivas* são ações específicas que devem ser tomadas rapidamente, sempre que um critério não for atingido. Por exemplo, aumento do tempo de cocção.

7ª Etapa

Verificar, através do uso de informações adicionais, se o sistema HACCP planejado está funcionando.

Verificar significa usar métodos, procedimentos ou testes adicionais àqueles usados no monitoramento, para determinar se o sistema HACCP em uso está de acordo com o planejado. Também serve para garantir que o monitoramento está sendo executado efetiva e eficientemente.

Verificar difere de *monitorar,* uma vez que verificar não leva à tomada imediata de ação corretiva, mas pode indicar que o plano inicial apresenta falhas, necessitando de reavaliação ou modificação.

IMPLANTAÇÃO DO SISTEMA HACCP

A implantação de um programa HACCP só se torna possível quando há o comprometimento da direção da empresa, a fim de que ela participe do processo, explicando metas e objetivos, e fornecendo recursos humanos e materiais. A liderança é fundamental para que os empregados compreendam os objetivos do programa e desejem fazer seu trabalho da melhor maneira possível. Se a segurança do alimento não for a prioridade máxima da empresa, e o HACCP não receber o apoio necessário, então não será também a prioridade máxima do operário da linha de produção.

O grupo que irá participar da elaboração, implantação e controle do programa HACCP deverá ser composto por pessoas de diversas qualificações e formações. Devem estar incluídos aqueles que irão analisar os perigos, os que irão monitorar os pontos críticos de controle, os que supervisionarão as operações nos pontos críticos de controle, os que farão os testes laboratoriais e os que farão as verificações de monitoramento. Assim, microbiologistas, tecnólogos e engenheiros, supervisores de produção, chefes de garantia de qualidade, trabalhadores da linha de produção, etc. deverão fazer parte do grupo. Quando a implantação do sistema é responsabilidade exclusiva de técnicos, corre-se o risco da elaboração de um programa complicado e opressor, que fatalmente não funcionará.

Deve-se ressaltar que o sistema HACCP deve ser desenvolvido para cada uma das linhas de processamento, de uma unidade, de uma dada empresa. Assim sendo, ele é *exclusivo,* não podendo ser "importado" de outras unidades e/ou empresas, nem adquirido sobre a forma de "pacotes" prontos para serem empregados. Um plano imposto por fontes externas será mal recebido, errôneo e/ou incompleto, independente do especialista que o desenvolveu.

Teoricamente, a implantação de um sistema HACCP é simples, pois baseia-se na identificação das poucas operações realmente críticas e na busca de maneiras simples para monitorá-las e controlá-las. Entretanto, o processo de planejamento e implantação de um programa HACCP para um produto alimentício específico de uma determinada linha de processamento exige tempo (meses). Pode-se ainda precisar de mais tempo até que o conceito se solidifique e comece a produzir evidências claras de seu potencial. Outro ponto relevante é o custo de instalação, que a princípio pode ser alto, mas este custo é rapidamente recuperado pelo aumento na produtividade, qualidade e menor índice de reclamações dos consumidores.

Uma vez definido o grupo de profissionais que participará da implantação do sistema HACCP e elaborado o plano HACCP para cada processo ou produto específico, deve-se proceder ao registro das informações. Estes registros devem incluir:

— objetivo do plano (por exemplo, controle de deterioração química, presença de materiais estranhos ou controle microbiológico);
— os membros do grupo e seus cargos na empresa, pois é importante em eventuais modificações do plano;
— descrição do produto e seu uso;
— fluxograma completo, destacando os PCCs;
— perigos associados a cada PCC e as medidas preventivas;
— limites críticos;
— sistemas de monitoramento;
— procedimentos para registros do monitoramento;
— ações corretivas a serem tomadas no caso de ocorrência de desvios;
— procedimentos para verificação do funcionamento do sistema.

Estas informações devem estar em local de fácil acesso e disponíveis a quem desejar consultá-las. Elas são especialmente importantes quando são propostas mudanças na formulação, no processo ou nas especificações de um produto.

Um fator importante para o sucesso da implantação de um programa HACCP é a educação e o treinamento dos funcionários, pois estes não devem apenas entender o que estão fazendo, mas também o porquê de o fazer.

Um dos motivos que têm atrapalhado o sucesso do HACCP junto às indústrias de alimentos é a dificuldade em se estabelecer os pontos críticos de controle. Muitas vezes, há um excesso de pontos considerados críticos no processo, o que pode até resultar num produto menos seguro, devido a uma menor ênfase àqueles pontos verdadeiramente críticos. A maioria dos sistemas de processamento de alimentos tem apenas alguns poucos pontos no processo que realmente satisfazem o critério de pontos críticos de controle. Na verdade, existem nos processos muitos *pontos de controle* (PC), pontos estes cuja perda de controle não resulta num risco de saúde ou de segurança inaceitável, mas que mesmo assim devem ser corrigidos.

Diferenciar um PCC de um PC requer experiência e é essa diferenciação a responsável pela existência de programas HACCP efetivos e aqueles inoperantes.

EXEMPLO DA APLICAÇÃO DO SISTEMA HACCP

Para ilustrar a aplicação do sistema HACCP, escolheu-se o processamento de alimento envasado de baixa acidez (cenoura enlatada em salmoura).

A Fig. 9.2 apresenta o fluxograma de produção deste alimento, com os pontos críticos de controle identificados. Estes mesmos pontos críticos são válidos para outros produtos de baixa acidez.

O preparo das cenouras enlatadas é muito semelhante ao de outras hortaliças. Após a seleção e lavagem, elas são fracionadas, branqueadas e envasadas. Adiciona-se a salmoura e promove-se a exaustão das embalagens que são imediatamente recravadas. A seguir, as embalagens são termicamente processadas em autoclaves, resfriadas, secas, acondicionadas em caixas e armazenadas em temperatura ambiente, estando prontas para serem distribuídas.

MATÉRIA-PRIMA

A matéria-prima representa um ponto de contaminação importante. Assim, a seleção e lavagem devem ser cuidadosas, pois o principal perigo é a possibilidade de permanência, no produto, de esporos de *C. botulinum* e de esporos de bactérias termófilas, importantes em produtos distribuídos em regiões tropicais e subtropicais.

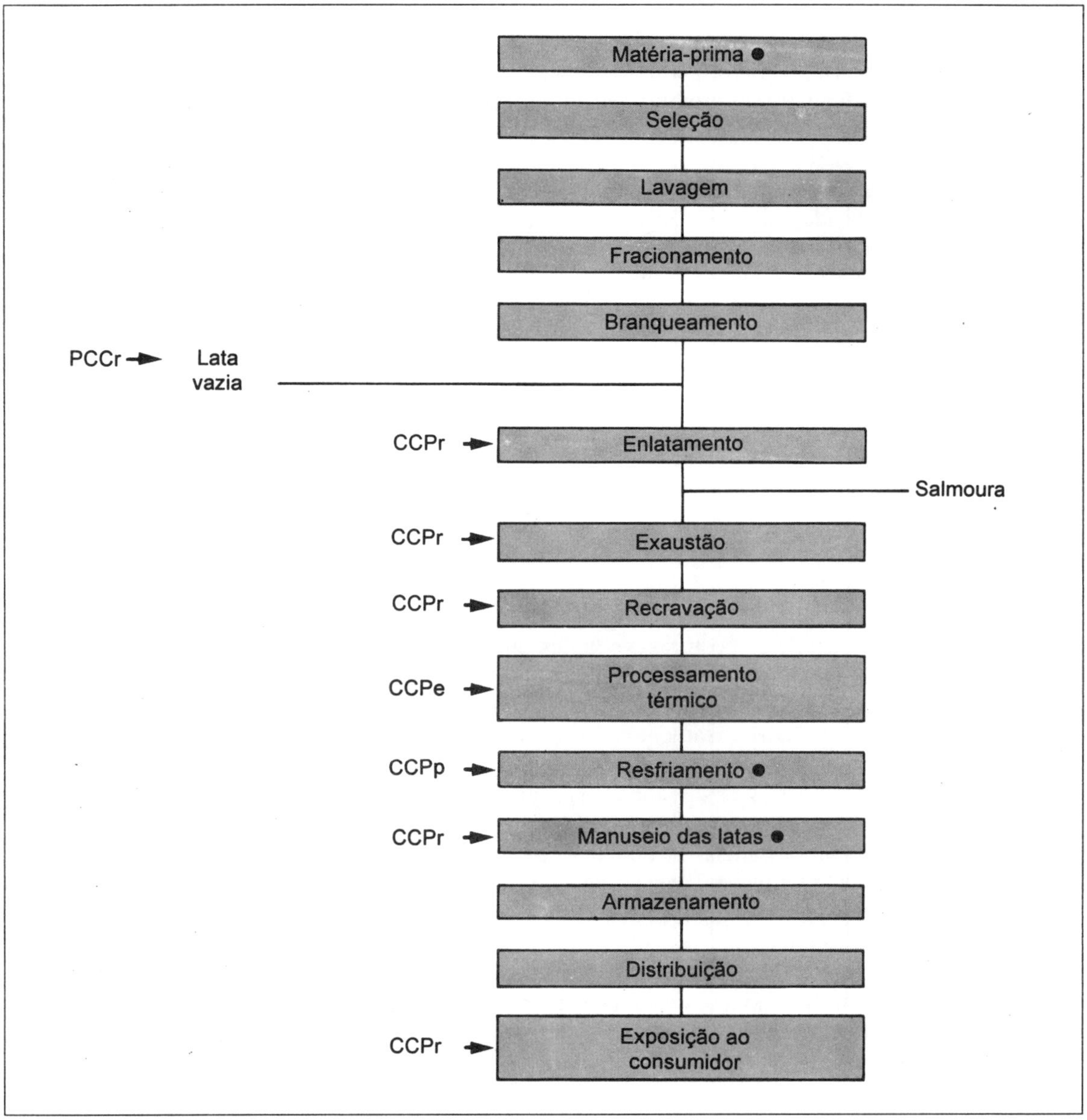

Fig. 9.2 —*Fluxograma de produção de cenouras enlatadas. —ponto de contaminação elevado (modificado de ICMSF, 1988).*

EMBALAGEM (PCCR)

A embalagem é um PCC, uma vez que defeitos existentes na mesma podem permitir vazamentos, contaminação pós-processamento e deterioração do produto. É um PCCr, pois os perigos decorrentes dos defeitos podem ser reduzidos por medidas de controle adequadas.

Controlar as embalagens significa certificar-se da sua qualidade, verificando se estão de acordo com as especificações necessárias (dimensão, tipo de vedante e de verniz, etc.). Devem ser utilizadas somente embalagens intactas e sem falhas.

Monitorar as embalagens significa observar, através de um plano de amostragem adequado, suas condições durante o processo, através de inspeção *on line* para defeitos visíveis.

As ações corretivas devem ser tomadas sempre que lotes de embalagens apresentarem níveis elevados de defeitos visualmente perceptíveis ou estiverem fora das dimensões especificadas.

ENLATAMENTO, EXAUSTÃO (PCCR)

A falta de controle nestes pontos pode acarretar problemas tanto de qualidade, quanto de segurança do produto. O peso adequado do produto, por embalagem, deve ser observado a fim de se evitar o superenchimento da lata e o decorrente subprocessamento que pode permitir a sobrevivência de esporos.

O controle dessa etapa consiste na observação do enchimento uniforme, com sólidos e líquidos na proporção especificada, na verificação do espaço livre da embalagem, bem como do peso do produto. Desvios dos limites especificados para espaço livre e peso podem levar a deformações da embalagem e/ou subprocessamento, principalmente quando se utiliza autoclaves rotacionais. A viscosidade da salmoura e a densidade do produto também são críticas. Assim, se forem alterados o tamanho dos pedaços de cenoura e/ou a composição da salmoura há necessidade de verificar se o processamento inicialmente especificado é adequado para o novo produto. Esta verificação pode ser feita através de testes de penetração de calor. A temperatura de enchimento também deve ser controlada.

Para o monitoramento deve-se amostrar e medir periodicamente o peso da cenoura, o volume e a viscosidade da salmoura, a proporção sólido-líquido, o espaço livre e a temperatura de enchimento.

RECRAVAÇÃO (PCCR)

A segurança de um alimento envasado depende da existência de embalagens que possam ser hermeticamente fechadas. Se as costuras, vedantes ou vedações não forem adequados ou se outros defeitos estiverem presentes, a possibilidade de contaminação pós-processamento é muito maior. A importância da utilização de latas em bom estado já foi enfatizada, mas a operação de recravação pode causar danos nas latas e provocar vazamentos das mesmas. O controle desta operação é de fundamental importância, sendo assim considerado um PCC.

O controle consiste na estrita observância ao programa de manutenção das recravadeiras, evitando que pessoas não habilitadas tentem ajustá-las. Os mecânicos responsáveis pela manutenção devem ser conscientizados da importância da operação para a produção de alimentos seguros. Deve-se também verificar se a codificação das embalagens está correta e se está sendo bem gravada. Periodicamente, deve-se medir a sobreposição entre gancho da tampa e gancho do corpo para verificar se está dentro dos limites tolerados.

Para o monitoramento, amostragens periódicas para medir a sobreposição (índice que determina a exatidão da recravação) e avaliações visuais da recravação são formas de monitoramento. Todas as medidas, bem como quaisquer mudanças feitas na recravadeira, devem ser registradas.

PROCESSAMENTO TÉRMICO (PCCE)

O objetivo do processamento térmico é garantir que o produto apresente esterilidade comercial. Basicamente, dois grupos de bactérias esporuladas devem ser considerados: as termófilas, que são deteriorantes e podem se desenvolver se o resfriamento das latas não for adequado ou se as mesmas forem estocadas em locais com temperaturas elevadas, e as bactérias esporuladas mesófilas, dentre as quais o *C. botulinum* é o representante mais importante. Assim, deve-se ter certeza de que o *botulinum cook* foi aplicado a todas as latas. Erros no processamento térmico podem ter conseqüências desastrosas, por isto este é o PCC mais importante para alimentos envasados.

O controle do processamento térmico deve ser feito em duas fases. Na primeira, deve-se considerar os fatores envolvidos nas operações pré-processamento, como o controle da temperatura do produto antes do processamento térmico, o controle do tempo entre a recravação e o processamento térmico, o controle da recravação das latas e o controle da exaustão da autoclave. Na segunda fase estão os fatores relacionados ao tratamento térmico aplicado quando a autoclave já está carregada. Aqui inclui-se quantidade e disposição das latas (para autoclaves estacionárias) e necessidades operacionais, como pressão de vapor, circulação de água, velocidade da correia, etc. Há necessidade de garantir a destruição de esporos pela relação adequada entre tempo e temperatura do processo e pela exaustão do equipamento. Uma outra exigência é garantir que latas não processadas não se misturem àquelas já termicamente processadas. Isto pode ser controlado pelo *layout* da planta e pelos sistemas de gerenciamento.

A verificação do funcionamento e a calibração das autoclaves precisam ser feitas periodicamente por técnicos especializados.

No monitoramento deve-se observar as operações de exaustão e o tratamento térmico; verificar e registrar a temperatura e a pressão no interior da autoclave e o tempo de aquecimento da lata, permanência na temperatura adequada e o tempo total de permanência da embalagem na autoclave. Antes de iniciar a operação da autoclave, há necessidade de certificar-se que o equipamento e todos os seus instrumentos estão funcionando adequadamente. Os diferentes tipos de autoclave existentes exigem diferentes tipos de controle e monitoramento, mas todos eles devem ser bem documentados. A operação e o monitoramento de uma autoclave são trabalhos para especialistas, e o operador de autoclave deve estar devidamente informado sobre a natureza crítica desta etapa.

RESFRIAMENTO (PCCP)

O resfriamento deve ser feito cuidadosamente, a fim de evitar danos à embalagem e a contaminação do seu conteúdo, pela entrada de microrganismos provenientes da água de resfriamento. Por isto, esta etapa é considerada um PCC.

Dentre os sistemas de resfriamento existentes, aqueles que empregam água são os mais utilizados, sendo que o resfriamento pode ocorrer na própria autoclave ou não. O resfriamento externo pode ser feito por imersão das latas em tanques ou por passagem em túneis de resfriamento com jato de água.

No controle, a pressão externa aplicada à lata, bem como a velocidade de resfriamento, devem ser controladas para prevenir deformações. A higiene deve ser rigorosa nesta etapa, pois imediatamente após o tratamento térmico, as embalagens estão mais susceptíveis à contaminação por microrganismos. Como os selantes ainda não estão solidificados, podem ocorrer deslocamento de costuras e penetração de pequenos volumes de água nas embalagens. Desta forma, a qualidade microbiológica da água de resfriamento é muito importante, a fim de minimizar o risco de contaminação. Este controle pode ser feito com a cloração da água de resfriamento.

Para o monitoramento, a determinação do teor de cloro residual livre é essencial, devendo a amostra de água ser colhida no ponto onde a menor concentração de cloro é esperada. Um bom controle nesta etapa é importante não só para garantir a qualidade da água, mas também por questões econômicas, pois o excesso de cloro representa gastos desnecessários e pode causar corrosão da embalagem e das instalações. Quando existe sistema de recirculação da água de resfriamento, outro ponto a ser verificado é a existência de matéria orgânica em suspensão. Esta deve ser eliminada para evitar que o desempenho do sistema possa ser afetado.

MANUSEIO DAS LATAS (PCCR)

As embalagens quentes e úmidas podem ser contaminadas se expostas a números elevados de microrganismos próximo a áreas de costuras e vedações. Este risco será ainda maior se as embalagens forem submetidas a choques físicos nesta etapa. As mãos dos trabalhadores podem ser fonte de contaminação do produto, propiciando a entrada de bactérias como *S. aureus* e *Salmonella.* Assim, deve-se evitar a manipulação das latas úmidas e ainda mornas, sendo preferível o emprego de equipamentos sem extremidades denteadas.

Para o controle é essencial que todas as superfícies que entram em contato com as embalagens sejam mantidas em condições higiênicas adequadas e que o contato entre trabalhador e as embalagens seja evitado até que as mesmas estejam secas. Deve-se também evitar danos físicos às latas através de emprego de equipamentos adequadamente projetados. As condições de higiene nas áreas pós-tratamento térmico devem ser rigorosamente verificadas.

No monitoramento, a observação cuidadosa do manuseio das latas é fundamental, bem como a verificação da efetividade das rotinas de limpeza e desinfecção dos equipamentos.

Armazenamento e Distribuição

Apesar de não representarem pontos críticos para o produto em questão, estas etapas também merecem atenção, pois a segurança do produto está relacionada à integridade da lata. Se ocorrerem danos ao revestimento externo da lata, podem surgir pontos de corrosão, podendo este processo ser acelerado se a lata estiver em ambiente úmido. As latas devem ser empacotadas somente quando estiverem bem secas e estocadas em locais livres de umidade e de maneira a permitir circulação de ar entre elas. Danos físicos devem ser também evitados.

A temperatura do local de estocagem é importante, pois pode permitir a germinação de esporos que tenham resistido ao tratamento térmico, levando assim à deterioração do produto.

Exposição ao Consumidor (PCCr)

Este problema está fora do controle do produtor, mas está relacionado a danos causados ao produto, durante sua exposição ao consumidor. Danos físicos às latas, decorrentes de quedas ou outras formas de manipulação inadequadas, são alguns dos problemas que podem ocorrer.

Para o controle, é preciso instruir o vendedor quanto ao manuseio correto das embalagens e produtos.

No monitoramento é importante visitar os pontos de venda para verificar seu funcionamento e observar o nível de danos causados às latas.

CONCLUSÃO

O sistema HACCP, quando corretamente executado, auxilia na identificação de fatores que afetam diretamente a segurança de um produto. Isto permite ao produtor concentrar esforços nestas áreas críticas, determinando procedimentos específicos de controle, limites, tolerância e sistemas de monitoramento.

Desta maneira, utiliza-se um sistema de controle cuja relação custo-benefício é muito mais interessante que a abordagem tradicional de inspeção. Em resumo, os recursos técnicos são dirigidos somente àqueles aspectos da produção que são críticos à segurança do produto.

É importante, no entanto, lembrar que HACCP não é a panacéia para todos os problemas de segurança alimentar, sendo apenas uma ferramenta. Se os dados gerados a partir da implantação de um sistema HACCP não forem avaliados e atualizados, sua implantação terá sido perda de tempo e de dinheiro. A implantação, por si só, não previne os problemas de segurança que podem ocorrer com um alimento. A avaliação periódica dos dados gerados pelo sistema pode indicar qual a melhor maneira de controlar os perigos, ou seja, os dados fornecem as informações sobre os problemas, mas é o produtor quem deve decidir a maneira de utilizar estas informações.

BIBLIOGRAFIA

1. Bryan FL. Hazard analysis critical control point evaluations. World Health Organization, Geneva, 72p., 1992.
2. International Commission on Microbiological Specification for Foods. Microrganisms in foods 4. Application of the hazard analysis critical control point (HACCP) system to ensure microbiological safety and quality. Blackwell, Oxford, 375p., 1988.
3. National Advisory Committee on Microbiological Criteria for Foods. Hazard analysis and critical control point system. Int. J. Food Microbiol., 16:1-23, 1992.
4. Pierson MD, Corlett Jr. DA. HACCP: principles and applications. Chapman & Hall, New York, 212p., 1992.
5. Procedures to Implement the Hazard Analysis Critical Control Point System. Ames, International Association of Milk, Food and Environmental Sanitarians, 72p., 1991.
6. Stevenson K. Implementing HACCP in the food industry. Food Technol., 44(5):179-180, 1990.

10 Métodos de Análise

Bernadette D.G.M. Franco

A análise dos alimentos para se verificar quais e quantos microrganismos estão presentes é fundamental para se conhecer as condições de higiene em que esse alimento foi preparado, os riscos que esse alimento pode oferecer à saúde do consumidor e se o alimento terá ou não a vida útil pretendida. Além disso, a análise laboratorial permitirá determinar o agente etiológico mais provável no caso de um episódio de toxinfecção alimentar. Essa análise é indispensável também para verificar se os padrões e especificações microbiológicos, nacionais ou internacionais, estão sendo atendidos adequadamente.

A análise microbiológica de um produto alimentício pode ser conduzida para investigar a presença ou a ausência de microrganismos nesse produto, para quantificar os microrganismos presentes e para identificar e caracterizar as diferentes espécies microbianas. Inúmeros métodos laboratoriais de análise podem ser utilizados em cada uma dessas determinações. Atualmente, esses métodos são comumente divididos em métodos "convencionais" e métodos "rápidos".

Os métodos convencionais recebem essa denominação porque foram desenvolvidos há muitos anos e desde então vêm sendo empregados como métodos oficiais na maioria dos laboratórios brasileiros e também em outros países. Esses métodos estão descritos em publicações consideradas de referência, internacionalmente aceitas. Entre essas publicações destacam-se o *Bacteriological analitical manual* (ed. 1992), publicado em conjunto pela United States Food and Drug Administration (FDA) e Association of Official Analytical Chemists International (AOAC International), o *Compendium of methods for the microbiological examination of foods*, inicialmente editado pela American Public Health Association e na edição mais recente (1992) por Vanderzant e Splittstoesser, e o *Microrganisms in foods — their significance and methods of enumeration* (ed. 1978), publicado pela International Commission on Microbiological Specifications for Foods (ICMSF). Além destes, existem ainda os métodos recomendados por outras associações como a International Organization for Standardization (ISO), a International Dairy Federation (IDF) e outras.

Os métodos rápidos surgiram a partir da década de 70, como conseqüência da necessidade de se abreviar o tempo necessário para a obtenção de resultados analíticos e melhorar a produtividade laboratorial. Além desses objetivos, esses métodos visam também a simplificação do trabalho e a redução de custos. Para alguns métodos, a essas vantagens aliam-se outras como maior sensibilidade e especificidade que os métodos convencionais.

No texto que se segue, são apresentadas ao leitor informações básicas sobre os métodos convencionais de análise, incluindo-se também uma apresentação resumida dos métodos rápidos. Caso o leitor necessite de informações detalhadas sobre esses métodos, inclusive fabricantes, deverá consultar a bibliografia mencionada no final deste capítulo.

Os seguintes tópicos são importantes no estudo dos métodos de análise microbiológica de alimentos: amostragem, preparação da amostra para análise, métodos de contagem de microrganismos e isolamento e identificação de patógenos.

AMOSTRAGEM

A obtenção correta das amostras, seu transporte para o laboratório e sua preparação para análise são etapas fundamentais para o sucesso de uma análise microbiológica. Da execução correta dessas três etapas depende a exatidão dos resultados obtidos.

No momento da obtenção de uma amostra para análise, todas as precauções devem ser tomadas para que a amostra obtida seja representativa do produto como um todo. Produtos prontos para consumo devem ser coletados em suas embalagens originais fechadas, com especificação de dados que identificam esse produto: número do lote, data de fabricação, etc. Quando embalagens abertas precisam ser analisadas, é importante que sejam acondicionadas adequadamente para evitar contaminação com outros alimentos, com manipuladores, com o ambiente, etc. Produtos acondicionados em embalagens grandes, de difícil transporte para o laboratório, podem ser amostrados *in loco*, com a máxima assepsia possível e uso de utensílios esterilizados (conchas, espátulas, seringas, pipetas, zaragatoas, etc.).

Amostras de alimentos perecíveis refrigerados devem ser mantidas entre 0 e 4,4°C até o início da análise. Quando se tratar de alimentos congelados, as amostras devem ser descongeladas somente para a realização da análise. Como regra geral, toda amostra deve ser analisada até 36 horas após sua obtenção. Produtos perecíveis que não puderem ser analisados nesse período podem ser refrigerados ou ainda congelados, dependendo do tipo de produto, objetivo da análise e tipo de microrganismo a ser pesquisado.

O número de unidades a serem coletadas para análise e os critérios adotados para aprovação ou reprovação de um produto definem um plano de amostragem. Os planos de amostragem são delineados levando-se em conta os objetivos da análise microbiológica, a natureza do produto, o método analítico a ser empregado e, principalmente, os critérios microbiológicos a serem adotados (ver Capítulo 8).

PREPARAÇÃO DA AMOSTRA PARA ANÁLISE

Técnicas corretas de preparação da amostra para análise são indispensáveis. Técnicas assépticas devem ser utilizadas em todas as etapas. Uma vez que a distribuição dos microrganismos nos alimentos não é uniforme, uma homogeneização prévia de toda a amostra é indispensável. No caso de amostras sólidas, a porção a ser analisada deve ser representativa da amostra inteira.

Rotineiramente, a porção da amostra a ser analisada corresponde a 25g, 50g ou 100g (ou ml) de produto. Essa porção, no caso de produtos sólidos ou semi-sólidos, precisa ser homogeneizada com um diluente apropriado. A escolha desse diluente depende do tipo de produto e dos microrganismos a serem pesquisados. Na maioria dos casos, entretanto, utiliza-se o tampão diluente de Butterfield (água fosfatada tamponada, pH 7,2) ou água peptonada a 0,1%. Em alimentos ricos em gordura, é necessária a adição de agentes tensoativos para promover a emulsificação.

A homogeneização das amostras com o diluente pode ser feita em homogeneizadores de laboratório ou em liquidificadores convencionais. Os de laboratório são mais adequados, pois são de aço inoxidável e, portanto, podem ser esterilizados por autoclavação. O tempo e a velocidade de homogeneização devem evitar aquecimento das amostras e conseqüente dano aos microrganismos. Deve ser evitada também a formação de aerossóis durante a homogeneização.

O preparo das amostras para análise pode se transformar em uma tarefa bastante trabalhosa, demorada e tediosa. Essa tarefa pode ser facilitada pelo uso de diluidores gravimétricos automatizados, constituídos por uma balança, que faz a pesagem da amostra em um saco plástico estéril, e por um dispositivo que acrescenta o diluente, também estéril, na quantidade certa para fazer a diluição programada no aparelho. Para a homogeneização da amostra com o diluente, o saco plástico pode ser colocado em um homogeneizador denominado *Stomacher*, que é um instrumento constituído de uma câmara contendo duas pás que batem em um movimento de vaivém. Uma vez introduzido o saco plástico, o batimento das pás desmancha a amostra, permitindo que os microrganismos nela presentes se transfiram para a fase aquosa. Atualmente, existem no mercado sacos plásticos providos de um sistema de filtração que retêm partículas sólidas, o que facilita a retirada das alíquotas necessárias para a realização da análise microbiológica.

O *Stomacher* apresenta uma série de vantagens em relação aos homogeneizadores convencionais: não há formação de aerossóis; não há geração de calor; os sacos são descartáveis; em alguns casos, o próprio saco pode ser utilizado para incubação da amostra; a operação é mais fácil e limpa, e o nível de ruído é reduzido. A desvantagem mais evidente é a necessidade de se trabalhar com sacos plásticos resistentes para evitar a ruptura durante a homogeneização de alimentos que contêm partes rígidas (ossos, cascas, por exemplo).

MÉTODOS DE CONTAGEM DE MICRORGANISMOS

CONTAGEM POR PLAQUEAMENTO

O método convencional de contagem de microrganismos consiste no plaqueamento de alíquotas do alimento homogeneizado e de suas diluições em meios de cultura sólidos adequadamente selecionados em função do(s) microrganismo(s) a ser(em) enumerado(s). O plaqueamento pode ser feito por semeadura na superfície do meio de cultura previamente distribuído em placas de Petri estéreis (semeadura em superfície) ou, então, o meio de cultura pode ser adicionado após a transferência das alíquotas para placas de Petri vazias (semeadura em profundidade). As placas são, então, incubadas a uma combinação de tempo e temperatura adequada para a determinação a ser feita, após o que as colônias são enumeradas. A enumeração pode ser feita manualmente ou com auxílio de contadores automáticos.

Essa metodologia é, certamente, a mais utilizada nos laboratórios de análise de alimentos, pois diferentes grupos de microrganismos podem ser enumerados de acordo com o meio de cultura e/ou as condições de incubação (tempo, temperatura e atmosfera) empregadas.

Apesar da aparente simplicidade dessa técnica, ela é bastante trabalhosa quando muitas diluições precisam ser analisadas ou quando o número de amostras é grande. A leitura dos resultados pode ser bastante difícil, cansativa e imprecisa, mesmo quando contadores automáticos são empregados.

Vários métodos alternativos de contagem têm sido propostos visando melhorar a eficiência dessa determinação. O método de plaqueamento em espiral é um sistema automatizado de semeadura. O plaqueador em espiral inicialmente succiona, através de uma cânula de teflon, a amostra homogeneizada. Em seguida, o plaqueador faz a semeadura da amostra na superfície do meio de cultura presente em uma placa de Petri colocada sobre uma plataforma giratória. À medida que faz a semeadura, a cânula se desloca do centro para as bordas da placa formando uma espiral e um gradiente de concentração, que se inicia no centro e diminui à medida que se dirige para as bordas da placa. Após a incubação da placa, as colônias podem ser contadas, manual ou automaticamente. A contagem manual é feita baseada em um modelo que deve ser colocado embaixo da placa, permitindo selecionar o segmento da placa em que o número de colônias é contável. A cada segmento corresponde um fator de multiplicação relacionado com o volume do inóculo nele depositado. Multiplicando-se o número de colônias por esse fator, obtém-se o número de unidades formadoras de colônias por grama (ou ml) de produto. A contagem pode ser feita também através de um contador automático a laser que, computadorizado, permite a obtenção imediata da contagem por grama (ou ml) de produto. Esse método permite a contagem de uma até 1.000 colônias em uma única placa, o que significa economia de meio de cultura, vidraria, trabalho e espaço no laboratório (bancadas, incubadoras, autoclaves, etc.).

Outro método alternativo de contagem é a técnica de membrana filtrante. O produto em análise é homogeneizado e filtrado através de membranas filtrantes de acetato de celulose ou nitrocelulose, de porosidade adequada (geralmente 0,45mμ), que permite a passagem de líquidos retendo os microrganismos. Para impedir o entupimento dos poros das membranas, no caso de alimentos de difícil homogeneização, recomenda-se um tratamento prévio do homogeneizado com enzimas (tripsina, alcalase, por exemplo) ou com agentes tensoativos (Triton® X-100, por exemplo). Após a filtração e retenção dos microrganismos, a membrana é transferida para a superfície das placas de Petri contendo o meio de cultura de escolha. Após a incubação, as colônias são enumeradas, visualmente ou através de contadores eletrônicos.

Em 1974, pesquisadores canadenses desenvolveram um novo tipo de membrana, que denominaram HGMF (*hydrophobic grid membrane filter*), também conhecida como membrana Isogrid. Esta membrana difere das convencionais por ser quadrada e apresentar um *grid* de material hidrofóbico impresso em sua superfície, formando 1.600 pequenos quadrados. Após a filtração do alimento, adequadamente homogeneizado e tratado com enzimas quando necessário, a membrana Isogrid é transferida para a superfície de placas contendo meio de cultura. Após a incubação, formam-se colônias de tamanho no máximo igual ao de um quadrado da membrana. O resultado da contagem dessas colônias deve ser multiplicado por um fator de correção para a obtenção do número exato de unidades formadoras de colônias por grama ou ml de produto.

Além da finalidade de contagem de colônias, as membranas hidrofóbicas podem ser empregadas em técnicas complementares para identificação de microrganismos: testes de hibridização de DNA, testes imunoenzimáticos, testes bioquímicos e outros.

As membranas filtrantes podem ser também utilizadas na técnica de epifluorescência direta. Essa técnica foi inicialmente desenvolvida para contagem de microrganismos viáveis e não viáveis em leite, mas atualmente é utilizada para outros produtos também. Nessa técnica, os microrganismos retidos na superfície de membranas de policarbonato são submetidos à coloração com um corante nucleofílico (alaranjado de acridina, por exemplo) e, posteriormente, as membranas são observadas ao microscópio de epifluorescência. Células de fluorescência laranja, avermelhada ou marrom correspondem a células viáveis, enquanto células de fluorescência verde são células mortas. Essa técnica fornece resultados imediatos, com boa sensibilidade. Entretanto, a contagem pode ser extremamente cansativa quando feita visualmente. Microscópios acoplados a processadores de imagem computadorizados podem fazer a contagem diferencial automaticamente. Para evitar o uso de microscópios de epifluorescência, outros corantes não fluorogênicos têm sido testados, com bons resultados. Entre estes, destaca-se o INT — cloreto de (2-p-iodofenil)-3-(p-nitrofenil)-5-feniltetrazólio — e a combinação azul-de-anilina-rodamina (ou rosa de Bengala).

Como método avançado para contagem de microrganismos em alimentos, merecem destaque as placas Petrifilm, constituídas de cartões de papel de 8x10cm, revestidos de meio de cultura desidratado, corantes indicadores e agentes gelificantes hidrossolúveis. Esses componentes revestem também o filme plástico removível que recobre cada placa. As placas Petrifilm são comercializadas prontas para uso, isto é, basta inocular 1ml da amostra adequadamente diluída e incubar. A água contida no inóculo reconstitui o meio de cultura desidratado e solubiliza os agentes gelificantes. Após um minuto, o meio gelifica e as placas podem ser incubadas. A contagem de colônias é feita visualmente na própria placa, que é quadriculada para facilitar a contagem.

As placas Petrifilm também podem ser empregadas para monitoramento da qualidade microbiológica de ambientes e superfícies.

Determinação do Número Mais Provável

A técnica do Número Mais Provável, também chamada técnica dos tubos múltiplos, é outra maneira bastante utilizada pelos laboratórios de microbiologia de alimentos para estimar a contagem de alguns tipos de microrganismos, como coliformes totais, coliformes fecais, *E.coli* e *S.aureus*.

Na técnica do Número Mais Provável, o produto a ser analisado, após homogeneização, é submetido a pelo menos três diluições decimais seriadas. De cada uma dessas diluições, alíquotas iguais são transferidas para três ou para cinco tubos contendo o meio de cultura escolhido e um tubo coletor de gás (tubo de Durhan). Todos os tubos são incubados, e, em seguida, os positivos são identificados. No caso de coliformes e *E.coli*, positividade significa turvação do meio com produção de gás. Na determinação de *S.aureus*, a positividade é dada apenas pela turvação do meio de cultura e confirmação da presença de *S.aureus* por plaqueamento em meios adequados. Pelo número de tubos positivos em cada uma das diluições empregadas determina-se o Número Mais Provável por grama de produto, tendo como base a tabela estatística de Hoskins para três ou para cinco tubos. Esse método é bastante antigo (foi introduzido por volta de 1915), muito utilizado até hoje, mas seus resultados são bastante imprecisos, uma vez que permite apenas uma estimativa do número de microrganismos presente.

Na estimativa do número de coliformes totais, coliformes fecais e *E.coli* em um alimento pela técnica do Número Mais Provável, normalmente dois caldos de cultura são empregados. Essas três determinações são feitas em quatro etapas: 1ª — semeadura em caldo laurilsulfato triptose; 2ª — semeadura dos tubos positivos em caldo laurilsulfato triptose para caldo bile lactose verde brihante (determinação de coliformes totais) ou para caldo EC (determinação de coliformes fecais e *E.coli*); 3ª — plaqueamento das culturas positivas em meio sólido para isolamento de colônias de *E.coli*; 4ª — identificação de colônias através de testes adequados.

A estimativa do número de *E.coli* pela técnica convencional dos tubos múltiplos pode durar até cinco dias para se completar. Essa é uma determinação extremamente importante na avaliação das condições de higiene de um produto alimentício (ver Capítulo 3), daí a necessidade de introduzir métodos alternativos mais rápidos. Como método alternativo, tem-se utilizado a técnica fluorogênica baseada na técnica dos tubos múltiplos para *E.coli* mencionada anteriormente. Ao primeiro ou ao segundo caldo de cultura adiciona-se MUG (4 metil-umbeliferil β-D-glicuronídeo) que, através da enzima β-glicuronidase produzida pela grande maioria das cepas de *E.coli* é transformada em uma umbeliferona que é fluorescente quando observada na luz ultravioleta de onda longa. A observação do número de tubos turvos, com gás e fluorescentes após 24 horas ou, no máximo 48 horas, permite o cálculo do Número Mais Provável de *E.coli* por grama (ou ml) de produto. Essa técnica deve ser utilizada com algumas precauções, pois alguns alimentos, como ostras, têm β-glicuronidase endógena. Além disso, a atividade da enzima e a intensidade da fluorescência são dependentes do pH do meio (em pH 9, a fluorescência é 1.000 vezes maior que em pH 5).

MÉTODOS INDIRETOS DE CONTAGEM

Os métodos mencionados até o momento, excetuando-se a técnica da epifluorescência direta, são baseados na multiplicação microbiana, ou seja, na formação de colônias visíveis em meios de cultura sólidos ou no desenvolvimento de turvação em meios de cultura líquidos. Vários outros métodos têm sido propostos para estimar o número de microrganismos, fundamentados em parâmetros diferentes da multiplicação microbiana. Entre esses métodos, merecem destaque as técnicas de impedância-condutância, de bioluminescência, de microcalorimetria e de radiometria.

Técnicas de Impedância-Condutância

Essas técnicas são baseadas na propriedade que os microganismos têm de alterar a impedância e/ou a condutância de um meio. Essas alterações ocorrem como conseqüência da mudança da composição química desse meio devido à atividade metabólica dos microrganismos presentes. Durante a multiplicação microbiana, moléculas grandes (proteínas, lipídios, carboidratos) são transformadas em moléculas menores (aminoácidos, ácidos graxos, ácidos orgânicos), quimicamente mais ativas. A formação e o acúmulo desses metabólitos finais resultam em alterações mensuráveis na condutância e na impedância elétrica no meio.

O Bactometer é um instrumento que mede mudanças de impedância. O aparelho é composto por uma incubadora na qual devem ser introduzidos os módulos plásticos descartáveis contendo pequenas câmaras providas de eletrodos e por um sistema computadorizado para monitoramento dos dados. Cada amostra em análise é transferida para uma das câmaras dos módulos, aos quais se adiciona o meio de cultura de interesse, de acordo com o(s) microrganismo(s) procurado(s). Os módulos são colocados na incubadora, de modo a fechar o circuito elétrico, e o sistema elabora uma curva de impedância para cada amostra. Um outro instrumento, denominado RABIT (*rapid bacterial impedance test*) funciona de modo semelhante. Na curva de impedância, é definido o "tempo de detecção", ou seja, o tempo necessário para que a curva de impedância, inicialmente plana, passe a se elevar, indicando alterações na impedância. Essa elevação ocorre quando a concentração microbiana atinge

10^6 a 10^7 microrganismos por ml. O tempo de detecção é inversamente proporcional à quantidade de microrganismos presentes. Com essa técncia é, portanto, possível determinar o número de microrganismos presentes em determinado produto, assim como é possível determinar se um produto está ou não acima de um limite de especificação.

Funcionando de forma bastante similar, o sistema Malthus mede mudanças de condutância. O aparelho é constituído de um banho-maria, tubos de ensaio providos de eletrodos e um sistema computadorizado para análise e interpretação dos dados. Os tubos contêm o meio de cultura de escolha, e o sistema funciona da mesma forma que o anterior. O tempo de detecção é monitorado, determinando-se o número de microrganismos por grama de produto.

Técnicas de impedância e condutância têm sido bastante utilizadas para o monitoramento da qualidade de diversos tipos de alimentos. Novos meios de cultura seletivos e diferenciais têm sido avaliados para pesquisa de patógenos como *Salmonella*, *Listeria* e *E.coli* O157:H7 e de grupos especiais de microrganismos, como bolores e leveduras.

Técnicas de Bioluminescência

Esta técnica está baseada no princípio de que a quantidade de ATP (trifosfato de adenosina) presente em um sistema está relacionada ao número de células metabolicamente ativas, inclusive microrganismos. Uma das formas mais simples de se medir a quantidade de ATP é através do sistema luciferina-luciferase, obtido da cauda de vaga-lumes. O ATP reage com a enzima luciferase, na presença de luciferina, formando um complexo que, em contato com o oxigênio e com o íon magnésio, sofre uma descarboxilação, com emissão simultânea de luz. A quantidade de luz emitida é proporcional à quantidade de ATP presente, que, por sua vez, é proporcional à quantidade de microrganismos viáveis presentes. Em resumo, a reação é a seguinte:

$$E + LH_2 + ATP \xrightarrow{Mg^{2+}} E\text{–}LH_2 - AMP + PP$$

$$E\text{–}LH_2 - AMP + O_2 \rightarrow \text{oxiluciferina} + CO_2 + AMP + \text{Luz}$$

E = enzima luciferase. LH_2 = luciferina. E-LH_2-AMP = complexo luciferase-luciferina-AMP, PP = pirofosfato.

A quantidade de luz emitida pode ser medida por um luminômetro, um fluorímetro ou um espectrofotômetro de cintilação líquida. Existem no mercado vários *kits* prontos para uso, que, além dos reagentes necessários para o teste, oferecem também medidores portáteis. Esses *kits* têm sido utilizados na determinação de contaminação de superfícies e de amostras ambientais no monitoramento de pontos críticos de controle microbiano e, mais recentemente, para determinação rápida da qualidade microbiológica de leite e laticínios.

Na área de alimentos, a contagem de microganismos viáveis por essa técnica sofre a interferência do ATP intrínseco, ou seja, aquele presente em outras células. Alimentos como carne fresca, leite e pescado têm grande quantidade de ATP não-microbiano, sendo necessário que esse ATP seja eliminado para que o método possa ser utilizado. Normalmente, faz-se um tratamento com apirase, extraída de batata, que hidrolisa o ATP extracelular, sem interferir no ATP microbiano, que é intracelular.

Microcalorimetria

Os microrganismos, ao se multiplicarem, geram calor. O calor produzido é proporcional à quantidade de microrganismos presentes em um sistema. Instrumentos muito sensíveis são capazes de detectar mínimas alterações de calor e conseqüentemente estimar a carga microbiana na amostra. Ainda que essa técnica seja bastante sensível e rápida, estudos mais aprofundados de suas aplicações na área de alimentos são ainda necessários.

Radiometria

O método da radiometria foi desenvolvido para o monitoramento da produção de CO_2 radioativo por microrganismos em um caldo suplementado com substrato radioativo (glicose, formato, glutamato, etc.). Os microrganismos metabolizam esses componentes liberando CO_2 radioativo, cuja quantidade é proporcional à quantidade de microrganismos presentes. Apesar da alta sensibilidade do método, as dificuldades de trabalho com isótopos radioativos têm limitado sua utilização.

ISOLAMENTO E IDENTIFICAÇÃO DE MICRORGANISMOS PATOGÊNICOS

Os métodos convencionais para isolamento e identificação de microrganismos patogênicos em alimentos incluem semeaduras em meios de cultura sólidos apropriados para o isolamento de colônias e testes complementares para identificação desses patógenos. Dependendo do microrganismo a ser pesquisado e do alimento em análise, o plaqueamento para isolamento de colônias deve ser precedido de uma etapa de pré-enriquecimento da amostra e, muitas vezes, de uma etapa adicional de enriquecimento seletivo.

Quanto aos métodos utilizados para identificação dos microrganismos, observa-se que, durante décadas, foram baseados no comportamento bioquímico frente aos mais variados substratos. Os testes chamados "convencionais" para caracterização de um determinado microrganismo são baseados na observação da capacidade deste microrganismo de realizar determinadas reações bioquímicas. Normalmente, esses testes são realizados em tubos de ensaio e podem representar uma quantidade de trabalho muito grande a um custo bastante elevado.

Nos últimos anos, várias técnicas têm sido propostas e avaliadas, para simplificar e melhorar a precisão dos resultados de identificação de microrganismos, patogênicos ou não. Os novos métodos podem ser classificados em três grandes grupos: técnicas bioquímicas miniaturizadas, técnicas imunológicas e técnicas genéticas.

TÉCNICAS BIOQUÍMICAS MINIATURIZADAS

Existem no comércio numerosos sistemas prontos para identificação de microrganismos, os chamados *kits*. Os primeiros sistemas foram idealizados para identificação de enterobactérias, mas atualmente já são comercializados sistemas de identificação de vários outros grupos de microrganismos: não-fermentadores, Gram-positivos, anaeróbios, bactérias láticas, bolores e leveduras, etc.

Os sistemas comerciais são, na maioria, miniaturizados, isto é, os testes são executados em recipientes pequenos, contendo pequenos volumes de meio de cultura. Existem sistemas que utilizam placas de microtitulação (com carreiras destacáveis ou não), galerias com pequenas câmaras, tubos divididos em compartimentos, etc. Em alguns sistemas, os meios de cultura encontram-se na forma desidratada ou liofilizada, em outros os meios estão impregnados em tiras ou discos de papel, e em outros os meios encontram-se prontos para uso.

Além da vantagem evidente de facilitar o trabalho do microbiologista, os sistemas comerciais produzidos por empresas idôneas são submetidos a rigorosos testes de controle de qualidade, o que garante sua confiabilidade e reprodutibilidade. Em alguns desses sistemas, o número de testes bioquímicos para um único microrganismo é grande, o que permite a obtenção de resultados mais corretos e precisos. Outras vantagens são também importantes: facilidade de estocagem, uso e descarte. A interpretação dos resultados é também mais fácil, pois é baseada em uma engenhosa combinação de números, obtida de acordo com o resultado de cada teste. A interpretação pode ser feita através do uso de um manual que acompanha cada um dos sistemas ou através de um método computadorizado.

Sistemas de identificação computadorizados totalmente automatizados, extremamente sofisticados, foram recentemente desenvolvidos. Após a transferência do microrganismo em teste para os sistemas, todas as demais tarefas (incubação, adição de reagentes, leitura, interpretação e impressão dos resultados) são realizadas automaticamente.

Os sistemas miniaturizados comerciais podem ter seu emprego limitado por fatores econômicos. No entanto, sistemas miniaturizados mais baratos, de fabricação caseira, podem ser utilizados, com resultados bastante satisfatórios. Assim, por exemplo, em vez de utilizar tubos de ensaio para fazer testes bioquímicos convencionais, esses testes podem ser feitos em placas de microtitulação, com enorme economia de meio de cultura, de trabalho, espaço em bancadas, estufas, geladeiras, autoclaves, etc. Os meios de cultura são distribuídos nas placas que são inoculadas a partir de uma placa-mãe, na qual são preparadas as suspensões dos microrganismos em teste. A inoculação pode ser feita com um multiinoculador preparado com uma chapa de madeira mole (tipo bálsamo) contendo alfinetes de boa qualidade (aço inoxidável) espetados a distâncias equivalentes às câmaras da placa de microtitulação. Esses inoculadores podem ser flambados e reutilizados. Esse sistema miniaturizado tem sido utilizado em vários laboratórios para as mais variadas finalidades, com resultados bastante satisfatórios.

Técnicas Imunológicas

Após um longo tempo, no qual as técnicas imunológicas destinadas à identificação de microrganismos estavam limitadas a testes de aglutinação em lâmina ou tubo, diversos métodos imunológicos mais avançados começaram a surgir. Atualmente, devido à sua alta especificidade e sensibilidade, esses novos métodos vêm tendo emprego cada vez maior também na área de alimentos.

Os métodos imunológicos são baseados em reações entre antígenos e anticorpos específicos para esses antígenos. Dois tipos de anticorpos são utilizados: mono e policlonais.

Os anticorpos policlonais correspondem a uma mistura de anticorpos, cada um produzido contra um epítopo diferente do antígeno. Cada um dos anticorpos presentes nessa mistura tem afinidade e especificidade pelo epítopo responsável por sua produção. Anticorpos policlonais são preparados através da imunização de animais com um antígeno, da retirada do sangue e purificação do soro para remoção dos anticorpos inespecíficos.

Os anticorpos monoclonais são aqueles secretados por hibridomas, que são células híbridas resultantes da fusão de células tumorais com células secretoras de anticorpos. Para sua obtenção, efetua-se a imunização de um animal (rato ou camundongo) e posteriormente retira-se o baço. As células do baço são misturadas às células de mielomas e fundidas para a formação dos hibridomas. Em seguida, é necessário fazer a seleção do hibridoma que produz o anticorpo desejado, fazendo-se a sua clonagem. O clone assim obtido é, portanto, uma linhagem celular capaz de produzir anticorpo em grande quantidade e de alta especificidade.

As técnicas imunológicas mais utilizadas em microbiologia de alimentos são divididas em cinco grupos: de imunocaptura, imunoenzimáticas, de imunoimobilização, de co-aglutinação e de imunofluorescência.

Técnicas de Imunocaptura

Também chamadas técnicas de imunosseparação magnética, baseiam-se na capacidade de os microrganismos aderirem à superfície de partículas metálicas superparamagnéticas revestidas de anticorpos específicos. Uma vez obtida a ligação entre antígenos bacterianos e anticorpos, o sistema é então colocado em um suporte que contém um ímã que atrai as partículas metálicas. O material não ligado ao ímã pode ser removido, e o que resta corresponde a um concentrado dos microrganismos procurados. Esse material concentrado pode então ser utilizado para novo enriquecimento ou para plaqueamento, que ficam muito mais eficientes, pois a microbiota acompanhante de interferência foi, em grande parte, removida.

O uso desta técnica na área de alimentos é muito recente, já tendo sido testada com sucesso para pesquisa de *Listeria* spp., *Listeria monocytogenes*, *Salmonella* spp. e de toxina do *Clostridium perfringens*.

Técnicas Imunoenzimáticas

Nesses testes, um dos reagentes está adsorvido à superfície de uma matriz sólida, como esferas de poliestireno, placas de microtitulação, partículas metálicas revestidas de carbonato, e outras. A reação é baseada na ligação não-covalente e reversível do antígeno com o anticorpo específico, no qual um desses reagentes é marcado com uma enzima. As enzimas utilizadas com essa finalidade são normalmente cromogênicas, ou seja, agem em reações que resultam no desenvolvimento de cor. As enzimas mais utilizadas nesses testes são a fosfatase alcalina e a peroxidase. Para o desenvolvimento de cor, muitos substratos podem ser utilizados: ABTS — ácido 2,2'-azino-bis(3-etil-benztiazolin-6-sulfônico) —, o-toluidina, 4-cloro-1-naftol, 3,3'-diaminobenzidina, N,N,N'N'-tetrametilbenzidina, p-nitrofenilfosfato, entre outros. Substratos fluorogênicos são também empregados. A intensidade da cor formada pode ser observada visualmente ou medida com espectrofotômetros especiais.

Entre os vários tipos de testes imunoenzimáticos existentes, dois são mais comumente empregados:

— tipo competitivo: o antígeno da amostra em teste compete com o antígeno marcado com a enzima, adicionado à mistura reagente, pelos sítios de ligação com o anticorpo fixo na matriz sólida. A presença de antígeno na amostra em teste diminui a quantidade de antígeno marcado capaz de se ligar ao anticorpo. Conseqüentemente, a concentração do antígeno na amostra em teste é inversamente proporcional à intensidade de cor desenvolvida;

— tipo não-competitivo (tipo sanduíche): para que essa reação seja possível, o antígeno deve ter pelo menos dois sítios de ligação com o anticorpo. Faz-se a adsorção do anticorpo à matriz sólida, seguida da adição da amostra-teste e de um conjugado constituído de um anticorpo marcado com a enzima, diferente do primeiro. Completa-se a reação com a adição do substrato para essa enzima. Neste tipo de reação, a concentração do antígeno na amostra em teste é diretamente proporcional à intensidade de cor desenvolvida.

Os testes imunoenzimáticos são amplamente empregados em microbiologia de alimentos, visto apresentarem simplicidade, sensibilidade, especificidade e conveniência como método de triagem. Em princípio, todo microrganismo pode ser utilizado para produção de anticorpos específicos, assim como qualquer metabólito, desde que imunogênico (natural ou artificialmente). Atualmente, existe no mercado um número bastante grande de sistemas comerciais baseados em técnicas imunoenzimáticas, sendo que grande parte deles está disponível também no mercado brasileiro. A maioria utiliza o tipo sanduíche e emprega microplacas, destinando-se principalmente à pesquisa de *Salmonella* spp, *Listeria* spp, enterotoxinas de *S.aureus* e aflatoxinas. Em alguns desses sistemas comerciais, a leitura do resultado pode ser feita visualmente, mas em outros o leitor de microplacas é necessário.

Recentemente foram introduzidos no mercado sistemas totalmente automatizados para identificação de *Salmonella*, *Listeria* e enterotoxinas de *S.aureus* por testes imunoenzimáticos, nos quais todas as etapas do teste são executadas automaticamente.

É importante ressaltar que, até o momento, os métodos imunoenzimáticos para pesquisa de patógenos em alimentos são considerados métodos de triagem. Alimentos que fornecerem resultados positivos nesses testes devem ser analisados também pelos métodos convencionais.

Técnicas de Imunoimobilização

Nessas técnicas, bactérias móveis cultivadas em meio semi-sólido podem ter sua mobilidade bloqueada pela adição de anticorpos flagelares específicos. Há formação de uma banda de precipitação visível na interface anticorpo/bactéria. Aplicável por princípio a qualquer microrganismo flagelado, constituem a base de um sistema comercial largamente utilizado em diversos países para pesquisa rápida de *Salmonella*, chamado *Salmonella* 1-2 Test. Esse sistema é formado por um conjunto de duas pequenas câmaras plásticas interligadas formando um L. A interligação das duas câmaras se faz através de um pequeno orifício, que permanece tampado até o momento do uso. A câmara horizontal contém um caldo de enriquecimento seletivo para *Salmonella*, e a câmara vertical contém um meio semi-sólido, à superfície do qual se adiciona, no momento do uso, anti-soro flagelar polivalente. Para o uso deste sistema, o alimento deve ser submetido a uma etapa de pré-enriquecimento para *Salmonella*, e posteriormente esse caldo utilizado para inoculação do *Salmonella* 1-2 Test. Se o caldo de pré-enriquecimento contiver *Salmonella*, haverá, 24 horas após o início do teste, formação de uma banda de imunoprecipitação em forma de U no alto da câmara vertical.

Esse teste é, também, até o momento, considerado um método de triagem. Toda a amostra positiva nesse teste deve ser submetida aos testes convencionais para pesquisa de *Salmonella* em alimentos.

Técnicas de Co-Aglutinação

Essas técnicas são também conhecidas como reações de aglutinação de látex (aglutinação passiva reversa). Em microbiologia de alimentos, essas reações são utilizadas principalmente para pesquisa de toxinas microbianas em culturas ou no próprio alimento. Baseiam-se na aglutinação de partículas de látex sensibilizadas com anticorpos antitoxinas. Quando efetuadas em placas de microtitulação, a aglutinação pode ser observada pela formação de uma estrutura em rede que confere ao meio um aspecto difuso. Quando não ocorre a aglutinação, isto é, quando o antígeno não está presente, as partículas de látex precipitam, formando um botão compacto no fundo da placa. Atualmente, são comercializados sistemas para identificação das seguintes toxinas: enterotoxinas estafilocócicas A, B, C e D, colérica e de *E.coli* enterotoxigênica, de *C. perfringens*, de *B. cereus* (forma diarréica) e de toxina da síndrome do choque tóxico de *S. aureus*.

Técnicas de Imunofluorescência

A presença de determinado antígeno é detectada através de sua ligação com anticorpos marcados com um composto fluorescente (rodamina B, tiocianato ou isotiocianato de fluoresceína). A fluorescência do complexo formado pode ser observada ao microscópio de fluorescência. Essa técnica tem sido bastante utilizada na detecção presuntiva de *Salmonella* em uma grande variedade de alimentos, mas sua aplicação tem sido limitada devido a resultados falso-positivos causados por reações cruzadas com outras bactérias.

TÉCNICAS GENÉTICAS

As técnicas de hibridização de DNA e a reação de polimerase em cadeia (PCR) são, no momento, as técnicas genéticas de maior aplicação em alimentos.

Testes de Hibridização

Os testes de hibridização de DNA são realizados com sondas genéticas, que são segmentos de DNA de fita simples, capazes de reconhecer e formar híbridos com fitas complementares de DNA ou RNA. As sondas genéticas podem ser radioativas (marcadas com ^{32}P) ou colorimétricas (marcadas com enzimas).

A hibridização de DNA pode ser realizada de duas formas: em base sólida, quando o DNA-alvo fica fixo a um suporte sólido, e, em base líquida, quando o DNA-alvo fica disperso em um líquido.

Para a realização de um teste de hibridização em base sólida, os microrganismos são inicialmente fixados a um suporte sólido, como por exemplo, membranas de celulose, nitrocelulose ou acetato de celulose. Os microrganismos são então tratados adequadamente para expor o DNA e para provocar sua denaturação, ou seja, a separação em duas fitas. O suporte sólido é colocado na solução de hibridização, que contém a sonda genética e demais componentes necessários para a reação. Após lavagem, os filtros são revelados, usando técnicas de auto-radiografia, quando as sondas são isotópicas, ou técnicas colorimétricas, quando as sondas são marcadas com enzimas.

No teste de hibridização em base líquida, o procedimento básico é o mesmo; apenas os microrganismos e, conseqüentemente, o DNA-alvo encontram-se em solução.

As sondas genéticas podem ser naturais, com tamanho variando entre 10 a milhares de nucleotídios, ou sintéticas, com 16 a 40 nucleotídios. A grande maioria das sondas genéticas é de DNA, mas existem também sondas de RNA.

Sondas genéticas são "armazenadas" através de inserção em plasmídios replicativos, e, para sua utilização nos testes de hibridização, as sondas devem ser removidas dos plasmídios por tratamento enzimático com enzimas de restrição. Essas enzimas são endonucleases específicas que hidrolisam o DNA em locais predeterminados.

Os testes de hibridização, para serem eficientes, necessitam da presença de 10^5 a 10^6 células bactérias, o que limita sua sensibilidade. Para que essa concentração seja atingida, é preciso submeter o alimento a uma ou mais etapas de pré-enriquecimento.

A pesquisa de microrganismos utilizando técnicas de hibridização de DNA requer um laboratório adequadamente equipado, com analistas bem treinados. Para facilitar a utilização de sondas em laboratórios de análise de alimentos, vários sistemas comerciais já foram desenvolvidos, destinados principalmente à identificação de microrganismos patogênicos (*Salmonella* spp., *Listeria* spp., *Listeria monocytogenes*, *S. aureus*, *E.coli* enterotoxigênica e *Campylobacter* spp).

Esses sistemas comerciais trabalham com sondas de DNA sintéticas, oligonucleotídicas, marcadas com enzimas, e baseiam-se em reações de hibridização em base líquida. O material genético alvo não é o DNA, mas o RNA ribossômico (rRNA). Esse detalhe confere alta sensibilidade ao teste, pois um microrganismo pode apresentar de 1.000 a 10.000 cópias de rRNA por célula, e apenas uma cópia de DNA. O número máximo de ribossomos presentes por célula é atingido quando o microrganismo está em fase logarítmica de crescimento, daí a necessidade de uma ou mais etapas de enriquecimento. Para a realização do teste, são empregadas duas sondas: uma de captura, que tem uma "cauda" polideoxiadenílica (poli-dA) e outra de detecção, marcada com fluoresceína nas extremidades 3' e 5'. Após o enriquecimento em meio líquido e tratamento das amostras para lise e liberação do rRNA, adiciona-se as sondas de captura e de detecção. Os híbridos formados entre o rRNA microbiano e as sondas são capturados por um bastão de poliestireno recoberto de ácido polideoxitimidínico (poli-dT). Esse polímero é homólogo ao poli-dA da cauda da sonda de captura. Com a introdução do bastão na solução haverá a hibridização da cauda de poli-dA com a camada de poli-dT do bastão, que, retirado do sistema, carrega consigo os híbridos DNA-rRNA. Em seguida, o bastão é submetido ao tratamento com um conjugado de anticorpos policlonais antifluoresceína marcados com peroxidase. No passo final, o bastão é introduzido na solução reveladora e o desenvolvimento de cor nessa solução é lido no fotômetro portátil que acompanha o sistema.

Reação de Polimerase em Cadeia

Um dos mais importantes avanços na área de métodos rápidos em microbiologia foi a tecnologia baseada na reação da polimerase em cadeia, também chamada PCR (*polimerase chain reaction*). Com esta técnica, teoricamente é possível multiplicar um único fragmento de DNA para milhões de cópias de si mesmo em poucas horas. A multiplicação é exponencial e se dá através da ação de uma enzima (DNA polimerase) que, tendo um segmento de DNA de fita simples como molde, é capaz de construir a fita complementar a esse segmento, através da polimerização de nucleotídios adicionados ao sistema. O início da cópia se dá a partir de dois oligonucleotídios iniciadores (*primers*) complementares às extremidades 3' e 5' do fragmento de DNA a ser copiado.

A metodologia do PCR é simples. Cada ciclo envolve três passos: denaturação do DNA e separação em fitas simples, feita a 95°C por um minuto; ligação dos oligonucleotídios iniciadores, feita a 37°C por dois minutos, e polimerização com formação da fita complementar, feita a 72°C por três minutos. Sintetizada a primeira cópia, o processo recomeça. O mesmo pode se repetir até 20 a 30 vezes, permitindo uma amplificação para até 10^5 a 10^6 cópias de cada fragmento de DNA original.

A polimerase utilizada nesses testes (Taq DNA polimerase) é termorresistente, o que permite que todas essas etapas sejam realizadas em um único recipiente: basta adicionar todos os compostos necessários e variar apenas a temperatura. Incubadoras de alta sensibilidade e rápido ajuste de temperatura, chamadas termociclos, foram especialmente desenvolvidas para as técnicas de PCR.

A amplificação do número de cópias de DNA de um microrganismo permite que testes de hibridização sejam feitos com eficiência muito maior. Muitos microrganismos de importância em alimentos têm sido estudados utilizando-se essas técnicas. É possível que, em futuro bastante próximo, as etapas de enriquecimento indispensáveis à pesquisa de certos patógenos em alimentos possam até ser abreviadas ou mesmo eliminadas.

CONSIDERAÇÕES FINAIS

A escolha da metodologia a ser adotada na realização de análises microbiológicas de um produto qualquer deve ser norteada pelos seguintes parâmetros: precisão pretendida; custo; tempo de análise; aceitabilidade do método pelos órgãos oficiais e pela comunidade científica; simplicidade de operação; treinamento e qualificação do analista; disponibilidade de reagentes, meios de cultura e outros suprimentos; reputação e assistência técnica oferecidas pelos fabricantes; disponibilidade de espaço no laboratório.

Independentemente do método selecionado, é extremamente importante que cada laboratório desenvolva programas de controle de qualidade laboratorial. O objetivo é verificar a exatidão e a precisão dos dados obtidos e garantir que sejam adequados para uma tomada de decisão. Outros benefícios incluem a garantia de que boas práticas laboratoriais estão sendo adotadas, impedindo contaminações cruzadas entre amostras, ambiente e analistas.

BIBLIOGRAFIA

1. Fung DYC, Matthews RF. Instrumental methods for quality assurance in foods. Marcel Dekker, Inc. New York, p. 1-38, 1991.
2. International Commission on Microbiological Specifications for Foods. Microrganisms in foods. 1. their significance and methods of enumeration, 434p., 1978.
3. Jay JM. Modern food microbiology. 4th ed. Van Nostrand Rheinhold, New York, p. 97-184, 1992.
4. United States Food and Drug Administration & Association of Official Analytical Chemists International — Bacteriological Analytical Manual, 7th ed, 529p., 1992.
5. Vanderzant C, Splittstoesser DF. Compendium of methods for the microbiological examination of foods. American Public Health Association, Washington, 3rd ed., 914p., 1992.

Índice Remissivo

M

N

O

P

X

Y

Z

edelbra
Impressão e acabamento:
E-mail: edelbra@edelbra.com.br
Fone/Fax: (54) 520-5000

Filmes fornecidos pelo Editor.